Mulligan 理念
徒手治疗

技术教程

The Mulligan Concept of Manual
Therapy: textbook of techniques

主　编　〔新西兰〕Wayne Hing

〔澳大利亚〕Toby Hall

〔澳大利亚〕Darren Rivett

〔澳大利亚〕Bill Vicenzino

〔澳大利亚〕Brian Mulligan

主　译　黄国志　瓮长水

审　校　魏志荣

译　者　邹积华　付　佳　魏明阳　郭杼桐

黄杰斌　李　飞　李圣杰　周　晶

李　军　贺沛辰

ELSEVIER

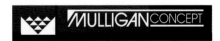

北京科学技术出版社

著作权合同登记号　图字：01-2018-7777

图书在版编目（CIP）数据

Mulligan 理念徒手治疗技术教程 /（新西兰）韦恩·兴（Wayne Hing）等主编；黄国志，瓮长水主译 . -- 北京：北京科学技术出版社，2020.2（2020.10 重印）

书名原文：The Mulligan Concept of Manual Therapy: textbook of techniques

ISBN 978-7-5714-0559-5

Ⅰ . ① M… 　Ⅱ . ①韦… ②黄… ③瓮… 　Ⅲ . ①推拿－教材 　Ⅳ . ① R244.1

中国版本图书馆 CIP 数据核字（2019）第 242699 号

策划编辑：于庆兰

责任编辑：于庆兰

责任校对：贾　荣

图文制作：天地鹏博

责任印制：吕　越

出 版 人：曾庆宇

出版发行：北京科学技术出版社

社　　址：北京西直门南大街 16 号

邮政编码：100035

ISBN　978-7-5714-0559-5

电话传真：0086-10-66135495（总编室）
　　　　　0086-10-66113227（发行部）

网　　址：www.bkydw.cn

印　　刷：北京捷迅佳彩印刷有限公司

开　　本：889mm×1194mm　1/16

字　　数：500 千字

印　　张：31.75

版　　次：2020 年 2 月第 1 版

印　　次：2020 年 10 月第 2 次印刷

定　价：298.00 元

序言

在 2011 年，我有幸受邀为一本新书作序，该书是以我的理念为基础创作的，由 Bill Vicenzino、Wayne Hing、Darren Rivett 和 Toby Hall 编著。这本及时而出色的著作名为《动态关节松动：艺术与科学》(*Mobilisation With Movement：The Art and the Science*)。

以我自己理念为主的手法书如今已经出版到第 6 版了，但仍亟须更新更多细节，改进形式。此任务主要由 Wayne Hing 牵头，上述提到的作者均参与其中。我们用了超过 2 年的时间来完成这个任务。这些饱学的作者兼有海纳百川的智慧，广泛吸收多位 Mulligan 技术国际讲师参与其中。他们为这本书做出了很大的贡献，分别按身体不同部位和不同技术编写本书。在此，我要特别感谢我的同事 Mark Oliver 和 Frank Gargano 为收集新技术和资料所做的贡献。

我相信这本书的内容在当下是无价的。所有处理肌肉骨骼问题和运用操作手法治疗的治疗师都值得拥有。

我们的技术如此特别的原因是动态关节松动技术只在操作无痛时使用，并且操作后马上起效。据我了解，其他的手法治疗没有在全身运用以上操作的。 更特别的是，你只需要用 2 分钟来决定是否需要采用 Mulligan 技术。如果治疗师不会运用我们的这些技术，可能会让患者错过良好的治疗方法。现今，有很多同道亲自在美国很多城市用 Mulligan 技术治疗患者的视频，都显示了这一技术的有效性。因为目睹了普遍、积极和即刻无痛的治疗效果，成百上千的治疗师对此技术的有效性都不再存疑。

我们的技术从 1985 年发展至今，开始是源于一次偶然机会，我在使用动态关节松动技术治疗指关节创伤患者时获得了即刻的无痛效果。该患者是一位二十几岁的年轻女性，存在指骨间关节肿胀，并且伴有疼痛和无法屈曲。我对她的指骨间关节进行了几次牵引，然后使用了对屈曲受限时推荐的滑动。与牵引相似，这些滑动无效并会疼痛。接下来，我尝试了关节附属向内滑动，但是由于患者疼痛而无法操作。在热情快消磨殆尽之时，我尝试了轻轻地外向滑动，患者这时候说"这样不痛"。这提示我继续做这种滑动手法，并询问她是否能够屈指。令我吃惊的是，患者可以开心地屈指并且完全无痛。她好像接着说道："你治好了我。"我回答道："当然！"因为还有肿胀，所以她的屈指动作活动度并没有完全恢复，但她微笑着离开了我的治疗室。

这位年轻女性两天后来复诊，她的手指已完全恢复。我问自己这是为什么？我唯一能为自己偶然的成功想出来的解释就是，由于损伤导致关节存在一些微小的位置错误进而影响了屈曲动作。当这种位置错误被纠正之后，活动也就完全恢复了。这是一个简单的假设，正因如此，我开始从不同的角度审视所有关节，看是否能取得相似的效果。此后我在临床上取得了一些令人难以置信的成功，我称之为"一天一个奇迹"。Louis Pasteur 说"机会只留给有准备的人"。在偶然使我在一名年轻女患者和她疼痛且受限的指骨间关节上创造了奇迹之前，我的确是做了足够准备的。

如今，从那次偶然机会发展出来的技术得到了成功的发展和临床应用。这些都在本书中做了详细描述。为了更好地使用我们的技术，你需要具备先进的临床推理能力和出色的手法技术。而本书中的详细描述会帮助你极大程度地掌握上面这些要求。当然，读者如果能参加世界各地的 Mulligan 技术的课程就最好不过了。在以下这个网站 www.bmulligan.com 中可查询老师和相关课程。

提到老师，我一直铭记并感谢我的导师 Freddy Kaltenborn。Freddy 多次从遥远的欧洲来新西兰讲学。他教我如何进行脊柱各个关节和周边关节的松动。他优异的教学使我具备了出色的手法技术，也增加了我的知识储备。此外，他在临床上对治疗平面的重点关注也促使我成功发展了动态关节松动术。如果你不知道每个关节的治疗平面，那么你永远不能真正成功地适用手法或者有效地运用 Mulligan 技术。

我必须强调的是，本书包含的技术不是一成不变的。它们都是以关节表面、肌肉或肌腱的不同位置为基础，来观察是否能获得肌肉骨骼问题的无痛效果。本书中描述的技术是 Mulligan 技术讲师协会在临床上运用有效的技术。我们欢迎任何具备相应知识和手法技术的临床工作者在原有的基础上发展、改进该技术。我们诚挚地希望大家能够与我们的治疗师和老师分享有效的改进。

我非常荣幸能得到 Wayne、Toby、Bill 和 Darren 这些学者的帮助，在此表示由衷的感谢，同时感谢爱思唯尔公司能出版本书。

Brian Mulligan

前 言

《Mulligan 理念徒手治疗技术教程》（*The Mulligan Concept of Manual Therapy: textbook of techniques*）介绍了超过 160 种 Mulligan 理念技术，包括治疗师技术及家庭练习和治疗带应用技术。本书旨在为新手和经验丰富的临床医生及研究人员提供全面和易于遵循的资源。这本书是为有兴趣进一步熟悉 Mulligan 理念技术的临床医生、教师和学生而写。根据易于遵循的准则和明确确定的基本原则应用 Mulligan 理念技术是有效和安全的。

Brian Mulligan 于 1984 年第一次提出动态关节松动技术，他在他的第一本书［《Mulligan 手法治疗：NAGS、SNAGs 和 MWMs》（*Mulligan's Manual Therapy: NAGS，SNAGs and MWMs*）］中与大家分享了他的技术，此书至今已经出版了 30 多年，并且已经是第 6 版了。本书对 Mulligan 以往书中提到的所有技术进行了扩展和详细描述，同时也包括了一些新的技术。本书也可以看作是我们在 2011 年出版的第一本书《动态关节松动：艺术与科学》的补充。

在那本书中，我们提出了动态关节松动术（mobilisation with movement，MWM）的科学基础，同时也描述了成功实施的内在"艺术"。在这本书中我们概括了 MWM 的基本原则，讨论了成功实施 MWM 的可能机制，更深层次地思考了技术的临床应用，包括对一些用法和错误的排查。第一本书中超过一半的 MWM 技术的内容都是以案例形式呈现的。这些案例学习聚焦 Mulligan 技术实施时的临床推理过程，还包括一些循证基础。这些贯穿 Mulligan 技术治疗始终的案例学习，向大家展示了如何选择、操作和治疗。然而，并没有包含 Mulligan 理念中所有技术的详细细节，所以第一本书的内容是目前这本书中的一部分，当前这本书可以看作是之前的里程碑工作《Mulligan 手法治疗：NAGS、SNAGs 和 MWMs》的延续。

对于 Mulligan 理念下不同技术的综合介绍是迫切需要的。这些技术包括 MWM 和其他 Mulligan 技术，比如疼痛缓解（pain release phenomenon，PRP）技术。对每一种技术都用相同且合乎逻辑的形式进行详细的介绍，包括适应证、操作方法和改良技术。除此之外，我们还列举了每种技术目前的循证依据，并且提供临床推理精要，旨在说明有关技术的临床推理信息。

本书分为 14 章，涵盖了身体和临床上常见的肌肉骨骼疾病，还包括一些常见的非关节疾病，如外上髁炎。第 1～8 章主要讲解颈椎到胸椎等上半身的动态关节技术、练习方法和贴扎技术，内容包括颈源性头痛、颈源性眩晕、颞下颌关节、肩关节复合体、肘关节、前臂、腕和手。接下来的章节为下半身的内容，包括腰椎、骶髂关节、髋关节、膝关节、踝关节和足。第 14 章涵盖了一些常用的但与动态关节松动技术不同的疼痛缓解技术，如果能正确使用这些技术，效果会非常好，这些技术通常会在其他 Mulligan 技术无效后使用。

本书中的技术是从全球 Mulligan 技术教程中提炼出来的，这些教程也是基于 Mulligan 技术中不同的难度级别。同时，我们也对书中的技术做了注释，并进行讲解。

Professor Wayne Hing
Auckland, New Zealand, 2014
Adjunct Associate Professor Toby Hall
Perth, Australia, 2014
Professor Bill Vicenzino
Brisbane, Australia, 2014
Professor Darren A. Rivett
Newcastle, Australia, 2014

主编

Wayne Hing, PhD, MSc(Hons), ADP(OMT), DipMT, Dip Phys, FNZCP
Professor in Physiotherapy and Head of Program, Bond University, QLD, Australia

Toby Hall, PhD, MSc, Post Grad Dip Manip Ther
Adjunct Associate Professor, School of Physiotherapy and Curtin Health Innovation Research, Curtin University, Perth, WA, Australia; Snr Teaching Fellow, The University of Western Australia, Perth, WA, Australia Fellow of the Australian College of Physiotherapists

Darren A Rivett, BAppSc(Phty), GradDipManipTher, MAppSc(ManipPhty), PhD, MAICD, APAM, MMCTA(Hon)
Professor of Physiotherapy and Head of the School of Health Sciences, The University of Newcastle, Australia; Board Director, Australian Physiotherapy Association

Bill Vicenzino, PhD, MSc, Grad Dip Sports Phty, BPhty
Chair in Sports Physiotherapy, University of Queensland: School of Health and Rehabilitation Sciences: Physiotherapy, QLD, Australia

Brian Mulligan, FNZSP (Hon.) Dip MT
Lecturer, Author, President MCTA, New Zealand

编 者

Sakis Adamidis, PT, PhD, CMP, MCTA, Dip MT, IPNFA Adv Inst
Instructor, International Bobath Instructors Training Association, Thessaloniki, Greece

Josef M Andersen, MaMT, CMP, MCTA MMusc&SptsPhys
Manager, Mulligan Concept Teachers Association, Europe

Amy Bennett, PT, GCMT, MCTA
President/Senior Consulting Therapist
Smart Moves Physical Therapy, Dayton, Ohio, USA

Johannes Bessler, PT-OMT, MManTh, MCT Inst
Freelance Physiotherapist, Heidelberg, Germany

Claus Beyerlein, PT-OMT (DVMT), PhD, MManipTh, BSc Sports Science, MCTA Inst
Editor, Journal of Manual Therapy, Stuttgart, Germany
Pysiotherapie Beyerlein (private practice), Ulm, Germany

Patricia V Black, MSPT, CLT
Staff Physical Therapist, Yale-New Haven Hospital, Connecticut, USA

Robin Blake, MCSP, DipTP, MCTA Teacher
Chartered Physiotherapist, retired member of the International Maitland Teachers Association, Accredited Instructor of the Neuro Orthopaedic Institute, Adelaide, Australia

René Claassen, PT, MT, MCTA
Director, Private Clinic Vught, The Netherlands

Sarah-Ann Counsell, MACP, Dip RGRT, MCSP, AdvPGDip MManipTh
Director, Sarah-Ann Counsell Ltd, Consultant in Exercise and Manual and Manipulative Physiotherapy, Curtin University, Perth WA, Australia
International Mulligan Concept Regional Manager, United Kingdom; CMP Director, United Kingdom

Richard D Crowell, PT, MS, GDMT, FAAOMPT, MCTA
Senior Physical Therapist, Essentia Health Center for Therapy;
Regional MCTA Manager, North America

Peter van Dalen, PT, MT
Private practice, Wijchen, Netherlands

Yuval David, BPT, Sport PT, MCTA
Private practitioner, Sport & Spine Physiotherapy, Israel;
Lecturer Sport & Orthopedic Physiotherapy, Ariel University, Israel

Linda Exelby, BSc(Physio), GradDipManTher
Senior Lecturer, Hertfordshire University, Hertfordshire, United Kingdom
Specialist Physiotherapist, Pinehill Hospital, Hitchin, United Kingdom

Geoffrey Foat, BSc(Physio), BScMed(Hon), Sport Science MS(OrthoPhysTher), OCS, MCTA, CSCS
Owner Pointphysio, Green Point, Cape Town, South Africa

Brian Folk, PT, MCTA, FAAOMPT
Clinical Specialist, Kaiser Permanente, San Marcos, California, USA

Frank Gargano, Dpt, Ocs, Cidn, Mcta, Cwt
President, Rehabilitex Inc. Physical Therapy/
Integrative Dry Needling Institute, Solon, Ohio,
USA

Toby Hall, PhD, MSc, Post Grad Dip Manip
Ther
Adjunct Associate Professor, School of
Physiotherapy and Curtin Health Innovation
Research, Curtin University, Perth, WA,
Australia
Senior Teaching Fellow, University of Western
Australia, Perth, WA, Australia
Fellow of the Australian College of
Physiotherapists

Barbara Hetherington, Dip PT, Dip MT, MCTA
Emeritus
Retired private practitioner and Mulligan
Concept Teacher, New Zealand

Wayne Hing, PhD, MSc(Hons), ADP(OMT),
DipMT, Dip Phys, FNZCP
Professor in Physiotherapy and Head of
Program, Bond University, QLD, Australia

Deepak Kumar, MSPT, FIAP, MCTA, PhD
Director and Senior Consultant Manipulative
Physiotherapist, Capri Institute of Manual
Therapy, New Delhi, India

Jean Madden, MSc, MISCP, MMACP
Member of the Mulligan Concept Teachers
Association

Timothy W Mann, APAM, MCTA
Musculoskeletal Physiotherapist, private
practitioner, Wollongong, Australia

Edelberto Gimenes Marques, PhD, PT, MCTA
Physiotherapist, Private Practitioner, Maringá,
Brazil

Jillian McDowell, MPNZ, Dip Phys, Reg Physio
Acup, Post Grad Cert Sports Med, Dip MT, Cred
MDT, MNZCP(Acup), MNZCP(Manip), MPhty,
MCTA
Director/Senior Physiotherapist, Prohealth
Physiotherapy, Invercargill, New Zealand

Gaetano Milazzo, BSC, GDPhysio(APA),
GDManipPhysio, MBiomedE, APAM
Chairperson Mulligan Concept Teachers
Association, Campbelltown, NSW, Australia

Jim Millard, DPT, MClSc(PT), BSc(PT)
Lecturer, School of Physical Therapy
Western University
London, Ontario, Canada

Jack Miller, BSc(PT)m, DipMT(NZ), MClSc,
DPT, FCAMPT
Partner Body Mechanics, Faculty Western
University
Faculty University of Toronto, Faculty McMaster
University
Faculty Evidence in Motion
London, Ontario, Canada

Brian Mulligan, FNZSP (Hon.) Dip MT
Lecturer, Author, President Mulligan Concept
Teachers Association

Francisco Neto, PT, MSc, COMT, CMP, MCTA
Physiotherapist, FisioNeto — Terapia Manual
Ortopédica & Pilates Clínico, Póvoa de Varzim,
Portugal; Director, Formaterapia, Póvoa de
Varzim, Portugal
Senior Teaching Fellow, Instituto Politécnico de
Setúbal, Portugal, Instituto Politécnico do Porto,
Portugal, Universidad CEU San Pablo, Spain

Mark Oliver, MAppSc, GradDipManipTher,
DipManTher, DipPhysio
Musculoskeletal Physiotherapist, WA, Australia

Julie Paolino, PT, MS, ATC, MCTA, CIDN
Managing Partner, Integrated Rehabilitation
Services LLC Vernon, Connecticut, USA

Dan G Pilderwasser, PT, DO(Hons), CMP,
MCTA
Regional MCTA Manager, South America
Owner, Physioscience Clinic, Rio de Janeiro,
Brazil
Physiotherapist Manager, Hospital Samaritano,
Rio de Janeiro, Brazil

Michelle Quirk, DPT, MBA, MCTA
Owner, Enfield Physical Therapy, Enfield,
Connecticut, USA

Don Reordan, PT, MS, OCS, MCTA
Physical therapist and owner,
Jacksonville Physical Therapy, Jacksonville,
Oregon, USA

Darren A Rivett, BAppSc(Phty),
GradDipManipTher, MAppSc(ManipPhty), PhD,

MAICD, APAM, MMCTA(Hon)
Professor of Physiotherapy and Head of the School of Health Sciences, The University of Newcastle, Australia; Board Director, Australian Physiotherapy Association

Kim Robinson, BAppSci(physio), Postgrad Dip Man Ther, FACP, AMCT
Director of Manual Concepts
Specialist Musculoskeletal Physiotherapist
Adjunct Senior Teaching Fellow, Curtin University of Technology
Senior Teaching Fellow, University of Western Australia, WA, Australia

Stefano Serrechia, FT, MCTA
Private practice, Rome, Italy

Palmiro Torrrieri, Jnr PT, MCTA, DO(Hon)
Head of Physical Therapy Department, Copa Dor Hospital, Rio de Janeiro, Brazil

Bill Vicenzino, PhD, MSc, Grad Dip Sports Phty, BPhty

Chair in Sports Physiotherapy, University of Queensland: School of Health and Rehabilitation Sciences: Physiotherapy, QLD, Australia

Ed Wilson, BA(Hons) MCSP, HPC Reg, MCTA, CMP
Private practice, York, United Kingdom

Gorman Chi Wing, NGAI BSc(PT), MSc(HealthCare), MManipTher, CMP, MMCTA, DipMDT
Private Practitioner and Lecturer, Manual Based Spinal and Sports Physiotherapy Center, Hong Kong, China

Russell Woodman, PT, MS, DPT, FSOM, OCS, MCTA
Professor of Physical Therapy, Quinnipiac University, Hamden, Connecticut, USA

Kelly van der Zwan, BHSc(Physio), MHPrac(Musculo Physio)
Senior Teaching Fellow, Musculoskeletal Physiotherapy, Faculty of Health Sciences and Medicine, Bond University, QLD, Australia

审 稿

J Carlos Bello, Bphty, Masters (Musculoskeletal Physiotherapy)
Senior Physiotherapist and Director of Rehabilitation, Physica Spinal and Physiotherapy Clinic, VIC, Australia
Physiotherapist, Precision Ascend Pain Management Program, VIC, Australia

Richard Ellis, PhD, PGDipHSc, Bphty
Postgraduate Head and Senior Lecturer, School of Rehabilitation and Occupation Studies, Auckland University of Technology, Auckland, New Zealand

Emrys Goldsworthy, MSportsCoach, BHSc (Musculoskeletal Therapy)
Senior Lecturer, Endeavour College of Natural Health; Director, Red Hill Musculoskeletal Clinic and Athletica Physical Health, Brisbane, QLD, Australia

Jenny McConnell, AM, BAppSci (Phty), Grad Dip Man there, M Biomed Eng, FACP
Visiting Senior Fellow, University of Melbourne, VIC, Australia

Nigel Nairn, Dip Phys, DM Phty (Otago), PGDipErg
Manipulative Physiotherapist, Prohab Physio and Rehabilitation, Mt Eden, Auckland, NZ

Nick Southorn, BSc (Hons) MSc (Leic.) MICR MCSP
Pain Specialist Physiotherapist and Head of eHealth, Pain Management Solutions Limited, Ashbourne, Derbyshire, United Kingdom

致 谢

Wayne Hing

我终于完成了一个长达 20 多年的目标：完成了第二本讲解 Mulligan 技术的书。这是对第一本书的到位补充！

献给你，Brian Mulligan 和 Dawn Mulligan，也献给 MCTA！

感谢 Brian，你创造了这个技术，与大家分享，为物理治疗领域中的手法治疗做出了巨大贡献，并且还教授给我。你启发了我，激励了我。你教给我手法治疗的哲学，这些内容是多么实用且有效，塑造了现在的我——一位父亲、临床工作者、老师和研究者。

感谢所有影响了我的人，谢谢我的孩子（Matthew 和 Philippa）、我的继子（Tim、Arlo Ellie 和 Kathryn）、我的工作同事和朋友们，谢谢你们！

Toby Hall

感谢一路帮助我成就我的人：最感谢的是我的家人们，我的父母 Christine 和 Douglas Hall、我的妻子 Liz、儿子 Sam、女儿 Amy，是你们给了我生活的意义。在这里还要谢谢我的同事 Bob Elvey、Kim Robinson 和 Brian Mulligan 等。谢谢你们大家！

Darren Rivett

此书献给我美丽的妻子、我的人生伴侣 Narelle，感谢那些明亮的星，高悬在我们做编写工作时的美妙夜空。同时由衷感激世上独一无二的 Brian Mulligan：他是拥有无穷能量的启发式导师，他热情且极具感染力并为他人提供无私的帮助。

Bill Vicenzino

如果没有我的妻子 Dorothy 和我的孩子 Michelle、Louise 和 Selina 的支持和理解，这本书是不可能完成的。

Brian Mulligan

这本讲述 Mulligan 技术的优秀著作应该成为肌肉骨骼医学领域里从业者人手一本的必备书籍。

本书的作者们清楚地描述了技术的内容及临床推理和使用指南。我衷心地感谢为这本书做出贡献的老师们。

尤其要衷心感谢 Wayne Hing，他精心编撰了这本书，这是一项艰巨的任务。

我也必须感谢 Toby Hall、Darren Rivett 和 Bill Vicenzino，感谢他们的帮助、智慧和贡献。

最后，我要感谢 Mark Oliver，谢谢他扩展了我们的技术和编写颞下颌关节与骶髂关节的相关内容；还要感谢 Jillian McDowell 为本书中专业词汇的命名和缩写所做出的宝贵贡献。

我迫不及待想拿到此书了。

特别感谢

尤其需要感谢 Mark Oliver 和 Jillian McDowell，感谢他们对技术的拓展并撰写了骶髂关节和颞下颌关节的章节。同时，也特别感谢 Jillian 对全书中专业词汇的命名和缩写所做出的巨大贡献。

还要感谢 Frank Gargano 对眩晕和疼痛缓解症状章节的贡献。

最后，衷心感谢 Brian Mulligan 给我和其他作者参与本书编写的机会，同时，还要感谢他在整个过程中给出的建议、支持和指导，才让我们完成了本书。

谢谢你们对此书的贡献、支持和认可。没有你们的支持和贡献，我们是无法完成这本书的。

Mulligan 理念注释

《Mulligan 理念徒手治疗技术教程》采用了由 McDowell、Johnson 和 Hetherington（2014）所确立的注释框架。

"注释"是指在患者的治疗中记录某种手法的特定公式。 这些注释可能和特定的速记法相关，运用缩写产生有效、准确且细节丰富的治疗记录，方便其他操作者复制这一手法。

准确记录 Mulligan 理念徒手治疗技术对操作者的挑战在于这些记录必须在其他技术的基本要求之上附加特定的治疗参数 。

Mulligan 理念注释应该包括按照以下有序框架呈现的细节（见下表）：

- 起始位置
- 侧
- 关节
- 操作方式（治疗带、自助）
- 施加的滑动力
- 术语（如 MWM、SNAG、NAG）
- 由患者完成的活动或功能
- 协助（需要第二或第三位治疗师）
- 加压（由谁加压）
- 重复或次数
- 组数

例如，一个简单的颈椎坐位 SNAG，治疗师接触同侧 C2，患者加压，每组重复 6 次，做 3 组，可以用以下常见的缩写来记录。

sit L C2 SNAG Rot L+OP ×6（3）

（起始位置 / 侧 / 关节 / 技术 / 动作方向 / 加压 / 重复 / 组数）

这个注释包括了 11 个框架参数中的 8 个。肩胛胸壁关节 MWM 需要更详尽的描述，一位治疗师对肱骨施加向后的滑动力，另一位治疗师结合纠正性滑动以改变 4 个位置错误。

sit R scapulothoracic Inf gl/ER/Med gl/Comp+ Post gl GH MWM F+A×6（3）

（起始位置 / 侧 / 关节 / 施加在肱骨和肩胛骨上的滑动力 / 技术 / 运动方向 / 第二个治疗师协助 / 重复 / 组数）

以下的注释框架的操作规则由 McDowell 等（2014）确立。

• NAGs 和 SNAGs——治疗师的接触点位于脊柱中央，特别注明者除外。文书必须记录治疗师的接触位置在脊柱节段的左侧还是右侧，因为 SNAG 可能作用在动态活动的同侧或对侧。

• 反向 SNAGs（最初称为姿势性 SNAGs）、SMWAM 和 SMWLM——如果注释描述"L T1"，这意味着治疗师的接触点：治疗师在 T1 棘突左侧施加压力，并且给予向右的横向滑动力。

• 如果有加压，应当记录下来。如果是由除治疗师和患者之外的第三者加压，后者有特殊的施加方式应该特别注明。例如，患者的一位助手在颈椎自助旋转 SNAG 的时候施加压力。否则所有的加压都默认是患者自己加压。

• 如果一项技术既有徒手操作也运用了治疗带，那么治疗带的使用也应该被记录。如果注释中没有出现"belt"，操作者应假定这一技术是徒手进行的。

• 如果施加了不止一个纠正性滑动（例如针对肩胛骨的肩胛胸壁 MWM），那么这些滑动应该被列出来，目的是强调或者注明力度。如果向下的滑动比外旋、内侧滑动和压缩的需求更多，那么注释应该写为"Inf gl（inferior glide）/ER（external rotation）/Med g（medial glide）l/Comp（compression）"。往前倾的斜线分开了多个滑动

［和 Maitland 手法中的复合动作一致（Maitland，1978），Maitland 组合性活动的记录是由连接符来代表组合的滑动（例如在下胫腓关节的"Post-sup gl"滑动］。

· 作为 Mulligan 理念奠基的临床推理推荐在严重急性期或者激惹性的患者身上只重复 3 次（Vicenzino，Hing，Rivett & Hall，2011）。相应地，重复的次数应该被记录为"×3"。一旦患者情况转变为亚急性或慢性，那么可能重复 6 ～ 10 次，做 3 ～ 5 组。注释"×6（3）"意味着每次治疗做 3 组，每组重复 6 次。

· 因为疼痛缓解（pain release phenomenon，PRP）是一项持续的技术，最好可以记录时长，但该技术也会需要特定的组数。举例而言，"×20sec（3）"意味着每组治疗需要 3 组持续 20 秒的收缩、牵拉或者压迫，组与组之间需要休息。

· NAGS 1 秒钟做 3 次，每秒算作 1 组治疗。特别是在休息之前，每一个节段都做 3 ～ 4 秒。如果记录的是"sit L C5 NAG×4sec"，那么应理解为在 C5 节段进行 12 次滑动。

· 在胸壁后侧以单个接触点进行的肋骨 MWM 应该在注释中被记录为"costovertebral"（CV）。这项注释可以变式为双手肋骨 MWM，肋骨在前后方向上被提起来，此时应在注释中使用"rib"。

· 患者自助治疗技术可能通过用手、拳头、毛巾或者治疗带协助进行。当记录家庭治疗处方时，也应记录操作方式。

· Mulligan 理念注释记录中"elevation"（El）上抬是肩胛骨平面的手臂活动，"flexion"（F）屈曲是在矢状面，"abduction"（Ab）外展是在冠状面。

（经许可转载）

参考文献

McDowell, J.M., Johnson, G.M., Hetherington, B., 2014 (in press). Mulligan Concept manual therapy: standardising annotation. Man. Ther.

Maitland, G., 1978. Musculo-skeletal examination and recording guide. Lauderdale Press, Adelaide.

Vicenzino, B., Hing, W.A., Rivett, D., Hall, T., 2011. Mobilisation with Movement: the Art and the Science. Elsevier, Sydney.

表 Mulligan概念技术注释缩写

起始位置
- pr ly（prone lying）=俯卧
- sit（sitting）=坐位
- s ly（side lying）=侧卧
- st（standing）=站立
- sup ly（supine lying）=仰卧
- WB（weight bearing）=负重

侧边
- L（left）=左侧
- R（right）=右侧

关节/解剖
- ACJ（acromioclavicular joint）=肩锁关节
- Ank（ankle）=踝关节
- Calc（calcaneum）=跟骨
- CV（costovertebral joint）=肋椎关节
- Cx（cervical spine）=颈椎
- C3（cervical spine 3rd vertebra）=第3颈椎的椎体
- Elb（elbow）=肘关节
- Fib（fibula）=腓骨
- Fra（forearm）=前臂
- Gastroc（gastrocnemius）=腓肠肌
- GH（glenohumeral）=盂肱关节
- Kn（knee）=膝关节
- Inn（innominate）=无名骨
- L5（lumbar spine 5th vertebra）=第5腰椎的椎体
- MC（metacarpal）=掌骨
- MCP（metacarpalphalangeal joint）=掌指关节
- MT（metatarsal）=跖骨
- MTP（metatarsophalangeal joint）=跖趾关节
- PFJ（patellofemoral joint）=髌股关节
- PIP（proximal interphalangeal joint）=近节指骨间关节
- PS（pubic symphysis）=耻骨联合
- RUJ（radio-ulnar joint）=桡尺关节
- SCJ（sternoclavicular joint）=胸锁关节
- Sh（shoulder）=肩
- SIJ（sacroiliac joint）=骶髂关节
- Sx（sacrum）=骶骨
- TMJ（temporomandibular joint）=颞下颌关节
- Tx（thoracic spine）=胸椎
- T4（thoracic spine 4th vertebra）=第4胸椎椎体
- Tib（tibia）=胫骨
- Wr（wrist）=腕关节

滑动
- AP（anteroposterior#）=前后向
- Ant（anterior）=前向
- Comp（compression Φ）=加压
- Dist（distraction）=牵引
- gl（glide）=滑动
- Inf（inferior Φ）=下
- Lat（lateral Φ）=外侧
- Med（medial Φ）=内侧
- PA（posteroanterior*）=后前向
- Post（posterior）=后向
- Prox（proximal）=近端
- Sup（superior）=上方
- /分隔开多个独立的滑动
- -代表复合滑动

滑动（符号）Φ
- ↑=向上
- ↖=向左外侧滑动
- →=向右外侧滑动
- →=后前向滑动*
- ↔=沿长轴滑动
- ↙=左后向滑动
- ↘=右后向滑动

Mulligan技术
- BLR（bent leg raise）=屈膝抬腿
- HA SNAG（headache sustained natural apophyseal glide）=头痛的SNAG
- MWM（mobilisation with movement）=动态关节松动术
- NAG（natural apophyseal glide）=自然小关节滑动
- Rev NAG（reverse natural apophyseal glide）=反向滑动
- NAG Rev HA SNAG（reverse headache sustained natural apophyseal glide）=反向头痛的自然小关节滑动
- SNAG SMWAM（spinal mobilisation with arm movement）=脊柱动态关节松动术
- SMWLM（spinal mobilisation with leg movement）=脊柱动态关节松动术伴腿部活动
- SNAG（sustained natural apophyseal glide）=持续性自然关节滑动
- Tr SLR（traction straight leg raise）=直腿抬高牵引
- Trans SNAG（transverse sustained natural apophyseal glide）=横向持续自然小关节滑动

运动方向 Φ
- ↺ =外侧旋转
- ↻ =内侧旋转
- ↖ =左侧屈曲
- ↗ =右侧屈曲

运动
- Ab（abduction Φ）=外展
- Ad（adduction Φ）=内展
- Depr（depression）=压力
- Dev（deviation）=分离
- DF（dorsiflexion Φ）=背伸
- DFIS（dorsiflexion in standing）=站立位前屈
- EIL（extension in lying ✤）=卧位伸展
- El（elevation Φ）=抬高
- ER（external rotation）=外旋
- Ev（eversion Φ）=外翻
- E（extension Φ）=伸展
- F（flexion Φ）=屈曲
- HBB（hand behind back）=手背后
- HF（horizontal flexion Φ）=水平屈曲
- HE（horizontal extension Φ）=水平伸展
- IR（internal rotation）=内旋
- Inv（inversion Φ）=内翻
- LF（lateral flexion）=外侧屈曲
- Occl（occlusion）=咬合
- Opp（opposition）=对侧
- PF（plantarflexion Φ）=跖屈
- Pron（pronation）=旋前
- PKB（prone knee bend）=俯卧屈膝
- Rot（rotation）=旋转
- SKB（small knee bend）=轻微屈膝
- Supin（supination）=旋后

重复/时间/组数
- sec（seconds）=秒
- min（minutes）=分
- ×（times）=重复次数
- ()（sets）=组

其他
- +A＝1名助手
- +2A＝2名助手
- Bilat＝双侧
- OP＝加压
- Res＝抗阻
- Unilat＝单侧

antero-posterior（前后向术语）可以和dorsal（背侧），posterior（后侧）互换。* （后前向术语）可以和anterior（前方），ventral（腹侧）互换。Φ符号代表已经确立的Maitland缩写和符号。在Maitland手法缩写里，Supination（旋后）的缩写是"sup"，但是Mulligan定义的术语缩写里，为了避免和向上滑动［superior glided，缩写为"sup gl"，在Mulligan手法里此缩写比头向cephalad（ceph）和尾向caudad（caud）更常用］混淆，将Supination的缩写改为Supin。✤符号代表已经确立的McKenzie首字母缩略词。

目 录

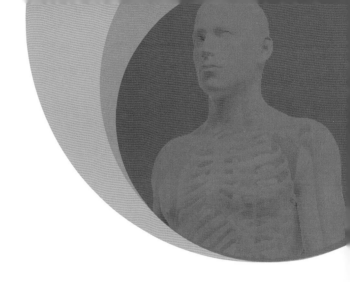

导　论

　　在徒手治疗发展史上，有些在手法上卓有建树的先驱提出了创新的观点，发展出了全新的手法治疗理念和技术。这些先驱包括 Maitland、McKenzie、Kaltenborn、Elvey，以及最后必须说的 Mulligan。正如在第一本关于动态关节松动术的书中所述：

　　"前文所提到的先驱用他们在临床观察、触诊和推理方面的技巧，开创了手法治疗的新领域，有效地转变了实践模式，超越了专业局限。事实上，长期以来，提到这些名字人们就会联系到相应手法。这些手法治疗开创者均虚怀若谷，愿与朋辈分享他们的思想、技术和经历。"

　　在过去的二十几年间，Mulligan 独特的理念已经在全球范围内深刻地影响了物理治疗手法实践。我们的第一本关于 MWM 的书（Vicenzino et al.，2011）很好地记录了这一技术的发展历史。1953 年，Mulligan 从 Otago 物理治疗学院毕业，以一名物理治疗师的身份在 Dunedin 开始他的执业生涯。20 世纪 50 年代末期，他参加了基于 Dr James Cyriax 的治疗方法的骨科医学研讨会，会议内容包括脊柱松动（高速推进）和被动关节松动技术。会后他很快对手法治疗产生了极大的兴趣。Paris 和 McKenzie 专程前往欧洲拜访 Kaltenborn，然后回到新西兰，将他们的知识和 Mulligan 及其他物理治疗师分享。

　　早期物理治疗学院的课程并不涵盖这种手法治疗训练，课程包括运动疗法、按摩和电疗等。

　　Mulligan 最终通过去 Helsinki 参加 Kaltenborn 的周围关节松动术课程拓展了他在手法治疗方面的知识。回到新西兰以后，他在自己的诊所开展此项技术，发现非常有效。同时，他将这些新技术传授给当地的私人执业物理治疗师。1970 年，他开始经营他的第一个关于 Kaltenborn 关节松动术的周末培训班，并且在澳大利亚也教授类似课程。

　　1985 年，Mulligan 首次成功地运用动态关节松动术，由此彻底改变了他整个手法治疗的方式。在治疗第二近节指骨间关节的肿胀疼痛的一个案例中，他使用了一系列当时流行的治疗技术——被动关节松动和超声波，却收效甚微。沮丧中，他尝试了关节持续无痛侧向滑动伴动态屈曲。这项技术的效果立竿见影，治疗后患者立刻获得无痛全关节活动范围，并且完全恢复功能，肿胀也消退了。后期所有的 MWM 都源于对此例顽固临床病例的观察。

Mulligan 发展了姿势性错位的概念和动态关节松动术，并把该理念运用在所有的指间关节问题的患者身上，后拓展运用到其他关节上。动态的内外侧滑动和旋转首先运用在手指上，不久便运用在手腕上，持续小关节滑动（sustained natural apophyseal glides，SNAGs）很快被运用在脊柱上。然后他开始通过新西兰物理治疗师协会下属的手法治疗师协会，在全新西兰教授这些新技术及其他概念的课程。

Mulligan 的首次理论课程开设于 1986 年，其著作《Mulligan 手法治疗：NAGS、SNAGs 和 MWMs》，已修订至第 6 版（Mulligan，2010），全球售出超过 70000 册。通过 Mulligan 的课程，国际 Mulligan 动态关节松动术讲师协会（International Mulligan Concept Teachers Association，MCTA）于 1998 年在英国的斯蒂夫尼奇正式成立。该协会致力于全球 Mulligan 课程教学的标准化，目前 MCTA 已经有 51 位成员为全球物理治疗师提供课程（www.bmulligan.com）。Mulligan 在美国物理治疗协会的票选中荣获"骨科徒手疗法七位最具影响力人物"的荣誉称号，其理念在临床的影响力也由此增强。

我们的首本著作《动态关节松动：艺术与科学》，出版于 2011 年。这本书定义并实操性描述了 MWM 理念中的操作参数，以及如何操作才能获得临床良效。治疗师在尝试使用本书的技术之前，必须熟悉 Mulligan 理念背后的原则。尽管此技术的理念十分简明，但若不能遵循操作指南，则极可能导致治疗失败，甚至使患者情况恶化。

本书用来自首字母缩写的"CROCKS"原则来强调治疗师的知识和技巧、患者与治疗师的配合、患者的合作。此缩写得到 Mulligan 本人在教学中的支持，总结见表 1。

表 1	"CROCKS"代表的原则
C	contraindications（禁忌证）
R	repetitions（重复）
O	over-pressure（加压）
C	communication and cooperation（交流合作）
K	knowledge（知识）
S	sustain，skill，sense and subtle（维持、技巧、感觉、细微）

禁忌证（contraindications）。治疗师徒手在患者身上施力时应考虑手下组织的状况，以及潜在的局部（例如感染、炎症）和整体（例如关节炎、风湿病、癌症）的病理状态。 例如，骨的质量（是否有骨质疏松、骨折）、关节结构完整性（例如是否不稳的大关节）、血管通畅性（例如是否有椎动脉、主动脉瘤）及皮肤完整性（如是否糖尿病或周围血管疾病导致的皮肤脆弱）。这些结构在疼痛的患者身上很容易受损，需要慎重考虑。 初级物理治疗师，包括刚刚接触 MWM 的治疗师，应该熟悉手法治疗的禁忌证和需要注意的情况。避开以上禁忌证，MWM 技术的机制十分安全，因为此技术是在没有症状（如疼痛、无力、麻木）的情况下操作的，并且采用足以改善患者损伤的最小力量。对安全使用 MWM 技术和理念方面的要求在本书和其他版本图书中均有体现（Vicenzino et al.，2011）。

重复（repetitions）。每组手法重复的次数，每次治疗的组数，不同的手法和不同的介入时期均有差别。通常，脊柱治疗需要的重复次数要比外周关节治疗的次数少，特别是首次治疗和近期受损的关节，以及伴有严重疼痛（神经或关节不稳症状）的患者。对病程长的患者（症状比较顽固，见效不明显）和症状缓解适合进阶治疗的患者可增加重复次数。表2列出了重复次数的指导意见。

表 2 重复：推荐次数			
部位		重复（次）	组数
脊柱	首次治疗	3	1
	后续治疗	6～10	3～5
外周关节	首次治疗	6	3
	后续治疗	6～10	3～5

加压（over-pressure）。所有关节都有主动与被动的关节活动度（range of movement，ROM；又称关节活动范围），而后者往往略大于前者。治疗师在患者主动关节活动度末端施力以取得最大被动关节活动度。进行 MWM 治疗以后，可以在受累关节进行无痛加压，便可认为能确保最佳的恢复。忽略加压的疼痛反应可能耽误此关节的治疗。

交流与合作（communication and cooperation）。这是 MWM 治疗安全有效的要点。操作者必须告知患者预期出现的效果，患者必须和治疗师对治疗时出现的症状、不适和疼痛进行沟通。

知识（knowledge）。操作者必须具备肌骨医学、病理、生物力学和解剖学方面的背景知识。这会使技术操作安全、有效且精准。

维持（sustain）。MWM 包含了动态活动中的关节附属滑动。应确保在整个活动过程中都有滑动，即使是回到起始位置也要如此。"S"也代表技巧、感觉、细微，如下所述。

技巧（skill）。技巧是治疗师在此技术中手的握持方式。与其他技术一样，MWM 也是熟能生巧的一个过程，治疗师操作得越多，技术就会越好。

感觉（sensibility）。同样，通过不断积累操作经验，治疗师的"手感"将更好。良好的"手感"使治疗师可以感受到关节的滑动、生理运动，以及与疼痛和防卫相关的肌肉张力的轻微变化。

细微（subtle）。这指的是，通常在技术未能达到理想疗效时需要对滑动方向进行细微调整。例如，患者可能感觉施加 MWM 以后，活动度有所改善，但是活动时仍然有疼痛（并非彻底好转）。滑动方向的细微改变可能会使疼痛完全消失。

最后"S"也代表了常识（common sense）。在个体化治疗中，治疗师需要用一种合理的方式（常识）来使适应证、禁忌证、交流、合作、知识、证据和技术合理化。

Mulligan 在教学中所使用的另一个首字母缩略词是"PILL"，见表3。该原则是关于技术操作时预期出现的治疗反应。

表 3	"PILL"代表的原则
P	pain-free（无痛）
I	instant effect（即时效应）
L	long（长效）
L	lasting（持久）

无痛（pain-free）。操作时的滑动、松动和活动都应该是无痛的。这是永远的首要的原则。如果疼痛或其他症状不能通过 MWM 完全消除，那么治疗师应该对此技术做出相应调整。 如果在操作当中疼痛有所缓解，但是并未完全消除，应该细微改变滑动的方向和力度以期完全消除疼痛。 如果首次进行滑动操作时疼痛加重，这通常表明正确的滑动方向应该是当前操作的反方向。 如果活动中的疼痛并无任何改变，这通常意味着应该尝试不同的平面。

即时（instant）。指的是治疗效果应该在操作时立竿见影。操作当时即可获得无痛 ROM 或者功能性活动的改善。

长效和持久（long and lasting）。指的是治疗效果应该在技术操作过后能维持。如果效果只维持了较短时间，这意味着治疗师应该在后续治疗中做出较大改变，可能是增加重复的次数或者组数，调整加压程序，增加家庭练习或者在适当部位增加运动贴布。

治疗师也可以帮助患者增加依从性，特别是在自我管理方面。治疗师通过给患者展示 MWM 技术，可以让他们最易激惹或受限的动作或者功能性活动产生即时无痛（PILL 原则中的"P"和"I"）效果，这可有效地改变患者临床治疗时带有的负面信念或预期。

动态关节松动

动态关节松动（MWM）可被定义为，在患者主动执行原来有问题的任务的同时，对该关节施加持续的被动的附属外力／滑动。

MWM 的关键在于鉴定出患者完成任务有困难，通常是由于疼痛或者关节僵硬。这项有困难的任务通常是某个活动或在疼痛出现时，ROM 末端时的肌肉收缩，或者最大限度的肌肉收缩。 这项任务被定义为患者特定损伤量度（client specific impairment measure，CSIM）（Vicenzino et al.，2011，Chapter 2）。

被动附属外力通常会使关节产生平移的或者旋转的滑动，因为此外力必须靠近关节实施以避免出现我们不希望的关节活动。外力可以由治疗师徒手施加，也可利用治疗带施加，也可通过贴在皮肤上的运动贴布施加。 外力的方向即为最大限度改善患者 CSIM 的方向。外侧滑动是最常被使用的能成功改善外周关节的方向，这一点似乎有点令人意外（Vicenzino et al.，2011）。

为了找到最佳滑动方向可能需要反复尝试。滑动方向是一条穿过关节凹面的线，应该和治疗平面平行（图 1）（Vicenzino et al.，2011）。例如，在胫股关节，治疗平面就是胫骨平面。 治理平面因人而异，可能因创伤后骨重塑或骨关节炎等疾病而有所改变。举例而言，膝关节伸直时，若站立伸直则治疗平面是水平的，若仰卧伸直则治疗平面是垂直于地面的。 特别对于 SNAG 或者脊柱的 MWM，滑动方向总是在小关节平面上。 脊柱小关节面的定向因节段而异，在进行 SNAG 操作前应充分理解。 在前文提及的首本著作的第 2 章中完整地回顾了此操作的证据和阐释（Vicenzino et al.，2011）。

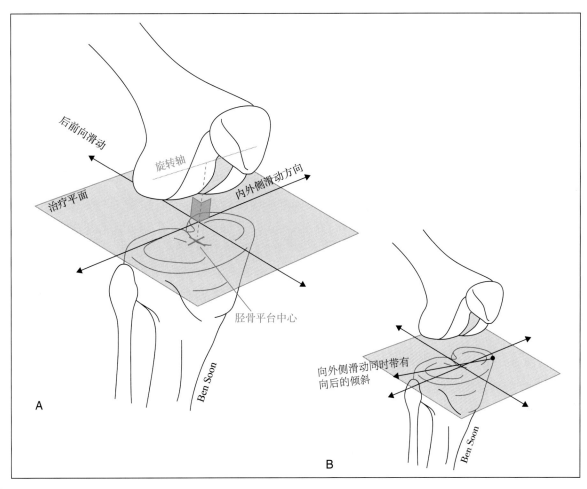

图 1
治疗平面。（A）以胫股关节为例解释治疗平面的定义。首先画一条从股骨髁（关节凸起部分）的旋转中心到胫骨平台（关节凹陷成分）中心的线，治疗平面就垂直于这条线。在治疗平面中发生的滑动和旋转被认为是最有效的。 （B）展示稍微向后倾斜的侧滑动的微调，其中的圆圈表示接触点，箭头表示方向。注意在调整方向时如何调整接触点和应用程序
（Vicenzino et al., 2011 , Figure 2.4, p. 16）

　　MWM 也可以被很容易地整合进标准手法治疗的物理检查中，以验证其作为一项治疗的潜在有效性。可以将 MWM 放在恰当的主动／功能性活动、静止肌肉测试、被动附属运动之后，以达到与物理检查的无缝整合。在首次治疗中，也很容易对患者尝试 MWM 技术。 再评估时，只需要治疗师从患者身上拿开自己的手，嘱患者活动（不必改变姿势），然后评估 MWM 的效果。在一般情况下，治疗和再评估都是在下肢和脊柱问题的负重姿势下进行，因为多数 CSIM 发生在功能性负重位。 还需要注意，负重位的治疗通常会给患者的情况带来更大的改善。

　　适应证和禁忌证是物理检查和手法治疗的基本前提和基础，MWM 技术也不例外。 这在 Mulligan 其他著作中将更全面地讨论过。一般而言，包括 MWM 在内的松动技术，皆已被概念化为适用于机械性地减少关节疼痛和关节僵硬 ROM 受限。然而，Mulligan 提出 MWM 也可以用于治疗疑似软组织问题的情况，例如肱骨外上髁炎。的确，在一些随机对照试验（randomised clinical trials，RCTs）中，个案系列和案例分析支持这一主张（Vicenzino et al.，2011）。

　　本质上，MWM 理念和其他手法治疗有所重叠，可以很容易被手法治疗师理解并接受。 例如，有些 MWM 中对关节力学的考虑与 Kaltenborn（1980）提出的方式相似。着重强调重复运动这一自我管理

方式和 McKenzie 技术（McKenzie & May，2003）很相似。 考虑到 Mulligan 早期执业生涯中得到过这两种技术的前辈的指导和影响，以上重叠并不令人意外。 Maitland（2005）与 McKenzie 的相同点在于，把疼痛反应的改变作为操作正确的指征，然而，MWM 的目的却不是激惹或者局部化疼痛，而是即时完全无痛。

与 Maitland 和 Kaltenborn 方法相比，MWM 并无外力和运动量的分级系统。相反，当应用 MWM 时，治疗师施加的力度和产生无痛 CSIM 的力度一样。有时，施加过多的滑动力或过强的松动可能会引起疼痛。通常只需要轻柔的力量即可实现无痛功能改善。如果用温和的力不能实现功能改善，那么将酌情增加力量（及等级），直到操作有效，或一直无效，证明此技术不适于该患者而被放弃。与其他手法治疗相比，除了这些差异外，MWM 结合了被动活动和主动活动成分，具有独特性。相比之下，其他治疗手法仅关注一个方面（例如，per Kaltenborn 的被动关节活动）。后者与 Edwards（1999）描述的组合运动方法有一些相似之处，其中终末端被动松动在无痛关节定位下进行 。

MWM 被定义为对关节施加特定方向的外力（松动或 MWM 中的第一个"M"），并且在患者执行先前受损的躯体任务时仍持续施加该力。成功使用 MWM 的关键是熟练有效地应用这种技术，以便无痛、即时且持久地缓解疼痛（Vicenzino et al.，2011）。

MWM 的 M 松动成分（图 2）通过施加力的大小、方向和剂量的参数及其应用部位和模式来描述（Vicenzino et al.，2011）。此外，MWM 应用的关键特征是第二个"M"（活动），即 CSIM，如前所述。

只有某个有问题的躯体任务具备有意义的临床量度时才应用 MWM，这与 Maitland 手法的"可比症状"（comparable sign）类似。也就是说，CSIM 的关键特征是它可以反映患者的主诉。该量度应以患者为中心，对个人有意义，因此我们将其称为患者特定损伤量度（CSIM）。临床评估的 CSIM 可能是任务本身，例如，对肩关节问题而言，将手放在背后、将衬衫塞进裤子腰部的动作可以是 CSIM，或者对膝关节问题而言，向台阶下走一步的动作也可以是 CSIM。

也就是说，在临床上容易再现的躯体活动或任务可能直接运用到 MWM 中，而不易再现的躯体活动或任务则需要稍微改变方式进行。在临床上有可重复实现但不易于应用 MWM 的任务，例如患者可能具有深蹲的疼痛问题但是可能不希望深蹲太多次，因此治疗师可以选择性地将深蹲任务分解为压力较小且可能疼痛较轻的动作，例如非负重（non-weight-bearing，NWB）膝关节屈曲，这将成为治疗的起点。如果此时的疼痛轻微，那么四点跪位或一只脚踩在椅子上的部分负重（weight-bearing，WB）方式可能是适当的治疗起点。总之，在选择 CSIM 时，除了能反映患者主要问题，还应该允许安全应用 MWM，避免加重完全负重关节引发严重疼痛的风险。

至关重要的是，对患者的初步评估不仅需要识别患者有问题（通常是疼痛的）的 CSIM / 可比症状或躯体任务 / 活动，而且还需确定该躯体任务干扰患者日常功能的严重度和激惹性（Vicenzino et al.，2011）。然后，物理检查将量化 CSIM。根据呈现的问题，这种量化会有差异，也就是说，疼痛状态与僵硬或虚弱问题会有所不同。

如果有人在疼痛的情况下出现 CSIM（图 3），那么身体问题就是疼痛的活动（Vicenzino, et al. 2011）。患者将指出他们在活动期间何时首次感到疼痛，并且可以使用测角器、测斜仪、卷尺或利用一些其他参考点（例如墙上的点）来测量。如果 CSIM 表现为某个疼痛的肌肉收缩，则可以用测力计测量（例如在网球肘中进行握力测试）。

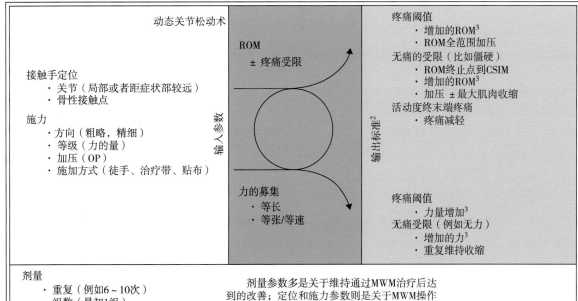

	动态关节松动术		疼痛阈值

(图示内容) 图2 结构

接触手定位
· 关节（局部或者距症状部较远）
· 骨性接触点

施力
· 方向（粗略，精细）
· 等级（力的量）
· 加压（OP）
· 施加方式（徒手、治疗带、贴布）

ROM
± 疼痛受限

输入参数

力的募集
· 等长
· 等张/等速

输出标准[2]

疼痛阈值
· 增加的ROM[3]
· ROM全范围加压
无痛的受限（比如僵硬）
· ROM终止点到CSIM
· 增加的ROM[3]
· 加压 ± 最大肌肉收缩
活动度终末端疼痛
· 疼痛减轻

疼痛阈值
· 力量增加[3]
无痛受限（例如无力）
· 增加的力[3]
· 重复维持收缩

剂量
· 重复（例如6~10次）
· 组数（最初1组）
· 重复：间歇比（1:0到1:1）

剂量参数多是关于维持通过MWM治疗后达到的改善；定位和施力参数则是关于MWM操作本身，来达到改善CSIM的目的

1. 患者特定损伤量度（CSIM）是动态关节松动术（MWM）当中的"M"（movement）。
 · 患者负荷必须在执行MWM之前和之中都是一致的（例如，同样的肢体或身体负荷、举起同样的重量）。
 · 在绝大多数情况下，最开始的速度是1:0:1（例如同样的时间到终止点，不在终止点维持，即刻返回起始点）。
 · 其他不常见的CSIM可能是单腿站立、关节位置错误或者维持等长收缩时的疼痛）。
2. 每次操作MWM必须识别一个可量化的终止目标〔例如到达疼痛阈值的活动度（疼痛出现时），在重复或保持任务时出现疼痛的时间〕。
3. 据报道，实质性的改善通常是和MWM之前相比量化指标改善了50%~100%。

图2

MWM 的松动成分。输入参数列在左栏中。疼痛阈值是指患者执行任务时的一些测量指标而不是疼痛本身，例如当患者首次感觉到疼痛发作时产生的力或者 ROM。也就是说，疼痛不是变量，ROM 或力才是关键的输出指标。如果疼痛不是患者问题的主要受限特征，那么疼痛、ROM 和产生的力就成为可能的输出标准。根据这些标准调整松动（MWM 中的第一个"M"）的输入参数（左栏中的位置和力及脚注上方中间行的剂量）。此流程图中隐含的是 MWM 手法的可重复特性

（Vicenzino et al.，2011，Figure 2.2，p14）

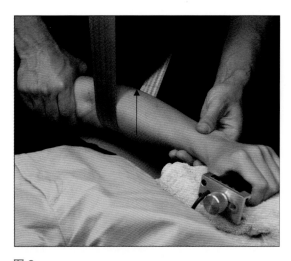

图3

利用治疗带的 MWM：抓握动作同时外侧滑动

在应用 MWM 时，如果疼痛在 ROM 终末端或肌肉完全收缩的情况下出现，患者应使用视觉模拟量表（the visual analogue scale，VAS）或数字评分量表（numerical rating scale，NRS）描述他们对疼痛程度的感觉，并且 MWM 应将疼痛缓解至无痛或轻微疼痛才可用于治疗（表 4）。

表 4 疼痛终止点、评估和 MWM 的目标

损伤	终止点	评估或度量	MWM 目标
因疼痛而活动受限 [1]	疼痛出现时	活动度 [2]	活动（不是疼痛）
疼痛弧	疼痛出现和消失时 [3]	活动度	活动弧及疼痛出现时的活动角度（不是疼痛）
全活动范围的终末端疼痛 [5]	正常活动度的重点	疼痛（NRS 或者 VAS）[4]	疼痛（不是活动度）
无痛的活动受限	活动度	活动的角度	活动
因疼痛导致的力量不足	疼痛出现时	力量输出	力量 [6]（不是疼痛）
疼痛的肌肉收缩 没有减小力量	正常力量输出	疼痛（NRS 或者 VAS）	疼痛（不是力量）
无力不伴疼痛	力量输出	力量输出	力量

1. 活动可以是关于关节、肌肉或者神经的。这适用于表格中所有的活动功能。
2. 在一些例子中可能不是角度，而是要达到一个线性距离（例如，用尺子在后背测量手背后的距离，测量弯腰时手指到地面的距离）。
3. 疼痛程度不应着松动加重，若加重则不要继续松动。
4. 疼痛视觉模拟量表（VAS）和疼痛数字评分法（NRS）。
5. 患者可能因为存在疼痛而无法描述牵伸感和不适感。
6. 为了可以重复评估，力量通常等于募集，但是也只限于疼痛并且疼痛是在活动终止点时。

（Vicenzino et al., 2011，Table 2.1, p. 10）

所有这些量表都是肌骨保健中的标准和常规测量。将 MWM 应用于僵硬或无力问题，或其他多问题案例可在其他 MWM 相关著作中获得。

MWM 的另一个重要方面是在运动终末端对 CSIM 加压，但仅限于无痛情况下。Mulligan（2010）着重强调过加压在优化治疗效果上的必要性。根据技术需要，患者或治疗师可以进行加压。此外，已经具有加压成分（即动态负重 WB）或包括重力效应的技术不需要徒手加压，而且通常对患者自助 MWM 很有价值。

MWM 中的第二个"M"（矢量力）落在施加力的方向，力的大小、方向和量可能的相互关系，力的部位，以及施加力的方式（例如徒手、贴布、治疗带）和整体剂量上。这些因素可以被认为是 MWM 的松动（或第一"M"）部分的输入参数 / 变量（图 2）。该图指的是这些参数的两个参考点。第一个是输入参数的描述，例如力的大小（N）和方向（度）；第二个参考点是 CSIM，特别是参数如何影响 CSIM（图 4）。

力的方向：治疗师在关节施加力 / 辅助滑动的方向有内侧、外侧、前侧、后侧和旋转方向。在患者执行 CSIM 期间和之后，持续并维持被动施加的滑动。本书中描述的技术都源于 Mulligan 在实践过程中的临床观察。初级治疗师在早期实践 MWM 时可参考这些意见（来自此技术的原创者），特别是在没有其他具有科学依据的 MWM 施力方向指南时。

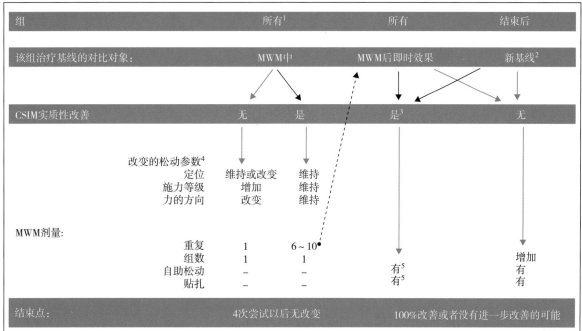

组	所有[1]		所有	结束后
该组治疗基线的对比对象：	MWM中		MWM后即时效果	新基线[2]
CSIM实质性改善	无	是	是[3]	无

改变的松动参数[4]		
定位	维持或改变	维持
施力等级	增加	维持
力的方向	改变	维持

MWM剂量：

重复	1	6～10		
组数	1	1		增加
自助松动	－	－	有[5]	有
贴扎	－	－	有[5]	有

结束点：	4次尝试以后无改变	100%改善或者没有进一步改善的可能

1. 重复一组MWM结束时要再用MWM做一个全范围的活动，缓缓地在活动度末端释放外力并且无痛。如果不这样做，患者在做完MWM后第一次活动可能会疼痛加剧。

2. 如果患者在做了一种MWM技术（通常做了几组）没有100%获得恢复（根据他们当时的情况可能的范围内），那么可能需要尝试新的MWM技术，或换接触点（例如外周问题可尝试脊柱或邻近关节）。

3. 首次治疗应该注意剂量，因为患者通常反映过大的剂量会有反弹作用（后续24～48小时疼痛加重）。

4. 在所有的以活动度作为结束标准的MWM中都要进行加压。在因疼痛受限的ROM中，加压是被动的，在因僵硬或无力导致的ROM受限中，加压时可能达到最大肌肉收缩。

5. 并不是在所有情况下都是如此，这取决于MWM的成功程度、患者自我治疗的程度及是否可以用贴布。第一次治疗以后，如果患者明显改善（有时会出现），那么可能并不需要自我治疗和使用贴布。

图 4

建议使用的 MWM 决策矩阵。在治疗当中和进展阶段的临床推理很大程度上依赖于 MWM 应用前后 CSIM 的反应，但是后期是否需要采用 MWM 需要比较本次治疗前与第一次治疗前的 CSIM。无论 CSIM 是否得到实质性改进，都将决定是否对 MWM 的参数进行更改，以及这些更改的确切内容。在操作当中，需要调整诸如位置、水平和力的方向等参数来影响效果。但在通常情况下，一次成功的 MWM 治疗需要 1 ～ 3 组操作，每组重复 10 次。针对个体的确切剂量需要通过应用 CSIM 后的效果来确定

（Vicenzino et al.，2011，Figure 2.3，p.15）

MWM 的量：可以概念化为剂量，其被定义为患者经历的所有 MWM 操作的总和。 MWM 的剂量由治疗师进行的 MWM 及患者在自助治疗中进行的 MWM 组成。通过将每组重复次数乘以在一段时间内完成的特定 MWM 的组数，可以相当容易地量化 MWM 的量。贴布的应用也被认为是延长患者所经历的 MWM 的量的另一种方法，但相对而言它不易量化，并且在大多数情况下贴布每次仅应用 1 天或 2 天。

MWM 的一个重要组成部分是大多数患者所需的自助治疗成分 [即那些经过治疗师一两次治疗未完全康复的患者（图 4）]。患者体验的 MWM 量可能是 MWM 疗效能持续的一个重要驱动力，因此，通常需要患者自助治疗（Vicenzino et al.，2011）。

贴布的应用：贴布的方向与松动的方向一致用来复制徒手 MWM，是增加 MWM 疗效的另一策略。与自我管理的 MWM 类似，如果将其用作治疗计划的一部分，则应该对 CSIM 具有一些可证明的改善

效果。使用贴布时，临床医师应该熟悉接触皮肤胶布使用的标准安全程序，特别是在张力下使用非弹力贴布时。这些包括应用前检查皮肤是否过敏、告知患者可能出现的皮肤刺激；应重点强调，如果出现过敏（皮肤瘙痒、灼烧或其他感觉）应立刻移除贴布。即使没有出现过敏反应，取下胶布时也要小心，防止损伤皮肤。

临床推理和 Mulligan 理念

Mulligan 理念技术，特别是 MWM，完全符合自主和现代手法治疗临床实践。有效使用 MWM 和其他原创 Mulligan 治疗技术除了需要徒手实践技术外，还需要熟练的临床推理。实际上，如果要实现 Mulligan 技术的最大疗效，并且持续提高治疗师的临床技能，那么 MWM 和现代的、熟练的临床推理一定是辨证地相互依存的。临床推理的几个关键的基本原则在 MWM 的应用中是显而易见的，下文简要阐述这些原则。

以患者为中心的医疗保健方式

Mulligan 理念技术完全符合以患者为中心的临床推理和现代医疗保健。Sackett 等提出的循证医学概念（1996，2000）和 Jones 及 Rivett（2004）提出的以患者为中心的手法治疗临床推理模型都将患者定位为临床互动和相关临床推理过程的主要焦点。在解决问题的过程中，患者被明确地视为一个至关重要的积极合作者。此外，患者的临床表现和他们对临床管理的反应是个体特有的。他们将本身的信念、理解、期望和经验带入不断变化的临床经历中，患者当前的情况部分决定了其临床表现和反应（Gifford，1998）。同样，Mulligan 理念的核心是每位患者都是独立个体，他们的临床表现是独特的，尽管某些特征可能相同。这意味着应用 Mulligan 技术时需要使用高水平的临床推理技能，并且这些推理并不是通用于所有患者。

与医疗保健中的生物 – 心理 – 社会模式相一致，MWM 的应用要求患者积极参与自身管理并在几个方面促进以患者为中心的、协作的临床推理。

▪ 患者必须完全理解该技术成功应用后应完全没有疼痛和症状，出现任何疼痛需要立即告知治疗师。

▪ 患者通常需要在日常生活中执行主动运动或功能性任务，这是治疗应用的一部分，也是再评估的目的。MWM 相关的 CSIM 的使用可以识别患者特有的临床表现。

▪ 许多 MWM 和其他 Mulligan 技术涉及患者在活动终末端加压以优化临床反应（Mulligan，2010）。

▪ 最后，作为患者自我管理策略的一部分，一些 MWM 和其他技术可以用于家庭练习（例如自助 MWM）或通过使用贴布来维持该技术的附属运动（或松动）成分。

很明显，患者必须了解 MWM 的基本原则，并愿意积极参与自我管理当中。因此，患者是 MWM 治疗成功的核心和关键因素。有效的沟通对于患者的参与、MWM 的有效应用及有意义的协作临床推理至关重要。患者必须在"松动"或"活动"时，一开始出现任何疼痛就告知治疗师，否则该技术将无益于治疗。此外，治疗师必须清楚地传达在 MWM 的各个阶段对患者、对疗效应有的期望。

提升知识体系

条理化的知识体系将有助于先进临床推理技能的应用。在处理熟悉的问题时，专家通常使用相对有效和准确的推理过程来识别疾病模式（其中包括轻松识别一组鉴别诊断的线索），这在很大程度上依赖于高度条理化的知识体系。研究表明，手法治疗诊断（Gifford，1998）比初级治疗师典型的线性假设 - 演绎推理的过程更准确。显然，初级临床医师从他们最近的培训中获得了大量的知识，但在临床推理中，重要的并不只是知识量，还有治疗师对知识的理解及技能如何通过获得的临床模式存储在记忆中（Jones & Rivett，2004）。治疗师在将知识应用于实际临床问题时进行有意义的反思才能获取这种模式。

MWM 提供了一种方法，可以测试 Jones 和 Rivett（2004）提出的手法治疗中的一些临床推理假设类别并获得临床模式。显然，与管理和治疗决策相关的假设可以立即得到确认或否定，因为任何有效的临床变化都可以立即被观察到（见本章前文中的 PILL 缩略词）。还可以认为，尽管医师需对病理解剖和病理生理复杂性采取谨慎态度，但患者对 MWM（或其他 Mulligan 手术）的反应可以帮助医师推理患者症状的生理来源，最后，患者对 MWM 技术反应的程度和效果持续的时间可以潜在地加速和完善与临床预后相关的决策。

进一步讲，Mulligan 理念还通过以下方式提升知识体系。

▪ 激发研究，促进循证知识的积累，帮助指导临床推理（Sackett et al.，1996，2000）。正如后文所指出的，对于 MWM 和其他手法，在生物学和经验方面都有着不断扩大的证据基础。

▪ 在 MWM 操作中，治疗师应识别和整合关键的物理检查结果，特别是在患者进行 CSIM（Movement，动态）任务时被动运动（Mobilisation，松动）中的发现。

▪ 通过观察患者对 MWM 或其他手法的即时反应，促进临床模式的累积（以及知识体系）。这种即时反应是对临床决策准确性的实时反馈，有助于加强关键临床发现与正确临床行为的关联。

▪ 按照患者对 MWM 初始及多样化的临床反应改善技术，发展治疗师的元认知技能。元认知技能是自我监控的高阶思维技能，也是对自我推理的反思性评价，是获得精进临床模式的必要条件（Jones & Rivett，2004）。

虽然 Mulligan 理念，特别是与 MWM 相关的理念，可能有助于临床推理技能的发展，但不做独立思考的治疗师可能会简单而盲目地按治疗建议或方案来做（Jones & Rivett，2004）。我们并不打算将此书用作治疗一系列肌肉骨骼疾病的"菜单"。实际上，治疗师不应受限于本书所涵盖的技术，而应根据患者的症状调整、修改和发展新的手法，只要在当代临床推理框架中遵循上述 Mulligan 理念的基础原则即可。

MWM 可能的起效机制

在考虑医疗保健干预手段及其疗效的证据水平时，治疗师经常考量其潜在的作用机制。MWM 技术亦然。回顾历史，MWM 最初是在一个手指顽固问题的案例上尝试手指关节的特定滑动，结果成功恢复无痛活动。Mulligan 当时提出他纠正了一个位置错误或轻微骨对位不良，而这是患者问题的根源。他通过观察得出这一点，即所施加的滑动必须在特定方向上，以带来手指活动的实质性变化。这种机制被称为错位假说。它的前提是假设关节处的骨骼排列存在对位不良。该假设面临的问题是，这些轻微的骨性错位很难在临床上进行测量，如果 MWM 能成功消除患者的疼痛，说明错位的确存在。对下胫腓关节、髌股关节和盂肱关节的影响研究已经有了对错位假说的一些支持报道（Vicenzino et al.，2011，Chapter 4），但没有人评估 MWM 后这些错位恢复情况。

MWM 还有许多其他可能的作用机制。在前文提及的书中有关于这些机制的深入探讨（Vicenzino et al., 2011，Chapter 4 to 7）。临床观察发现，成功的 MWM 取决于特定（力的方向、大小、作用点）的外力，也可能暗示神经生理学机制的作用。例如，无痛的徒手接触和 MWM 施加的力可能传入粗纤维（Aβ）。很容易推测 MWM 的这个特征与 TENS 的特征一致，Melzack 和 Wall 据此提出了闸门理论（Dickensen，2002；Melzack & Wall，1965；Vicenzino et al.，2011，Chapter 5）。也就是说，传入粗纤维输入控制细纤维输入。我们提出了另一种使用神经科学研究结果的模型，该研究结果涉及非阿片类药物介导的下行伤害性抑制系统（Vicenzino et al.，2011，Chapter 5）。该模型仅考虑 MWM 技术一次应用的基础机制，但在实践中，通常需要多次重复 MWM 以成功管理患者的症状。Zusman（2004）提出，经验丰富的治疗师会重复首次应用成功的技术，以使患者重新学习以前的无痛运动记忆。这可能是通过生理和行为机制来消除不良记忆（Myes & Davis，2002）。MWM 以患者的具体身体任务为目标，并以无痛的方式实现，可以被当作一种再教育工具或策略（Vicenzino et al.，2011，Chapter 5）。

MWM 的一个特征是患者需要注意技术，特别是无痛地复制 CSIM。将注意力集中在技术本身可能是一种作用机制，当患者专注于治疗而非疼痛时，使用 TENS 治疗更有效（Longe et al.，2001）。无论是在临床还是在家中，MWM 要求患者积极参与治疗，可能在某种程度上有助于发挥潜在的作用机制。

总之，MWM 的潜在作用机制可能是多方面的，包括涉及局部（关节和骨骼）和中枢（行为、神经生理）的机制，这与许多因素（例如患者的表现、MWM 技术的应用）有关。

本书的目标与结构

Mulligan 技术的第一本著作（Vicenzino et al.，2011）主要讨论了 Mulligan 技术针对肌肉骨骼疼痛、损伤和残疾的 MWM 管理方法，全面且具前沿性。该书特别寻求将 MWM 的循证基础整合进临床实践中，着重阐明基础的临床推理。

本书是第一本著作的姊妹篇，它更详细地介绍了每种技术。分章论述了身体的不同区域，仔细解释了治疗师的身体和手部相对于患者的定位，以及治疗的身体部位。每章都有大量不同视角的图片，并附有详细的文字准确地解释技术及可能的替代技术。除了讲解治疗师的技术，书中还包括家庭练习和贴扎技术及相关研究的参考文献。

参考文献

Dickensen, A., 2002. Editorial I: Gate Control Theory of pain stands test of time. Br. J. Anaesth. 88 (6), 755–757.

Edwards, B.C., 1999. Manual of Combined Movements: Their Use in the Examination and Treatment of Mechanical Vertebral Column Disorders, Butterworth-Heinemann. ISBN 9780750642903.

Gay, R.E., Nelson, C.F., 2003. Contraindications to Spinal Manipulative Therapy. Alternative Medicine and Rehabilitation: A guide to Practitioners. Demos Medical, New York.

Gifford, L., 1998. Pain, the tissues and the nervous system: a conceptual model. Physiotherapy 84, 27–36.

Jones, M., Rivett, D., 2004. Introduction to clinical reasoning. In: Jones, M., Rivett, D. (Eds.), Clinical Reasoning for Manual Therapists. Butterworth-Heinemann, Edinburgh; New York, pp. 3–24.

Kaltenborn, F.M., 1980. Mobilisation of the Extremity Joints. Olaf Norlis Bokhandel, Norway.

Maitland, G.D., 2005. Maitland's Peripheral Manipulation, fourth ed. Butterworth Heinemann; Elsevier, Sydney.

McKenzie, R.A., May, S., 2003. The Lumbar Spine: Mechanical Diagnosis & Therapy. Spinal Publications New Zealand, Waikanae. ISBN 978-0-9583647-5-1.

Melzack, R., Wall, P.D., 1965. Pain mechanisms: a new theory. Science 150 (699), 971–979.

Mulligan, B., 2010. Manual Therapy — 'NAGS', 'SNAGS', 'MWMS' etc. sixth ed. Plane View Services, Wellington.

Myers, K.M., Davis, M., 2002. Behavioral and neural analysis of extinction. Neuron 36 (4), 567–584.

Longe, S.E., Wise, R., Bantick, S., Lloyd, D., Johansen-Berg, H., McGlone, F., et al., 2001. Counter-stimulatory effects on pain perception and processing are significantly altered by attention: an MRI study. Neuroreport 12 (9), 2021–2025.

Sackett, D., Straus, S., Richardson, W., Rosenberg, W., Haynes, R., 2000. Evidence-based Medicine: How to Practice and Teach EBM, second ed. Churchill Livingstone, Edinburgh & New York.

Sackett, D.L., Rosenberg, W.M., Gray, J.A., Haynes, R.B., Richardson, W.S., 1996. Evidence based medicine: what it is and what it isn't. Br. Med. J. 312, 71–72.

Vicenzino, B., Hing, W.A., Rivett, D., Hall, T., 2011. Mobilisation with Movement: the Art and the Science. Elsevier, Sydney.

Zusman, M., 2004. Mechanisms of musculoskeletal physiotherapy. Phys. Ther. Rev. 29 (9), 39–49.

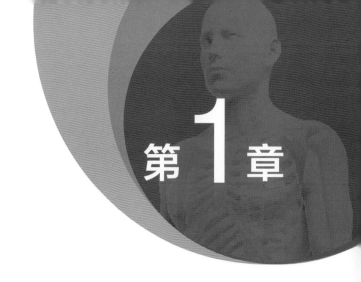

颈源性头痛

颈源性头痛的治疗技术

引言

头痛既是一种单独的症状也是一种疾病，因此，头痛的分类对于确保采用恰当的治疗方法来说非常重要（Dodick，2010）。国际头痛协会（International Headache Society，IHS）把头痛大体上分为两类：第一类为原发性头痛，是指尚未明确病因的头痛；第二类为继发性头痛，是指已明确与另一病因具有暂时性紧密联系的头痛（Classification Committee of the International Headache Society，2004）。颈源性头痛（cervicogenic headache，CGH）属于第二类头痛，它由颈椎问题引起。

现今的医学教育表明，每种头痛都有不同的病理基础，其中大部分都不是骨骼肌肉的原因（Dodick，2010）。因此，当患者寻求治疗时，正确地鉴别其头痛类型尤为重要。这对于徒手治疗师来说也是特别重要的，因为他们考虑的是物理干预法。除了骨骼肌肉系统的疾病之外，手法治疗不太可能对其他疾病有效（Hall，2011）。

CGH 的发病机制与上三个颈段和由三叉神经 – 颈核传入的三叉神经的融合相关（Bogduk，Govind，2009）。因此，颈椎的感觉传入可能会被误认为是头部的疼痛（Bogduk，Govind，2009）。根据患者主诉的症状和病史来进行头痛的分类是有问题的，因为 CGH 和偏头痛及其他头痛类型的特征是有重叠的。因此，头痛的分类应基于体格检查。颈椎屈曲旋转试验（flexion-rotation test，FRT）已是用来鉴别 CGH、偏头痛和混合型头痛的有效测试（Hall，Briffa，Hopper，Robinson，2010a）。试验阳性的分界点是 32°～ 33°（Hall，Briffa，Hopper，Robinson，2010b；Hall，Briffa，Hopper，2010；Ogince，Hall，Robinson，Blackmore，2007）。一项磁共振的研究显示，阳性试验主要表明了 C1/2 水平运动的受限（Takasaki et al.，2010）。这个试验受限的角度已经被证明与头痛症状的严重程度、频率和持续时间相关（Hall et al.，2010b），同时与其他生理和生活方式的因素无关（Smith，Hall，Robinson，2007）。所以，这个试验的有效性与受测试人的年龄、性别及生活方式均无关。需要进一步进行研究以确定 FRT 的敏感性来转换为临床疗效判定指标。

当确定 FRT 试验阳性存在时，C1/2 自助式 SNAG 手法可以作为一种治疗技术来尝试恢复正常的关节活动度（range of motion，ROM），并且减轻症状。不管怎样，如果患者在诊所咨询时正经历着 CGH，那么，必须第一时间进行头痛 SNAG、反向头痛 SNAG 或者上颈段牵引等试验。在随后的就诊中，如果症状有所减轻但 FRT 试验仍为阳性，那么此时应该考虑 C1/2 自助式 SNAG 来进行治疗。

在随机临床试验（randomised clinical trial，RCT）中，对慢性 CGH 和 FRT 试验阳性患者的自助式 SNAG 手法被证明优于安慰剂治疗（Hall et al.，2007）。据 Hall 等人（2007）的研究，与安慰剂相比，应用自助式 SNAG 治疗后在 FRT 试验中记录下的活动范围立即增加了 10°（95% CI：4.7°～ 15.3°），而且在 12 个月后治疗组的头痛严重程度指数比安慰剂组高 22 分（得分为 13 ～ 31）（头痛严重程度指数的基线为 54/100）。

屈曲 – 旋转试验

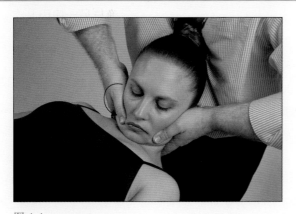

图 1.1

屈曲 – 旋转试验

- 患者取仰卧位，肩膀水平，与床平行。
- 治疗师将患者的头支撑在自己的腹部上。
- 治疗师屈曲患者的颈部到终末端。
- 患者的头部固定在屈曲位，然后被动地向左和向右旋转，并记录下活动范围。
- 见图 1.1。

适应证	
可能源于颈椎或上颈段症状的头痛。	
姿势	
患者	取仰卧位，肩膀水平，与治疗床平行。
治疗部位	颈椎处于终末端放松，上胸段屈曲。
治疗师	站在患者的头部位置，面对患者的脚，将患者的头支撑在腹部。
手接触点	治疗师把手放在患者下颌骨两侧，维持其颈椎屈曲在终末端，同时，治疗师的腹部向前方施加压力。

1

应用指导

- 屈曲到终末端是应用此试验的必要条件。
- 在患者颈椎屈曲到终末端时，要注意头部向左或向右旋转的范围。确保只有单纯的头部旋转，不允许出现侧屈。
- 终点出现阻力或疼痛，均可先出现。
- 正常范围一般是每侧各 44°（Hall & Robinson，2004）。
- 评估减少的范围大于 10°，则确认试验阳性（Hall & Robinson，2004）。
- 使用罗盘测角仪时，阳性的分界点是 32°，意味着阳性的预测值是 86%（Ogince et al.，2007）。
- 受限的程度与头痛症状的严重程度有关（Hall，Briffa & Hopper，2010）。
- 通常，受限的范围位于头痛侧。然而，有大约 20% 的案例受限位置在头痛的对侧。
- 可能两侧同时受限。

备注

- 确保患者的头部 / 颈部没有轴向压力通过；保持头部 / 颈部向前，但不要低头。颈部屈曲的目的是将运动限制在 C1/2 椎体的水平上。若无法维持屈曲在终末端的位置，则可能得到一个假阴性结果，因为运动可能发生在其他椎体水平。
- 儿童的关节活动度比较大。一般来说，6 ~ 12 岁的儿童每侧范围平均会增大 9°（Budelmann，von Piekartz，Hall，2014）。然而，FRT 仍然能被用来判断患有 CGH 儿童的不对称性（Budelmann，von Piekartz，Hall，2013）。
- 由于存在敏感的神经脑脊膜系统，做 FRT 试验的患者的膝关节最好能屈曲到 90°。

替代 / 调整 / 进阶

FRT 可以在坐位下进行，但仰卧位是首选，因为这样容易测量关节活动度。同样，仰卧位下神经脑脊膜系统的压力也会减小。

C1/2（寰枢关节）自助式 SNAG

技术一览

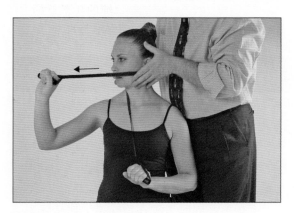

图 1.2
C1/2 自助式 SNAG

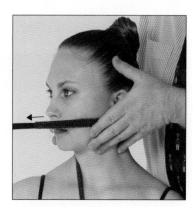

图 1.3
C1/2 自助式 SNAG 特写

- 患者坐在椅子上，背部有支撑。
- 患者把自助式 SNAG 带置于 C1 后弓上，固定在健侧的乳突下。
- 患者一手放在活动受限侧，另一手把治疗带水平向前拉向其嘴角的方向。
- 维持治疗带的压力，患者把头／颈旋转向受限侧。
- 只有当在终末端无症状时，才能加压。
- 见图 1.2。

适应证

头痛、颈部疼痛或 C1/2 旋转受限，在 FRT 中伴有一侧或双侧受限。

姿势（图 1.3）

患者	坐位，背靠直立的椅背。
治疗部位	使头颈部处于中立位放松的位置。以右侧旋转受限为例，患者右手握住自助式 SNAG 带的一端，左肘钩在椅背上，以稳定躯干和防止躯干旋转。左手轻轻地握住治疗带的另一端放在腹部上。
治疗师	站在患者左肩的后方。

1

手 / 治疗带 接触点	将颈部的治疗带紧挨枕部左侧乳突的下方。治疗带应该水平向前，朝向患者的嘴角。治疗带置于 C1 后弓上，然后绕过颈部的右侧，由患者的左手轻轻拉住放于腹部上。 治疗师指导患者确保治疗带处于正确的位置上，在运动的过程中保持力的方向。

应用指导

- 在应用这项技术之前，应告知患者可能出现的症状、感觉或效果。

- 患者应该有强烈的伸展感，但不应该有疼痛或其他症状。

- 患者右手应水平地朝嘴角的方向拉住治疗带。患者在治疗带的另一端用左手反向用力，力量温和。与此同时，为了引出右侧的 FRT 阳性，患者要主动地将头部转向右侧。在旋转到终末端时，治疗师或某位受信任的家庭成员给旋转运动轻柔加压，同时患者在治疗带上保持住力量。加压维持 1 ～ 2 秒，然后将头颈部恢复到中立位。

- 在第一次应用时，建议只做 2 次该运动，后续诊疗时可以增加重复使用的次数，但仅仅 2 次重复无法持久缓解头痛。这项技术应该作为家庭运动早晚重复使用。

- 告知患者在使用该技术过程中不会出现任何症状。另外，当出现椎 – 基底动脉供血不足或颅颈 部韧带不稳时，应禁止使用该技术。治疗师应熟悉对椎 – 基底动脉供血不足和颅颈部韧带不稳 的常规测试程序。

- 在非常偶然的情况下，患者第一次应用该技术时会出现短暂的头晕。这可能是由于 C1/2 水平的角度突然增加造成的。在这种情况下，最好使用本书第 2 章介绍的技术来治疗头晕。因此，在应用一次右侧的 C1/2 自助式 SNAG 之后，在这个例子中，我们建议尝试在 C1 右侧使用单侧的 SNAG 技术使其向右旋转，作为减轻头晕的首选。

备注

- 如果患者在治疗当天出现明显的症状，最好不要使用 C1/2 自助式 SNAG。患者应该使用本书中的其他头痛技术。

- 如果治疗带位置不对或治疗的角度不合适，患者偶尔会出现疼痛或其他症状。在此情况下，重新放置治疗带，纠正力的角度。如果疼痛或者其他症状持续，应停止操作。

- 这项技术在首次应用时可能会引起夜间轻微的头痛。治疗师可提醒患者有这种可能性。如果在随后的几天里头痛的症状加重，则建议患者停止做这项运动并回到治疗师处进行评估。

- 在两侧都受限时，最好在受限重的一侧先使用松动技术，之后如果需要再处理另外一侧。
- 相比在临床试验中跟踪了 12 个月的安慰剂治疗，这项技术被证明非常有效（Hall et al., 2007）。

注释

sit C1 self belt SNAG Rot L×2

sit C1 self belt SNAG Rot L+OP（therapist）×3

sit C1 self belt SNAG Rot L+OP（partner）×3

sit C1 self towel SNAG Rot L×2

sit C1 self towel SNAG Rot L+OP（therapist）×3

sit C1 self towel SNAG Rot L+OP（partner）×3

替代 / 调整

除了用自助式 SNAG 带，我们也可以用毛巾边来做 C1/2 自助式 SNAG（图 1.4）。治疗师也可以用拇指在 C1 横突向对侧施加压力。一条治疗带或毛巾是更好的选择，因为患者无论在治疗期间还是之后症状反复都能通过自助治疗来获得最佳的治疗效果。

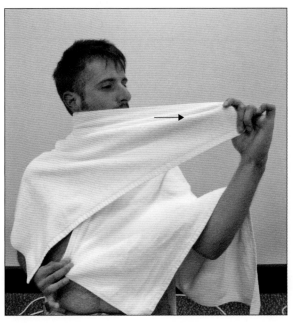

图 1.4

用毛巾进行 C1/2 自助式 SNAG

头痛 SNAG

技术一览

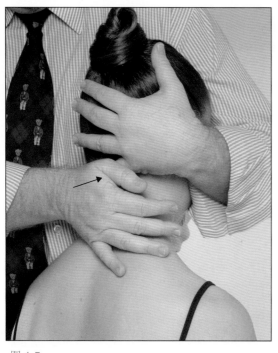

图 1.5

头痛 SNAG

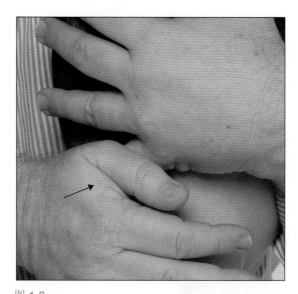

图 1.6

头痛 SNAG 特写

- 患者坐在椅子上，背靠椅背，头部 / 颈部置于中立位。
- 治疗师站在患者的前侧面。
- 治疗师将患者的头固定在自己的身体上。
- 治疗师将小指的中节指骨搭在患者 C2 棘突处。
- 治疗师非接触手的大鱼际向前按在小指背侧水平面上，持续用力 10 秒。
- 头痛应该会缓解。
- 见图 1.5 和 1.6。

适应证

头痛或其他症状。

姿势

患者	坐位，背靠直立的椅背。

治疗部位	头部和颈部处于放松中立位。双手放在腿上。
治疗师	治疗师采取跨步站姿，面向患者站立，大腿靠着患者的后背，在椅子的支撑下用骨盆固定住患者的躯干。治疗师可以站在患者的右侧或左侧。
手 / 治疗带 接触点	治疗师把接触手放在患者的头后部，然后将小指的中节指骨搭在其 C2 棘突的后方。 治疗师另一手的大鱼际向接触手的小指施加压力。

应用指导

- 在应用这项技术时，使患者的头部稳定在中立位是非常重要的。不应有头部的运动。
- 力是由治疗师另一手的大鱼际按压接触手的小指产生的。力的方向应该平行于上颈椎的关节面。在这点上，接触手的小指是操作中另一手（动力手）大鱼际的施力点。
- 要使这项技术有效果通常会要求轻柔地发力。
- 施力并保持 10 秒。如果患者头痛明显减轻，再重复此技术 6 ～ 10 次。如果头痛加重，那么应放弃该技术并尝试反向头痛 SNAG。
- 如果在棘突上的小指接触时疼痛，那么可以用一小块海绵橡胶缓和接触压力。另外，与颈部 NAG 一样，应用该技术时使用非常温和的牵引力可以使患者更加舒适或者使症状获得更大的缓解。

备注

- 如果头痛减轻，那么就尝试自助式头痛 SNAG，详见后文讲述的技巧。这应该在所有疼痛减轻前的治疗环节早期就开始尝试，以便患者能够理解如何去实施这项技术，治疗师也能够判断治疗的有效性。这也将提高依从性且有助于协助效率（self-efficacy）。
- 有初步的、低水平的证明，这些技术在与其他治疗方法联合治疗患者的上颈椎症状时是有效的（Lincoln 2000；Richardson 2009）。

注释

sit C2 HA SNAG×10sec

sit C2 HA SNAG×10sec（6）

sit C3 HA SNAG×10sec（6）

替代 / 调整

如果症状只是轻微地减轻，可以试着用同样的方法，但加大力量，或者尝试稍微不同的发力角度（例如，角度从疼痛的一侧到对侧），或者持续更长的时间。该技术也可以应用于 C3 棘突，发力的角度与水平面约成 45° 角，沿着患者眼睛的方向。

自助式头痛 SNAG

技术一览

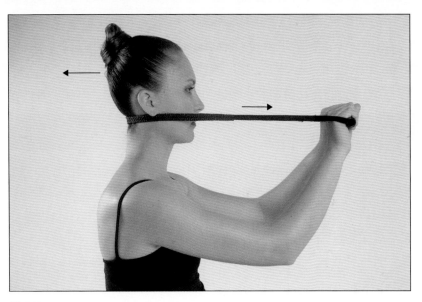

图 1.7

自助式头痛 SNAG

- 患者坐在椅子上，背部支撑，头部 / 颈部处于中立位。
- 将一条颈椎自助式 SNAG 带绕过 C2 棘突后方。
- 患者双手握住治疗带，水平向前拉。
- 患者轻轻地收缩头部对抗固定住的治疗带，维持 10 秒，并按要求重复多次来减轻头痛。
- 见图 1.7。

适应证

头痛或头部其他症状对头痛 SNAG 有阳性反应。

姿势

患者	坐位，背靠直立的椅背。
治疗部位	使头颈部处于中立位放松位。两手握住颈椎自助式 SNAG 带的一边末端，使治疗带水平绕过 C2 棘突的后方——位于枕部下方的第一个隆起。

| 自助式滑动描述 | 双手握紧治疗带，轻轻地水平向前拉紧，带动 C2 椎体向前。 |

应用指导

- 放置好治疗带和固定好 C2 椎体之后，指导患者非常轻柔地回缩头部和上颈段。
- 收缩的力量维持 10 秒。
- 这个练习可以重复，直到头痛消失，或者可以预先使用，以防止头痛复发。

备注

- 确保患者由头颈部的中立位开始。患者了解到 C2 棘突是枕部下方第一个"骨隆起"，因此他们知道该在哪里放置治疗带或毛巾边。确保患者在收缩时没有使用过大的力量。
- 可以用毛巾边来代替自助式 SNAG 治疗带。

注释

sit C2 self belt HA SNAG×10sec

sit C2 self towel HA SNAG×10sec（6）

替代 / 调整

有时候患者用力时间超过 10 秒来维持力量，以减轻头痛。

反向头痛 SNAG

技术一览

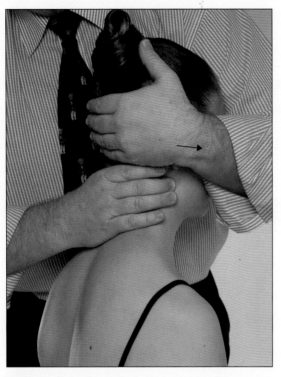

图 1.8
反向头痛 SNAG

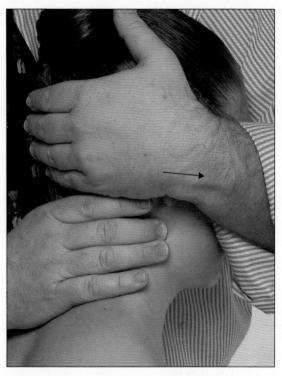

图 1.9
反向头痛 SNAG 特写

- 患者坐在椅子上，背部支撑，头颈部处于中立位。
- 治疗师站立，侧对患者。
- 治疗师用拇指和中指在 C2 横突前方固定住 C2 椎体，以稳定患者的颈部。
- 治疗师用另一手环绕并托住患者的后枕部。
- 治疗师慢慢地将患者头部水平向前拉，并维持力量 10 秒。
- 见图 1.8 和 1.9。

适应证

在应用技巧时出现头痛或其他症状。通常会先尝试头痛 SNAG，如果不成功再测试反向头痛 SNAG。

姿势	
患者	坐位，背靠直立的椅背。
治疗部位	头颈部处于中立放松的位置。双手放在腿上。
治疗师	治疗师面向患者站立，大腿靠着患者的后背，用下腹部和骨盆固定住患者的躯干。治疗师可以站在患者的右侧或左侧。
手接触点	治疗师将一手放在患者枕部，手指在枕部展开。 另一手的拇指和中指，用蚓状肌握法握住 C2 横突的外侧，如果患者的颈部很大或很小，则可以双侧同时握住 C2 横突的前面。

应用指导

- 应用这项技术时，固定住患者的颈部是很重要的。不应该有躯干或下颈段的活动。
- 滑移的力量应该在水平方向上，以使头部能在颈部上平移，而不是颈部的伸展。
- 需要缓慢柔和的力量。
- 维持作用力 10 秒。如果患者的头痛显著减轻，则该技巧可以重复 6 ～ 10 次。

备注

- 如果症状减轻，则可以尝试一次自助式反向头痛 SNAG（见本章的技术）。在所有疼痛减轻之前，应尽早尝试治疗，这样患者就能了解如何应用这项技术，并获得效果。
- 在罕见的情况下，患者有上颈段不稳，可能是横韧带损伤或缺失，那么这项技术是有激惹性的，会使脊髓受到挤压，因此这时禁忌使用。

注释

sit rev HA SNAG×10sec

sit rev HA SNAG×10sec（6）

替代 / 调整

　　如果症状只是轻微地减轻，那么试着用同样的方法，加大一点滑移的力量，稍微改变角度发力和（或）增加持续时间。增加最小的轴向牵引力也可能提高疗效，如果患者对反向头痛 SNAG 反应很好，那么自助式拳头牵引疗法可能作为一种家庭方案技巧（见第 3 章中的自助式拳头牵引技术）。

自助式反向头痛 SNAG

技术一览

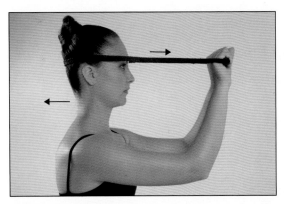

图 1.10

自助式反向头痛 SNAG

- 患者坐在椅子上，背部支撑，头颈部处于中立位。
- 将颈椎自助式 SNAG 治疗带放置在枕部的后面。
- 患者双手握住治疗带缓慢地水平向前牵拉。
- 患者轻轻地收缩颈部，维持 10 秒，并按要求重复多次来缓解头痛。
- 见图 1.10。

适应证

头痛或头部其他症状对反向头痛 SNAG 有阳性反应。

姿势

患者	坐位，背靠直立的椅背。
治疗部位	头颈部处于中立放松位。双手握住自助式 SNAG 治疗带的末端，保持治疗带水平。
自助式滑动描述	患者用颈椎自助式 SNAG 带固定住枕部，然后慢慢地水平向前牵拉。

应用指导

- 放好治疗带，固定住枕部，指导患者如何收缩颈部，实际上是头部在颈部上的前伸。
- 维持力量 10 秒。
- 可以重复这个练习，直到头痛消失可预先使用，防止头痛复发。

备注

- 确保患者由头颈部的中立位开始。确保患者在回缩颈部时没有使用过大的力量。
- 可以用毛巾代替自助式 SNAG 治疗带。

注释

sit self belt rev HA SNAG ×10sec

sit self towel rev HA SNAG×10sec（6）

替代 / 调整

有时候患者可能需要用超过 10 秒的时间来维持力量，以减轻头痛。

上颈段牵引

技术一览

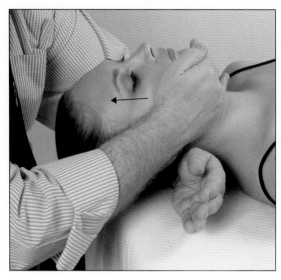

图 1.11
上颈段牵引

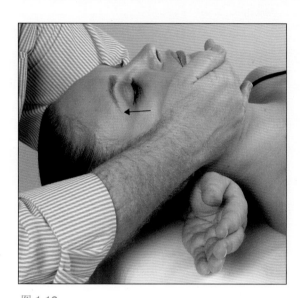

图 1.12
上颈段牵引特写

- 患者仰卧，使头颈部处于中立位。
- 治疗师坐在椅子边缘，面向患者的头部。
- 治疗师前臂掌面朝上放在患者颈部下方。
- 治疗师用另一手在患者下颌下进行固定。
- 治疗师接触手的前臂做旋前动作抵抗患者枕部，维持力量至少 10 秒，根据需要可重复。
- 头痛应该减轻。
- 见图 1.11 和 1.12。

适应证

头痛、颈部疼痛或其他症状。通常，如果对头痛 SNAG 或反向头痛 SNAG 有不良反应时就可以使用此技巧。

姿势	
患者	仰卧在治疗床上。
治疗部位	身体处于中立位放松的位置，头部处于中立位，同时颈部稍微后伸。双手放在体侧。
治疗师	治疗师坐在患者的头旁，面向其双脚，治疗师前臂掌面向上并放在患者上颈椎的下面。
手 / 治疗带接触点	治疗师将前臂放在患者上颈椎下方，桡侧靠着患者枕骨下面。治疗师用另一手固定住患者的下颌，防止牵伸过程中颈椎屈曲。

应用指导

- 如果患者有脊柱后凸增加，可以在患者的头部下放置一条小毛巾卷，保持颈部处在轻度后伸的中立位。
- 治疗师通过前臂旋前向患者的枕部施加压力。
- 与此同时，治疗师固定住患者的下颌以防止上颈段屈曲。由此产生的力应该是牵引力，它垂直于颈椎的长轴，因此是上颈段关节间的真正牵引力。
- 维持力量至少 10 秒并观察头痛的症状，如果症状加重则立即停止，如果症状减轻则可以再重复几次。

备注

- 有一些患者，由于神经脑脊膜的敏感性，颈部牵引会引起腰椎不适。在这种情况下，屈曲患者的臀部和双膝将有助于减轻该不适。
- 在其他有腰椎过度前凸疼痛的患者中，臀部和双膝屈曲同时骨盆后倾将再次缓解不适。
- 如果在接触过程中棘突有不适，治疗师使用前臂稍微厚一点的部位可能减轻不适，这样前臂肌肉就会形成一个柔软的接触点。

注释

sup ly upper Cx Fra Tr×10sec

sup ly upper Cx Fra Tr×10sec（6）

替代 / 调整

如果症状只是轻度减轻，那么试着用同样的方法，增加力量，或者延长一点时间。

自助式上颈段牵引

技术一览

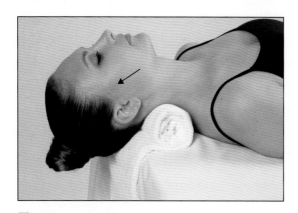

图 1.13

自助式上颈段牵引

- 患者仰卧，头颈部处于中立位。
- 将一条毛巾卷放在患者上颈段下面。
- 患者自己调整，使头部刚好没有支撑在床上。头部的重量会通过毛巾卷的支点产生牵引力。
- 保持这个姿势 30 秒或更久，并按需要重复。
- 见图 1.13。

适应证

头痛、上颈痛或其他头痛症状对上颈段牵引有阳性反应者。

姿势

患者	仰卧在稳固硬质床上。
治疗部位	头部处于放松的中立位，上颈段处于轻度后伸的中立位。患者把一条小毛巾卷（直径大约 5cm）放在上颈椎下面，紧邻枕部下方。头必须放平，这样枕部刚好能通过桌子的末端。
自助式滑动描述	患者放松头颈部的肌肉。依靠毛巾与 C2 棘突的接触点，通过上颈段稍微下坠后伸的方式，头部的重量会产生一个轻微的牵引力。

应用指导

• 枕部下方毛巾卷的接触点对牵引的有效性至关重要。

• 毛巾卷必须放在床边缘，作为头部重量的轴心来产生牵引力。

• 患者维持最初 30 秒的牵引力。如果头痛减轻，那么牵引周期可以延长到 5 分钟甚至更长时间以维持持续的缓解。

备注

确保患者没有使颈部下坠而过度牵伸。

注释

sup ly upper Cx self towel roll Tr×30sec

sup ly upper Cx self towel roll Tr×5min

替代 / 调整

可以指导患者的伴侣或其他家庭成员来进行牵引。这可能比家庭练习容易得多。

临床推理精要

确定患者头痛的原因可能对医师的诊断具有挑战性。本章所述的技巧可能对临床医师的论证过程有帮助，因为它们可以用来快速确定头痛症状是来自颈椎还是其他原因。正如骨科物理治疗师国际联合会（International Federation of Orthopaedic Manipulative Physical Therapists, IFOMPT）所倡导的那样，如果基于临床论证的框架，这些技巧很容易应用而且安全（Rushton et al., 2012）。关键的原则是，如果可以对上颈段施加不同方向的轻微力量改善头痛，那么头痛很有可能是颈源性的，临床经验和科学证据都表明针对颈椎治疗的手法治疗技术和家庭练习反应很好。随着医师的不断自我反思，其 CGH 病诊断的准确性和治疗有效性也将有所提高。

证据等级

1B 级：1 例随机对照试验，1 例报告。

（郭杼桐　译）

参考文献

Bogduk, N., Govind, J., 2009. Cervicogenic headache: an assessment of the evidence on clinical diagnosis, invasive tests, and treatment. Lancet Neurol. 8 (10), 959–968.

Budelmann, K., von Piekartz, H., Hall, T., 2013. Is there a difference in head posture and cervical spine movement in children with and without pediatric headache? Eur. J. Pediatr. 172, 1349–1356.

Budelmann, K., von Piekartz, H., Hall, T., 2014. A normative study of cervical range of motion measures including the flexion-rotation test in asymptomatic children: side-to-side variability and pain provocation. J. Man. Manipulative Ther. doi:10.1179/2042618612Y.0000000026.

Classification Committee of the International Headache Society, 2004. The international classification of headache disorders (2nd ed). Cephalalgia 24 (Suppl. 1), 9–160.

Dodick, D.W., 2010. Pearls: Headache. Semin. Neurol. 30 (1), 74–81.

Hall, T., 2011. Cervicogenic headache: More than just a pain in the neck? Physioscience 7, 1–8.

Hall, T., Briffa, K., Hopper, D., 2010. The influence of lower cervical joint pain on range of motion and interpretation of the flexion-rotation test. J. Man. Manipulative Ther. 18 (3), 126–131.

Hall, T., Robinson, K., 2004. The flexion-rotation test and active cervical mobility — A comparative measurement study in cervicogenic headache. Man. Ther. 9 (4), 197–202.

Hall, T., Chan, H.T., Christensen, L., Odenthal, B., Wells, C., Robinson, K., 2007. Efficacy of a C1-C2 self-sustained natural apophyseal glide (SNAG) in the management of cervicogenic headache. J. Orthop. Sports Phys. Ther. 37 (3), 100–107.

Hall, T.M., Briffa, K., Hopper, D., Robinson, K., 2010a. Comparative analysis and diagnostic accuracy of the cervical flexion-rotation test. J. Headache Pain 11 (5), 391–397.

Hall, T.M., Briffa, K., Hopper, D., Robinson, K.W., 2010b. The relationship between cervicogenic headache and impairment determined by the flexion-rotation test. J. Manipulative Physiol. Ther. 33 (9), 666–671.

Lincoln, J., 2000. Clinical instability of the upper cervical spine. Man. Ther. 5 (1), 41–46.

Ogince, M., Hall, T., Robinson, K., Blackmore, A.M., 2007. The diagnostic validity of the cervical flexion-rotation test in C1/2-related cervicogenic headache. Man. Ther. 12 (3), 256–262.

Richardson, C., 2009. Treatment of cervicogenic headache using Mulligan SNAGs and postural re-education: A case report. Orthop. Pract. 21 (1), 33–38.

Rushton, A., Rivett, D., Carlesso, L., Flynn, T., Hing, W., Kerry, R., 2012. IFOMPT international framework for examination of the cervical region for potential of cervical arterial dysfunction prior to orthopaedic manual therapy intervention. In: International Federation of Orthopaedic Manipulative Physical Therapists. From: <http://www.ifompt.com/site/ifompt/files/pdf/Standards%20Committee/Standards%20Committee%20Documents//IFOMPT%20Examination%20cervical%20spine%20doc%20September%202012%20definitive.pdf> (retrieved 5 August, 2013).

Smith, K., Hall, T., Robinson, K., 2007. The influence of age, gender and lifestyle factors and sub-clinical neck pain on cervical range of motion. Man. Ther. 13, 552–559.

Takasaki, H., Hall, T., Oshiro, S., Kaneko, S., Ikemoto, Y., Jull, G., 2010. Normal kinematics of the upper cervical spine during the flexion-rotation test — In vivo measurements using magnetic resonance imaging. Man. Ther. 16 (2), 167–171.

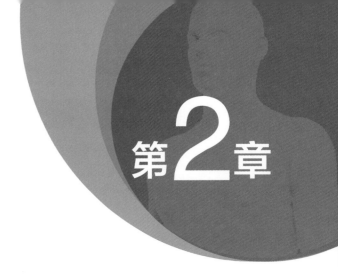

颈源性眩晕

颈源性眩晕的治疗技术

2

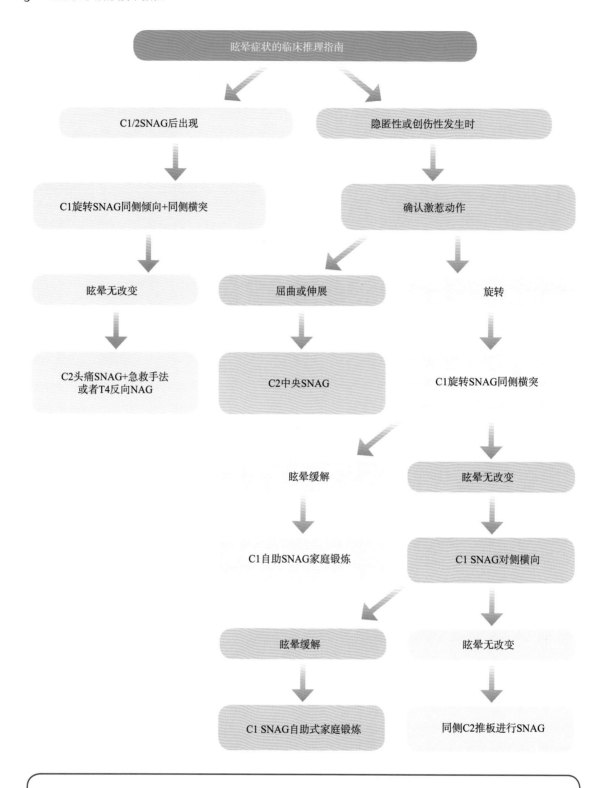

眩晕症状的临床推理指南

C1/2SNAG后出现

隐匿性或创伤性发生时

C1旋转SNAG同侧倾向+同侧横突

确认激惹动作

眩晕无改变

屈曲或伸展

旋转

C2头痛SNAG+急救手法
或者T4反向NAG

C2中央SNAG

C1旋转SNAG同侧横突

眩晕缓解

眩晕无改变

C1自助SNAG家庭锻炼

C1 SNAG对侧横向

眩晕缓解

眩晕无改变

C1 SNAG自助式家庭锻炼

同侧C2推板进行SNAG

注意：如果没有改善则必须重新考虑颈源性眩晕的诊断。

眩晕症状的临床推理指南

引言

颈源性眩晕（cervicogenic dizziness，CGD）的特征性表现为不平衡或者不稳定，通常与颈部疼痛、紧张或头痛相关（Wrisley，Sparto，Whitney & Furman，2000）。

关于非特异性定向改变的错觉来源，有假说认为源于上颈段机械感受器所产生的异常的周围神经活动，从而在前庭神经核与小脑的层面影响到视觉系统与前庭系统（Gargano，Hing & Cross，2012；Huijbregts & Vidal，2004；Reid & Rivett，2005；Reid，Rivett，Katekar & Callister，2008）。

当在临床中应用颈椎 SNAG 技术时，若观察到这些症状应即刻停止，可以根据临床推理，得出颈椎运动节段可能是异常周围神经活动的来源并因此导致了这些症状。使用 SNAG 即可消除症状。这是基于 Mulligan 的错位假设（Wrisley et al.，2000），该理论认为消除症状的机制是运用徒手技术动态滑动能纠正关节的错位（Gargano et al.，2012）。现有的临床金标准检查并不能对颈源性眩晕确诊。虽然颈源性眩晕仅作为一个排除性诊断，但在那些有外伤史并且主诉有眩晕伴颈痛的患者身上特别常见。

在医师下诊断时，可能面对的导致眩晕的原因从温和到严重，范围很广，这给诊断带来困难（Sloane，Coeytaux，Beck & Dallara，2001）。一次全面细致的问诊与病史采集在制订合适的徒手治疗方案时非常重要，其中病史采集包括健康史记录专项提问、血管疾病危险因素（如高血压）、既往颈椎受伤史及疼痛的分布情况等（Kerry & Taylor，2009）。

在一些个案中，应该使用前庭功能测试与综合的神经学检查来排除前庭功能障碍与神经系统的参与（Wrisley et al.，2000）。本章将详细介绍 SNAG 技术在颈源性眩晕治疗中的应用，具有 2 级证据支持（本章节后可查阅"分级证据"细节）。

应该仔细考虑下列技术的应用顺序，相关详细说明见图 2。治疗师应该根据激惹症状的动作选择技术。一旦确定了技术，就按照建议的顺序进行检查与治疗。假如使用技术后未能改善眩晕症状，那么操作者就需要重新考量颈源性眩晕的临时诊断是否正确了。

针对颈椎旋转性眩晕的 C1 SNAG

技术一览

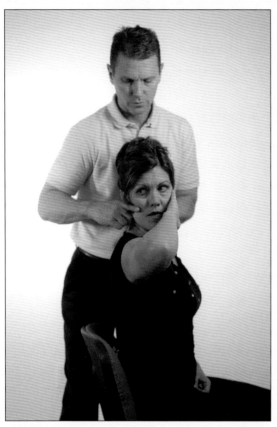

图 2.1
颈源性眩晕：C1 右旋 SNAG 伴随加压

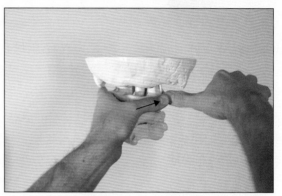

图 2.2
模型演绎 C1 后前向滑动

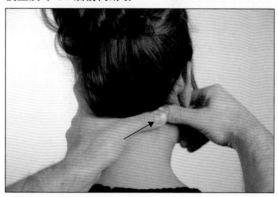

图 2.3
颈源性眩晕：C1 后前向滑动

- 患者坐在椅子上，椅子能稳定支撑。
- 颈部与头部都保持在正中位。
- 在患侧 C1 横突处使用无痛、被动的后前向滑动。
- 在持续滑动的同时，患者主动地向产生眩晕的一侧转头。
- 如果症状消失，患者可以在颧弓处继续加压，以产生更多的滑动。
- 见图 2.1 ～ 2.5。

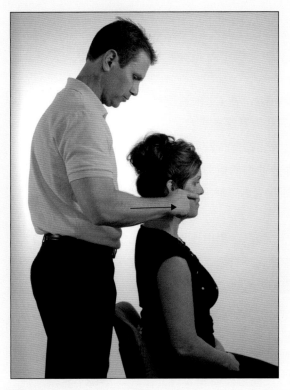

图 2.4
颈源性眩晕：C1 后前向滑动

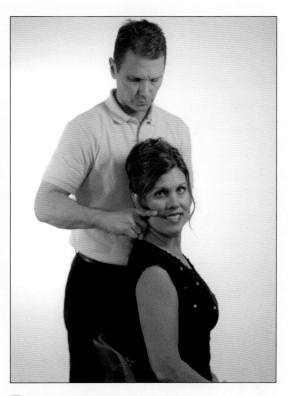

图 2.5
颈源性眩晕：C1 右旋 SNAG 终末端

适应证	
眩晕、轻度头痛、转头时感觉恶心或失衡 。	
姿势	
患者	坐位，座椅能稳定支撑。
治疗部位	头部与颈部保持中立位。
治疗师	站在患者的后方。
手接触点	右手拇指指腹（接触拇指）放在 C1 横突的后方。左手拇指指腹（活动拇指）压在右手拇指的指甲上。

2

应用指导

- 首先在使用滑动技术前确定激惹动作总能引起症状（此例中为颈部旋转）。确认症状来源于颈部的右旋（类似的征象）。
- 利用左拇指（活动的拇指）推动右拇指（接触的拇指），在 C1 的右侧横突上使用后前向滑动。在加入主动活动以前，询问患者的感受，以确保滑动能够缓解症状。
- 后向前滑动持续作用，同时让患者主动地向产生症状的方向转动头部至主动活动的终末端。
- 假如患者的症状没有出现，可以让患者用右手背推他们的颧骨，使用更大的压力促使颈部右旋更多。用手背推动颧骨是为了预防使用过大的压力及颈部的侧弯。
- 询问患者以确认压力增大并没有引起症状。
- 一天最多重复使用 3 次更大压力的滑动（原则是 3 次），避免出现不良反应（请看下文备注）。

备注

- 非常重要的一点是，治疗师需要配合患者头部的旋转来调整体位，以确保维持在 C1 横突上的压力与角度是正确的。
- 即使是合理地使用治疗技术，最多使用 3 次的原则依然适用于上颈段的 SNAG，以预防出现不良反应。不良反应可能包括眩晕、轻度头痛、恶心、视力模糊和（或）出汗。出现不良反应症状后，治疗师有几种解决方式，请参考救护策略技术。

注释

sit R C1 SNAG Rot R+OP×3

sit L C1 SNAG Rot R+OP×3

sit R C2 SNAG Rot R+OP×3

替代／调整

　　假如患者处于头部过度前倾体位，让患者在座椅上向前滑动髋部，以减少枕骨下的伸展，允许进行有效的 C1 滑动。

　　假如在有症状的同侧使用 C1 的 SNAG 无效，那么可以尝试在对侧的 C1 横突使用同样的技术。假如依然无效，那么最后的选择是在同侧的 C2 椎板处使用同样的技术。治疗师按以上步骤，持续地密切监控以确保患者症状消失。

针对颈椎旋转性眩晕的自助式 C1 SNAG

技术一览

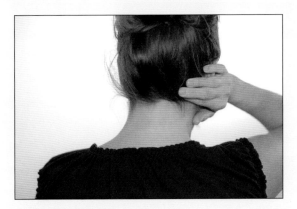

图 2.6A

自助式 C1 后向前滑动后面观

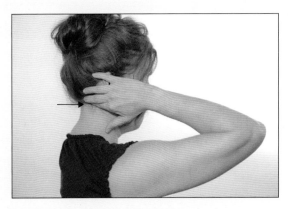

图 2.6B

自助式 C1 后向前滑动侧面观

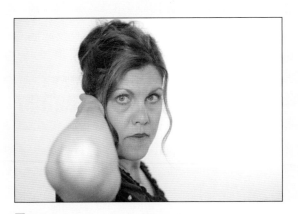

图 2.7

自助式右旋 C1 SNAG

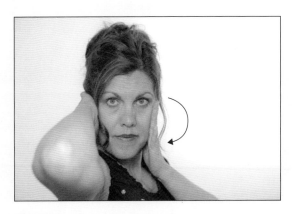

图 2.8

自助式 C1 SNAG 伴随加压

- 患者坐在支撑稳固的座椅上。
- 颈椎和头部都处于中立位。
- 患者用示指或中指接触有症状一侧的 C1 横突后方。
- 患者用手指持续推动颈椎向前滑动，同时主动把头转向之前会产生眩晕的方向。
- 假如症状缓解，患者用另一手加压，让颈椎旋转产生更大的滑动。
- 见图 2.6 ～ 2.8。

2

适应证	

感觉眩晕，轻度头痛，转头时感觉到恶心或失衡。

姿势	
患者	坐位，座椅能稳定支撑。
治疗部位	头部与颈部保持中立位。
手接触点	患者用右侧示指或中指指腹接触右侧 C1 横突后外侧（患侧）。

应用指导	

- 患者用右手轻柔地向前推动 C1 横突，进行后前向滑动。在患者主动向右侧转头（症状侧）的时候持续保持滑动。如产生症状，则停止动作。在确保主动旋转不产生症状的情况下，根据情况调整角度与幅度。
- 患者随后通过对对侧颧弓施压，在终末端使用更大压力。患者必须保持躯干的稳定，同时确保旋转是发生在颈椎部分而不是躯干的旋转代偿。
- 最多加压 3 次后，对症状进行再评估。当患者开始习惯这个训练后，重复次数可以增加至 6 ～ 10 次。这个过程每天重复 3 ～ 5 次，直到所有症状都消失即可以停止使用 SNAG。

备注	

协助患者寻找 C1 横突的办法：展示如何用示指触诊乳突，随后逐渐地向内侧与下方移动。

注释	

 sit R C1 self SNAG Rot R×3

sit R C1 self SNAG Rot R+OP×3

sit L C1 self SNAG Rot R+OP×3

针对颈椎伸展性眩晕的 C2 SNAG

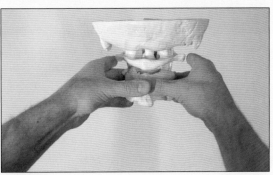

图 2.9

颈源性眩晕：模型演绎 C2 后前向滑动

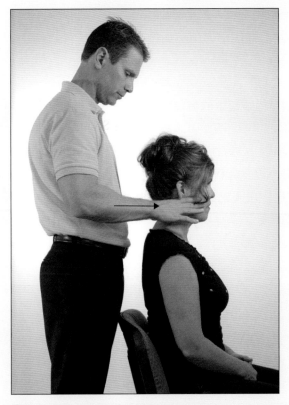

图 2.10

颈源性眩晕：C2 后前向滑动起始位置

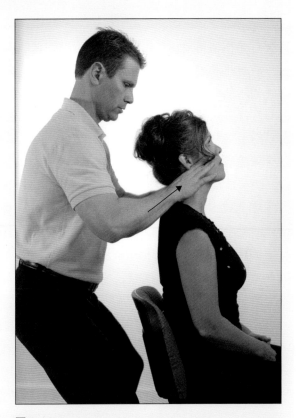

图 2.11

颈源性眩晕：坐位 C2 后伸 SNAG

- 患者坐在椅子上，座椅能稳定支撑。
- 颈部与头部保持在正中位。
- 在水平面上，运用无痛的后前向滑动作用于 C2 棘突。
- 在滑动持续时，患者向之前产生眩晕症状的一侧主动地后伸颈部。
- 见图 2.9 ～ 2.11。

适应证

在颈部后伸时出现眩晕、轻微头痛、恶心（或）失衡的感觉。

姿势	

患者	坐位，座椅能稳定支撑。
治疗部位	头部与颈部保持中立位。
治疗师	站在患者后方。
手接触点	拇指指腹放置在 C2 棘突上，两拇指叠放。示指与颧弓接触。其余手指避免接触面部或颈部。

应用指导

- 首先在使用滑动技术前确定激惹动作总能引起症状（此例中为颈部后伸）。在 C2 棘突上应用后前向滑动。
- 当后前向滑动维持时，嘱患者后伸颈椎。
- 在患者后伸颈椎的过程中，治疗师必须确保 C2 棘突持续稳定的后前向的压力。这需要治疗师的手腕伸展与颈椎伸展活动。
- 嘱患者后伸颈椎至活动终末端，以确保没有症状出现。假如症状出现，则停止活动，并需要调整滑动的幅度和（或）角度。再次尝试活动，直至没有症状或症状未改变。
- 这个技术的加压完全由头部越过垂直位的重力实现，用来辅助活动。在某些个案中，下颈段的受限限制了上颈椎的活动度，消除了重力带来的益处。在这些个案中，患者可以在下颌下施加轻柔的压力，以达到加压效果。
- 最多可重复进行 3 次。

备注

- 对症状源自颈椎者，有可能在使用 C2 SNAG 后症状马上消失。
- 假如症状源自其他部位，那么有可能在使用松动术和（或）后伸活动后会加重，这时候应立即停止治疗。如果使用 SNAG 3 次后症状并没有消失，则 SNAG 就不适用。

注释

sit C2 SNAG E×3

st C2 SNAG E×3

st bilat Sh El C2 SNAG E×3

替代 / 调整

假如类似的症状发生在站立位或手臂过头位，则 SNGA 技术在这样的体位下更容易应用（图 2.12～2.14）。

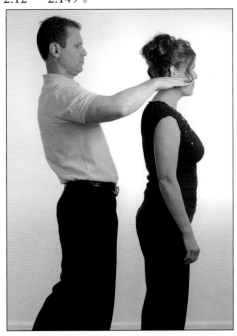

图 2.12
颈源性眩晕：C2 后前向滑动（站立）起始位置

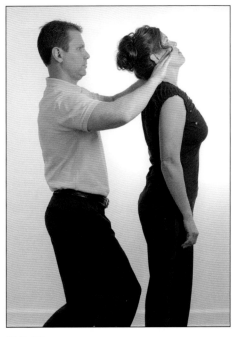

图 2.13
颈源性眩晕：C2 后伸 SNAG（站立）结束位置

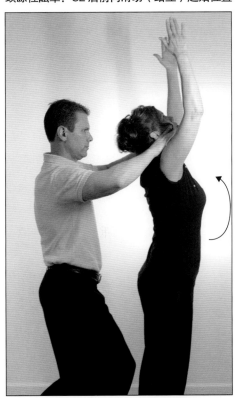

图 2.14
颈源性眩晕：C2 后伸 SNAG 伴手臂上抬

针对颈椎伸展性眩晕的自助式 C2 SNAG

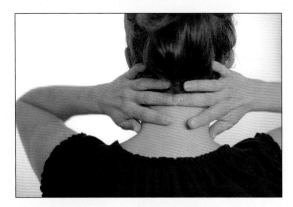

图 2.15A

自助式 C2 后前向滑动起始位置（后面观）

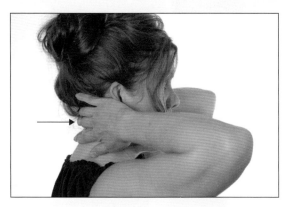

图 2.15B

自助式 C2 后前向滑动技术姿势（侧面观）

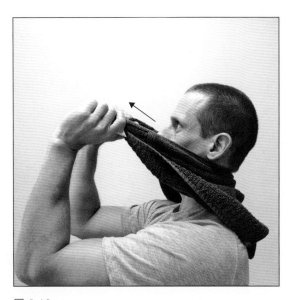

图 2.16

用毛巾进行自助式 C2 后伸 SNAG

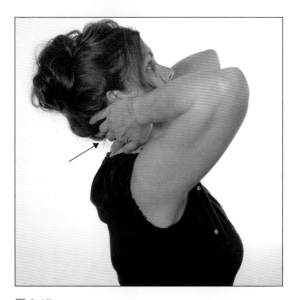

图 2.17

自助式 C2 后伸 SNAG 结束位置

- 患者坐在椅子上，支撑稳固。
- 颈部与头部保持正中位。
- 患者的示指或中指与 C2 棘突的后部接触。
- 患者施加并维持后前向滑动，同时主动后伸颈部。
- 见图 2.15 ～ 2.17。

2

适应证

在颈部后伸时出现眩晕、轻微头痛、恶心和（或）不平衡的感觉。

姿势

患者	端坐在椅子上，支撑稳固。假如症状只出现在站立位，那么患者应该双脚站立，间距与髋同宽，下背部抵在稳固的物体上，如水槽。
治疗部位	头部与颈部保持中立位。
手接触点	嘱患者定位 C2 棘突，通过触诊枕外隆凸并沿着 C1 后弓向下方移动，直至可以触诊到 C2 棘突的突起。患者将一侧中指远节指腹放在 C2 棘突上，用另一侧中指远节指腹固定以加强此技术。

应用指导

- 用中指远节指腹施加后前向的压力，口令引导"用你的指腹推向鼻尖"。
- 在滑动维持时，嘱患者后伸颈部。这个动作必须没有症状，否则停止操作。治疗师应指导患者怎样通过轻微改变滑动方向来使活动无痛。口令引导"用你的手指向着你的左（或者右）鼻侧推"会让患者更容易理解和完成这个细微的变化，或许能够帮助动时无症状出现。
- 当患者第一次尝试这个训练时，最多重复 3 次，随着患者慢慢熟悉训练，可以增加至 6 ～ 10 次。这个过程需要每天重复 3 ～ 5 次，直到不做 C2 SNAG 时所有症状未再现才可以停止。

注释

sit C2 self SNAG E×3
sit C2 self towel SNAG E×3

恶心、轻度头痛或者视觉扰动的 C2 SNAG（救护策略）

2

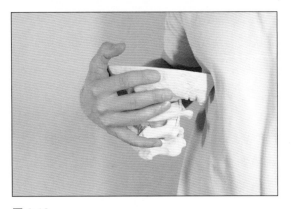

图 2.18

救护策略——解剖模型演绎 C2 处手的放置

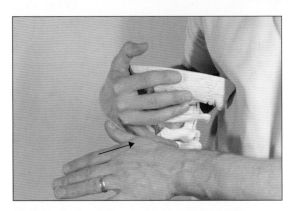

图 2.19

救护策略——解剖模型演绎 C2 后前向滑动

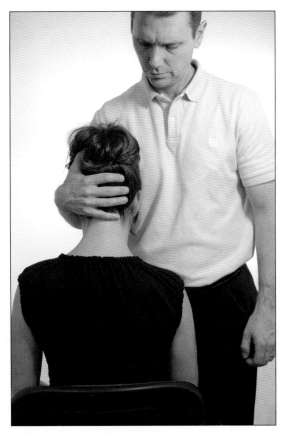

图 2.20

救护策略——C2 处手的放置

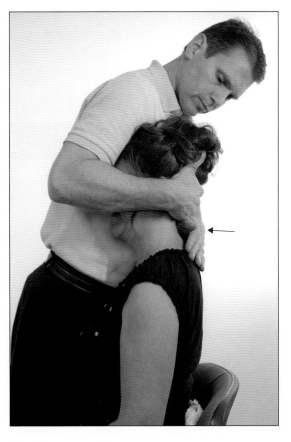

图 2.21

救护策略——C2 后前向滑动

- 患者坐在椅子上，稳固支撑，颈椎与头部处于中立位。
- 治疗师站在患者前方，稳定患者的身体。
- 患者一手托着头，用中指指腹勾住 C2 棘突。
- 用另一手的鱼际实施 C2 后前向滑动。滑动在水平面进行，维持 30 秒，或者配合患者主动后伸颈部。
- 见图 2.18 ～ 2.21。

适应证	
患者主诉在休息或手法治疗后感到有眩晕，轻度头痛、恶心和（或）视觉不平衡。	
姿势	
患者	坐在椅子上，支撑稳固。
治疗部位	头部与颈部处于中立位。
治疗师	面对患者站立，用髋前部支撑患者的肩部前方。右手托住患者的头部，用小指中段抵住棘突。用左手的大鱼际放在右手的小指上。
手接触点	右手托住患者的头，小指中节指骨与颈椎保持接触，左手鱼际放在右手小指中节指骨上。

2

应用指导

- 用左手大鱼际通过小指的中节指骨作为接触点，在 C2 棘突施行后前向滑动。询问患者 C2 后前向滑动时症状是否有所改变。如果症状消失，则维持此滑动位置 30 秒，松手，然后重新评估疼痛。
- 假如持续施行 C2 后前向滑动并不能改变症状，嘱患者缓慢地后伸颈部，直至达到一个可以使症状消失的点。
- 维持这个位置，嘱患者慢慢吸气，然后缓慢而完全地呼气。重复深呼吸 3 次，然后停止，进行 SNAG 再评估。

注释

sit C2 HA SNAG×30sec

sit C2 HA SNAG E+3 breaths

sit C2 HA SNAG visual focus×30sec

sit C2 HA SNAG visual focus+E×30sec

临床推理精要

　　临床经验显示，假如患者在休息或者徒手治疗过程后出现了眩晕、轻度头痛、恶心和（或）视觉不平衡等临床症状，采用深呼吸能够为 C2 后前向 SNAG（救护手法）提供辅助。每 30 秒重复 2 次的中度吸气伴缓慢充分的呼气训练，对患者可能有镇静的作用。当患者对自身的症状感到非常沮丧时，这一点尤其有用，并且可以促进患者进一步积极参与自我管理，并作为临床协作推理的一部分。

替代 / 调整

　　假如患者出现的不良反应是视觉方面的，如视力模糊，那么治疗师应站在患者的后方，就像之前描述 C2 SNAG 处理颈部后伸型眩晕（图 2.11）。患者注视前方某一个物体，同时治疗师施行 C2 后前向滑动。询问患者滑动操作有没有使视力模糊的症状消失（图 2.22）。假如症状消失，维持 30 秒，随后再评估。假如直接施行 C2 后前向滑动并没有使症状缓解，则嘱患者缓慢地后伸颈部，同时持续注视前方物体，直至达到一个能够完全看清楚物体位置为止。在这个位置维持 30 秒，随后再评估（图 2.23）。

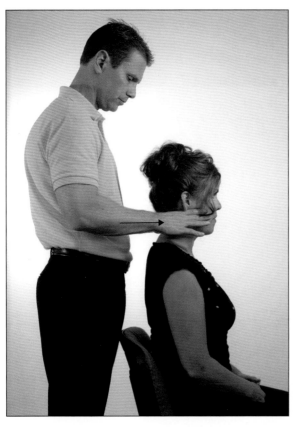

图 2.22
替代救护策略——C2 后前向滑动不伴随注视

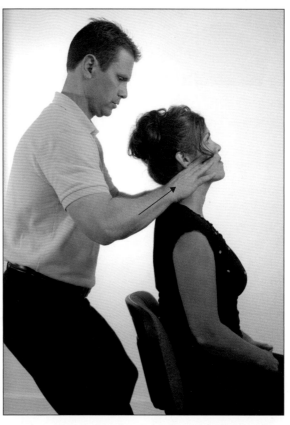

图 2.23
替代救护策略——C2 后伸 SNAG 不伴随注视

救护策略之自助式 C2 SNAG

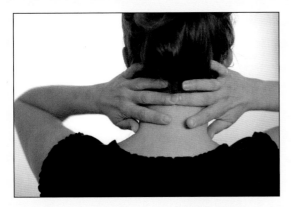

图 2.24
救护策略——自助式 C2 后前向滑动（后面观）

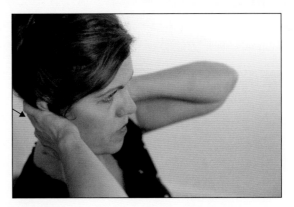

图 2.25
救护策略——自助式 C2 后前向滑动（侧面观）

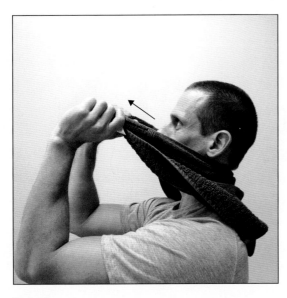

图 2.26
救护策略——利用毛巾进行自助式 C2 后伸 SNAG

- 患者坐在有良好支撑的座椅上，颈部与头部保持在中立位。
- 患者把示指或中指放在 C2 棘突上。
- 患者施行 30 秒水平向持续的滑动，也可以轻柔缓慢地后伸颈部。
- 见图 2.24 ～ 2.26 。

适应证

患者在休息或者进行颈椎的运动、牵引或者活动后，感觉眩晕、轻度头痛、恶心或者视觉障碍的症状加重。

姿势

患者	坐在椅子上，支撑稳固。
治疗部位	头部与颈部保持在中立位。
手接触点	嘱患者定位 C2 棘突，通过触诊枕外隆凸并沿着 C1 后弓向下方移动，直至他们可以触诊到 C2 棘突的突起。患者把中指远节指腹放在 C2 棘突上，另一侧中指远节指腹叠放加强此技术。

应用指导

- 嘱患者用中指远节指腹施行恒定持续的后前向压力，口令为"把指腹向鼻尖方向推"。假如在这个姿势下症状消失，维持 30 秒，随后松手再评估。
- 假如直接施行 C2 后前向滑动未能改善症状，嘱患者缓慢地后伸颈部直至某个症状消失。在这个姿势下维持滑动，不再移动。

注释

sit C2 self HA SNAG×30sec

sit C2 self HA SNAG E+3 breaths

sit C2 self towel HA SNAG visual focus×30sec

sit C2 self towel HA SNAG visual focus+E×30sec

2

临床推理精要

　　操作者应该时刻记住，使患者产生诸如眩晕症状的临床原因，可能是由不止一个结构或者软组织造成的。当患者同时伴有原有的前庭功能障碍和失衡（上颈段以外的功能障碍），快速的头颈部活动也可以产生眩晕、轻度头痛、恶心或视觉模糊等不适症状。这种患者往往需要进行快速的颈椎多平面活动的前庭－眼反射再学习训练（vestibulo-ocular reflex, VOR）（Schubert & Minor, 2004）。因此，前庭眼反射训练所造成的不适症状与患者最初找医生处理的症状往往一样。因为这些不适症状，一些患者可能不做前庭眼反射的训练，但当前庭功能紊乱或者不平衡仍存在时，不训练可能会使治疗效果大打折扣。教会患者一种可以自己快速管理由颈部引起的不适症状的技术，有可能增加他们进行前庭眼反射训练的依从性，从而提高治疗的效果。

证据等级

　　Reidd 团队在 2008 年进行的随机临床试验（randomised clinical trial, RCT）表明，4 组的颈部 SNAG 治疗比使用偏振激光安慰剂组更能有效地在 12 周内缓解眩晕的症状。报道称，SNAG 组对比安慰剂组，平均疗效显著，而安慰剂组的疗效甚微（可感受到的疗效：1= 没有，2= 微小，3= 一些，4= 很多，5= 很强）。这篇 RCT 获得证据评分 CEBM 水平 2 级证据支持（Howick et al., 2009）。也就是说，颈部 SNAG 可以在临床上应用，因为它已经被证明有超过 12 周的疗效。这个发现需要更多类似的临床研究支持。

（黄杰斌　译）

参考文献

Gargano, F., Hing, W., Cross, C., 2012. Vestibular influence on cranio-cervical pain: a case report. N. Z. J. Physiother. 40 (2), 51–58.

Howick, J., Chalmers, I., Glasziou, P., Greenhalgh, T., Heneghan, C., Liberati, A., et al., 2009. The Oxford Levels of Evidence 2. In: Oxford Centre for Evidence-Based Medicine. From: <http://www.cebm.ne> (retrieved February 26, 2013).

Huijbregts, P., Vidal, P., 2004. Dizziness in orthopaedic physical therapy practice: classification and pathophysiology. J. Man. Manipulative Ther. 12 (4), 199–214.

Kerry, R., Taylor, A.J., 2009. Cervical arterial dysfunction: knowledge and reasoning for manual physical therapists. J. Orthop. Sports Phys. Ther. 39 (5), 378–387.

Reid, S.A., Rivett, D.A., 2005. Manual therapy treatment of cervicogenic dizziness: a systematic review. Man. Ther. 10 (1), 4–13.

Reid, S.A., Rivett, D.A., Katekar, M.G., Callister, R., 2008. Sustained natural apophyseal glides (SNAGs) are an effective treatment for cervicogenic dizziness. Man. Ther. 13 (4), 357–366.

Schubert, M.C., Minor, L.B., 2004. Vestibulo-ocular physiology underlying vestibular hypofunction. Phys. Ther. 84 (4), 373–385.

Sloane, P.D., Coeytaux, R.R., Beck, R.S., Dallara, J., 2001. Dizziness: state of the science. Ann. Intern. Med. 134, 823–832.

Wrisley, D., Sparto, P., Whitney, S.L., Furman, J.M., 2000. Cervicogenic dizziness: a review of diagnosis and treatment. J. Orthop. Sports Phys. Ther. 30 (12), 755–766.

颈　椎

颈椎的治疗技术

引言

3

在脊柱应用 MWM 被称为 SNAG，包括特定运动节段的被动附属滑动与主动活动。要对哪个节段使用 SNAG 取决于对患者的问诊与物理检查结果。滑动的施力方向与每个颈椎节段的关节突关节平行，滑动的级别取决于患者主动活动的反馈。假如患者反馈效果不好，有可能意味着需要细微调整滑动的方向或增加施力，但要保证技术操作过程中没有疼痛（记住所用力量只需要达到有症状改变即可）。

关于 SNAG 技术的应用，是选择棘突中央施力还是关节突单侧椎板施力，取决于在评估节段的反复临床推理步骤。这里给出两个例子，但不是否定其他的临床思维过程。如果临床医师假设活动受限源于双侧小关节面活动受限，就可以尝试在假定节段的棘突上采用中央型 SNAG。Brian Mulligan 建议最初先在有症状或者疼痛的一侧运用。假如在特定的节段向右转会产生右侧疼痛，那么在右侧使用单侧的 SNAG，并且患者向右活动，前提是在使用被动滑动与患者活动的过程中应该全程无痛。

在所有的 MWM 当中，可能都需要对滑动方向与角度进行微调，以确保滑动与活动过程中无痛。在施行 SNAG 过程中主动活动度立即得到改善，嘱患者辅助向受限的方向加压。同时保证活动依然是无痛的。在重复几次无痛的 SNAG 后，在原位再评估活动受限的情况。也可以尽早在治疗过程中教会患者自主 SNAG，一般可以自我管理。

单纯想改善无痛的主动活动度即可应用颈椎的 SNAG。其中一个经典的临床表现可能是下颈段强直的患者在向某一个方向活动时出现疼痛。然而，有些患者会出现复杂的活动限。例如，患者有可能描述颈椎在旋转伸展活动终末端时会出现疼痛，并且在挥高尔夫球杆时出现。SNAG 技术对该患者是否有效，可能只能在旋转与后伸的合并动作中应用 SNAG 技术时才可以确定。

3

颈椎 SNAG

针对颈椎屈曲受限的 C3 ~ C7 SNAG

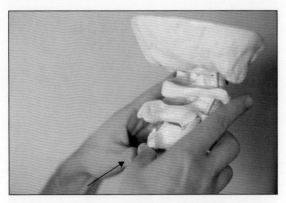

图 3.1A

颈椎 C3 水平，脊柱中央手指放置（侧面观）

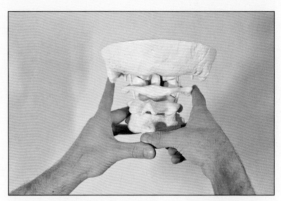

图 3.1B

颈椎 C3 水平，脊柱中央手指放置（后面观）

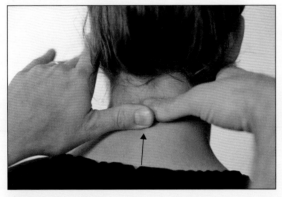

图 3.2

手指接触（近观）

- 患者坐在能良好支撑的椅子上。
- 颈部与头部维持在中立位。
- 在棘突 / 关节突 / 椎板上施行无痛被动后前向（posterior or anterior，PA）滑动，方向与小关节平行。
- 在滑动维持的过程中患者向之前产生症状的方向主动活动颈部。
- 假如症状消失，患者可以向活动受限的方向加压。
- 发生临床相关疼痛与活动的变化时，指导患者自助式 SNAG。
- 见图 3.1 ~ 3.4。

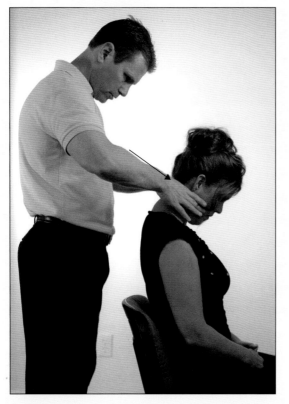

图 3.3
颈椎屈曲姿势（侧面观）

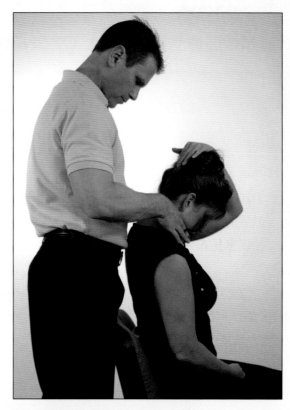

图 3.4
中颈椎屈曲伴随加压

适应证	

由于疼痛或者僵硬失去颈椎屈曲的主动活动度。

姿势	
患者	坐位，稳定坐在椅子上。
治疗部位	应该将颈椎的位置维持在允许对相关颈椎节段进行有效的关节松动术的位置。
治疗师	站在患者的后方。
手接触点	治疗师将右手拇指内侧缘（接触拇指）放在患者棘突的后方。左手拇指指腹（施力拇指）垂直叠放在右手拇指的指甲上（在小关节平面）。

应用指导

- 首先确认症状始终由颈椎屈曲引发（类似的标志）。
- 在 C3～C7 之间的任意运动节段之间，用左手拇指（施力拇指）通过右手拇指（接触拇指）施行被动的后前向滑动，方向沿着小关节平面。
- 在让患者做主动滑动以前，与患者确认被动滑动能清除症状。
- 维持后前向滑动，并让患者主动地向有症状的方向活动颈部直至终末端。
- 如果患者的症状已消失，再次检查颈椎屈曲的主动活动度。重复 3～6 次以后再检查颈椎屈曲的活动度。对于更严重和易激惹的疾病，在第一次治疗过程中最多使用 3 次颈椎的 SNAG。在随后的治疗过程中，假如主动屈曲发生了有临床意义的改善，则可以增加 3～5 组治疗，每组治疗重复 6～10 次。

备注

很重要的是，由于小关节面的角度会随着屈曲而减小，因此治疗师需要调整滑动的角度。治疗师在活动中选择的关节松动术的滑动方向需要与小关节面始终保持平行。

注释

sit C3 SNAG F ×3

sit C3 SNAG F+OP × 6（2）

替代／调整

如果患者使用颈椎屈曲的 SNAG 有改善，则加入用拳头牵引进行自助式关节松动。这可以在条件合适时（如不易激惹）加入，或者根据治疗师的临床计划中所列指征决定。

针对颈椎旋转受限的 C3 ~ C7 SNAG

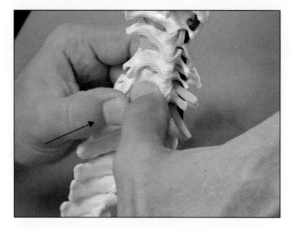

图 3.5

中颈段单侧 SNAG 的手指放置

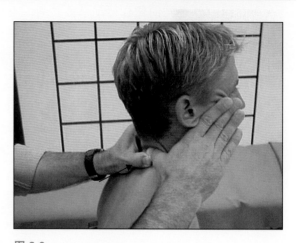

图 3.6

单侧 SNAG 的手指放置

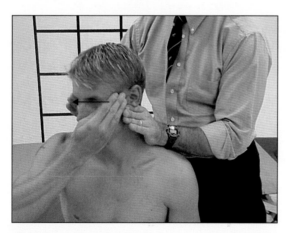

图 3.7

颈椎 SNAG 伴随加压

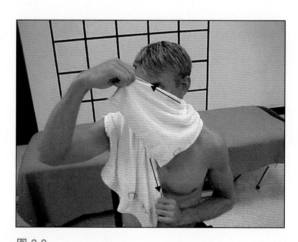

图 3.8

用毛巾进行颈椎自助式 SNAG

- 患者坐在支撑良好的椅子上。
- 颈部与头部保持在中立位。
- 在棘突上 / 关节突 / 椎板上施行无痛的后前向滑动，方向与小关节面平行。
- 在维持滑动时，让患者向之前产生症状的方向主动滑动颈部（此例中为旋转）。
- 如果症状消失，患者可以向活动受限的方向施加压力。
- 当疼痛与活动发生临床相关的变化时，指导患者进行自助式 SNAG。
- 见图 3.5 ~ 3.8。

3

适应证

由于疼痛或僵硬导致颈椎的主动旋转受限。

姿势

患者	端坐位，稳定坐在椅子上。
治疗部位	应该将颈椎的位置维持在允许对相关颈椎节段进行有效的关节松动术的中立位。患者看向前方。
手接触点	将右手拇指的内侧缘（接触点）放在需要进行松动的椎体下方的关节突／椎板后方（指甲位于关节面的方向上）。治疗师通常需要提起松弛的软组织以接触到需要松动的椎体。左手拇指指腹（施力拇指）垂直叠放在右手拇指远节上（在小关节面）。

应用指导

• 首先确认症状始终由颈椎旋转引发（类似标志）。

• 在关节突／椎板上用左手拇指（施力拇指）压住右手拇指（接触拇指）施行被动的后前向滑动，方向沿着小关节面进行。如果有必要，将滑动可以感知到的小关节的可活动范围作为终末端，但最初处理的力量通常需要轻柔些。在加入主动旋转以前，先维持滑动并询问患者以确认在滑动的作用下症状已经消失。

• 维持后前向滑动，让患者主动地向有症状的一侧旋转颈部至终末端，并确认没有症状。

• 如果患者的症状消失，可以让患者使用右手抵住脸部，加压至选择活动的终末端。询问患者以确认加压不会激惹症状。

• 通常在重复 3 ～ 6 次后，对颈椎旋转的主动活动度进行再评估。对于更严重和易激惹的疾病，在第一次治疗过程中最多使用 3 次颈椎 SNAG。在随后的治疗过程中，假如主动旋转产生了有临床意义的改善，则可以增加 3 ～ 5 组治疗，每组治疗重复 6 ～ 10 次。

3

备注

- 非常重要的是，在主动旋转时，治疗师需要维持滑动的角度。治疗师在动态关节松动术过程中，保持滑动方向始终与小关节面平行。在主动旋转的过程中，必须全程维持滑动，直到患者回归到中立位或起始位。假如颈椎旋转的 SNAG 被证明有效且症状不易激惹，或根据治疗师的临床决策或治疗计划而定，通常应该在治疗的第 1 天就教给患者旋转的自助松动。

注释

sit R C5 SNAG Rot R×3

sit R C5 SNAG Rot R+OP×6

sit L C5 SNAG Rot R×6

sit C5 self towel SNAG Rot R×6

替代 / 调整

通常单侧的 SNAG 应用在疼痛。如果最初单侧接触有疼痛，治疗师可以选择使用泡沫材料降低软组织的敏感度。另外，可能需要调整滑动的角度，如轻微的横移或者调整施力的角度。

假如接触点的压痛过于明显（患者不能忍受），治疗师应该尝试在同一个椎体的棘突上或者上段颈椎的对侧椎板上使用 SNAG。

针对颈椎后伸受限的 C3 ～ C7 SNAG

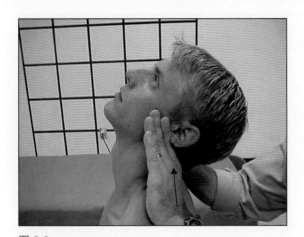

图 3.9

颈椎后伸的颈椎 SNAG

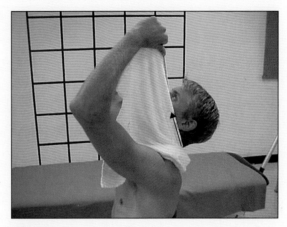

图 3.10

用毛巾进行颈部后伸的自助式 SNAG

- 患者坐在有良好支持的椅子上。
- 颈部与头部保持在中立位。
- 在棘突上沿着小关节面方向施行后前向被动滑动。
- 在维持滑动时,患者主动向之前有症状的方向活动颈部(在此情况下是后伸)。
- 当临床相关疼痛与活动发生变化,指导患者自主式 SNAG。
- 见图 3.9 和 3.10。

适应证	
由于疼痛或僵硬导致的颈椎后伸活动受限。	

姿势	
患者	坐位,椅子能稳定支撑。
治疗部位	颈椎的位置应该维持在允许对相关颈椎节段进行有效的关节松动术的中立位。患者看向前方。
治疗师	站在患者前方。

3

| 手接触点 | 右拇指（接触拇指）指端内侧缘放置在棘突后方或需要松动椎体下方的关节突 / 椎板上。治疗师通常需要提起松弛的软组织以接触到需要松动的椎体。左手拇指指腹（施力拇指）垂直放在右手拇指的远节上。 |

应用指导

- 首先确认症状始终由颈椎后伸引发（类似标志）。
- 在棘突或者关节突 / 椎板上用左手拇指（施力拇指）压住右手拇指（接触拇指）施行滑动。如有必要，滑动时可以感知到的小关节的活动度终末端，但最初处理的力量通常需要轻柔些。在主动后伸前，维持滑动并向患者确认症状已消失。维持后前向滑动，让患者主动向之前有症状的方向后伸颈部。
- 重复活动直至症状消失。
- 加压仅通过头部应伸时越过垂直线以后的重力辅助作用即可。有时，下颈段的受限会限制上颈段的活动度，从而抵消掉重力的作用。在这种情况下，患者可以在下颌处轻柔地施加压力，从而达到后伸加压。
- 通常重复操作 3 ～ 6 次后，对颈椎后伸的主动活动度进行再评估。
  - 对于更严重和易激惹的疾病，推荐在第一次治疗过程中最多使用 3 次颈椎 SNAG。
  - 在随后的治疗过程中，假如主动伸展带来了有临床意义的改善，则可以增加 3 ～ 5 组治疗，每组治疗重复 6 ～ 10 次。

备注

- 很重要的是，在施行 SNAG 技术时，治疗师需要调整滑动的角度，因为小关节面的角度会随着主动后伸而增大，变得更加垂直。
- 在动态关节松动术过程中，治疗师必须保持滑动方向始终与小关节面方向平行。

注释

sit C4 SNAG E×3

sit C4 self towel SNAG E×6（3）

替代 / 调整

假如患者使用颈椎后伸 SNAG 后有改善，则可以增加自主的后伸关节松动。这可以在条件合适时（如不易激惹）或者根据治疗师的临床决策或治疗计划来加入。

针对颈椎侧屈受限的 C3 ～ C7 SNAG

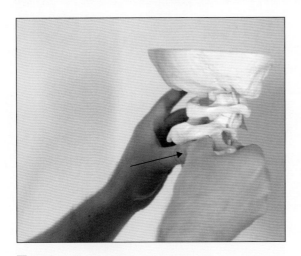

图 3.11

手指接触特写

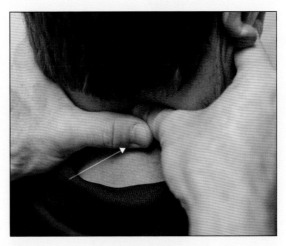

图 3.12

右侧 SNAG 起始位置

- 患者坐在有良好支持的椅子上。
- 颈部与头部维持在中立位。
- 在棘突或者关节突上施行无痛的后前向滑动，方向与小关节面平行。
- 在维持滑动时，患者主动向之前有症状的方向活动颈部（此情况下是侧弯）。
- 假如症状消失，患者可以向活动受限的方向施加压力。
- 当临床相关疼痛与活动发生变化时，指导患者自助式 SNAG。
- 见图 3.11 ～ 3.14。

3

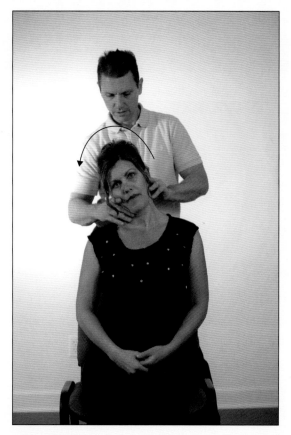

图 3.13A

中颈段侧弯单侧 SNAG

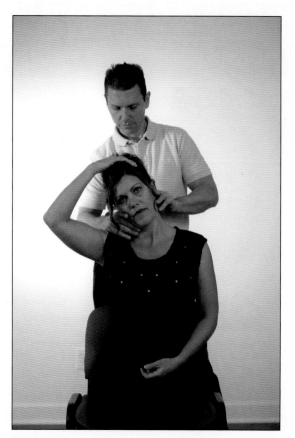

图 3.13B

中颈段单侧 SNAG 伴加压（结束位置）

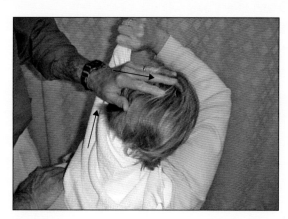

图 3.14

颈椎侧弯自助式 SNAG 伴加压

3

适应证

主诉由于疼痛或者僵硬导致的颈椎侧屈活动受限。

姿势

患者	端坐位，稳定坐在椅子上。
治疗部位	颈椎的位置应该维持在允许对相关颈椎节段进行有效的关节松动术的位置。患者看向前方。
治疗师	站在患者的后方。
手接触点	将右手拇指末端内侧缘（接触拇指）放在棘突后方或者需要松动椎体下方的椎体关节突/椎板上。治疗师通常需要提起松弛的软组织以接触到需要松动的椎体。左手拇指指腹（施力拇指）垂放置在右手拇指的远节上。

应用指导

- 首先确认症状始终由颈椎侧屈引发（类似标志）。
- 在棘突上或关节突/椎板上用左手拇指（施力拇指）压住右手拇指（接触拇指）施行后前向滑动。滑动达可感知的小关节活动的终末端。在加入主动侧屈前，维持滑动同时向患者确认症状已消失。
- 维持后前向滑动，并嘱患者主动向有症状一侧侧屈颈部至活动度终末端，并且加压。
- 向患者确认加压过程中无症状。
- 通常重复操作 3～6 次，随后对侧屈的主动活动度进行再评估。
  - 对于更严重和易激惹的疾病，在第一次治疗过程中最多使用 3 次颈椎的 SNAG。
  - 在随后的治疗过程中，假如主动侧屈带来了有临床意义的改善，则可以增加 3～5 组治疗，每组治疗重复 6～10 次。

3

备注

- 很重要的是，由于小关节面会改变，治疗师需要调整滑动的角度。治疗师进行动态关节松动术的过程中，保持滑动方向始终与小关节面平行。
- 同侧或者对侧活动时侧屈有可能会引发疼痛。当向左侧屈时左侧产生疼痛，那么推荐在这个节段的左侧使用 SNAG。侧屈的 SNAG 使用在棘突上同样奏效。
- 假如患者使用颈椎侧屈 SNAG 后有改善，那么可以增加自主的侧屈关节松动。这可以在治疗的第一天就加入，如果症状不易激惹的话。或者根据治疗师的临床治疗计划来加入。

注释

sit C4 SNAG LF R×3

sit R C4 SNAG LF R×6

sit R C4 SNAG LF R+OP ×6

sit C4 self towel SNAG LF R+OP（partner）×6

sit L C4 SNAG LF R×3

C5/6 或 C6/7 横向 SNAG

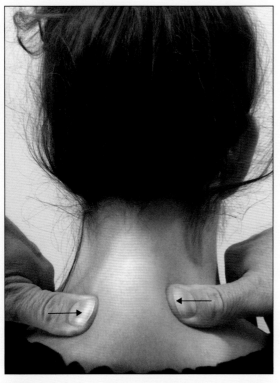

图 3.15

C5/6 横向 SNAG 拇指的接触和排列

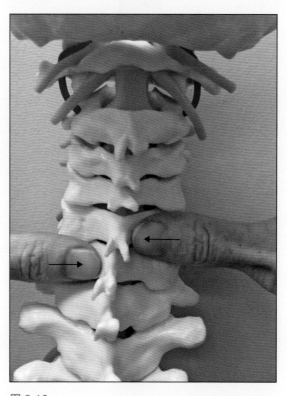

图 3.16

C5/6 横向 SNAG 拇指的接触：骨骼模型示例

- 患者坐在有良好支撑的椅子上。
- 颈部与头部维持在中立位。
- 治疗师用左手拇指在上段椎体（如 C5）棘突的左侧施行横向 SNAG，同时用右手拇指在下段椎体（如 C6）棘突右侧施行横向 SNAG。
- 在维持滑动时，患者主动向之前有症状的方向活动颈部。
- 如果症状消失，患者可以向活动受限的方向加压。
- 见图 3.15 ～ 3.17。

3

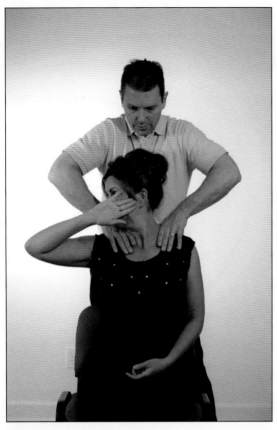

图 3.17

C5/6 横向 SNAG 伴加压

适应证	

特殊形式的 SNAG 可能对 C5/6、C6/7 和 C7/T1 的活动受限与疼痛有效。患者主诉上述运动节段疼痛或者僵硬。患者通常主诉在组合活动过程中有单侧疼痛或活动受限，包括后伸、侧弯和旋转。

姿势	
患者	端坐位，稳定坐在椅子上。
治疗部位	颈椎的位置应该维持在允许对相关颈椎节段实施有效的关节松动术的位置上。患者看向前方。
治疗师	站在靠近患者后方的位置。

手接触点	颈椎的位置应该维持在允许对相关颈椎节段进行有效的关节松动术的位置。治疗师的左手拇指放在上段颈椎棘突的左侧，右手拇指放在下段颈椎棘突的右侧。

应用指导

- 在两个棘突上横向滑动应用。
- 首先确认症状始终由患者特殊的活动障碍或活动受限引发（类似标志）。
- 用双手拇指维持滑动。
- 治疗师可能会感觉到顶部的椎体伴随着主动旋转或者侧屈移动。跟随着椎体移动并维持滑动。维持横向滑动，并让患者主动向有症状的方向活动颈部至主动活动的终末端。
- 如果患者的症状消失了，让患者在受限的方向加压。
- 在使用这个技术的过程中，软组织的触痛常见，因此区别软组织的触痛和患者的疼痛非常重要。建议在皮肤上使用泡沫材料减少软组织的触痛。

备注

- 很重要的是，治疗师在主动活动的过程中调整滑动的角度。微调通常是技术成功的关键，同时治疗师可能需要在患者主诉疼痛或者活动有改善但不是完全无痛时调整滑动。与所有 SNAG 一样，滑动的调整始终是治疗要考虑的变量。
- 该技术之前被称作姿势 SNAG 或颈椎动态关节松动术。

注释

sit R C5/L C6 Trans SNAG E×3

sit R C5/L C6 Trans SNAG F ×3

sit R C5/L C6 Trans SNAG LF R× 3

sit R C5/L C6 Trans SNAG Rot R+OP×3

拳头牵引

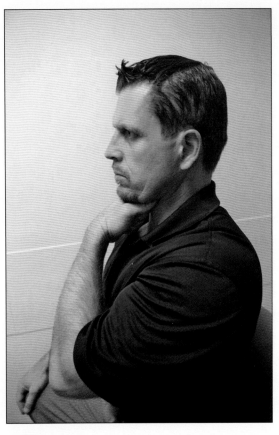

图 3.18

拳头牵引起始位置

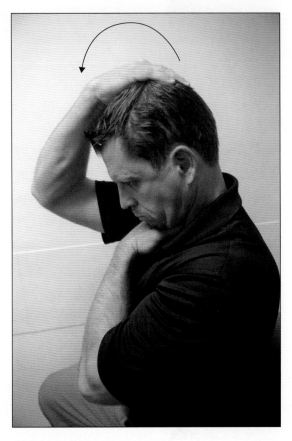

图 3.19

拳头牵引结束位置

- 患者端坐在中立位。
- 患者握拳，放在下颌下位置，拇指向上。
- 患者向前屈曲颈部，直到下颌触碰到自己的拳头。
- 如没有疼痛，患者另一手放在头后，增加前屈的压力。
- 患者保持无痛加压维持 10 秒。
- 见图 3.18 和 3.19。

适应证

由于疼痛或者僵硬导致的颈椎屈曲活动受限。

姿势

患者	端坐位，稳定坐在椅子上。
治疗部位	颈部保持在中立位。
手接触点	患者握拳并放在下颌下位置，拇指向上。

应用指导

- 首先确认颈椎屈曲疼痛或活动受限会持续出现（类似标志）。
- 患者把握紧的拳头（拇指在上）放在下颌下的胸廓上。
- 患者屈曲颈部，直至下颌能够碰到拳头。
- 如果症状消失，患者可以将另一手放在头后，推动头部以增加牵伸屈曲的加压效果。
- 如果症状轻，患者可以维持屈曲加压 10 秒。
- 重复这个过程 3 次。

备注

注意：在这个技术使用过程中，颈部、头部、牙齿或者下颌不应该有疼痛，也不应产生眩晕。

注释

 sit self fist Tr × 10sec（3）

替代 / 调整

　　如果患者向拳头屈曲颈部时症状并没有改善，他们可能需要将一条折叠的小毛巾或者一本书放在拳头与胸廓之间，再试试看症状现在是否消失。使用毛巾或者书，重复 10~20 秒，随后尝试去掉枕头或书使用技术。同样的，如果屈曲有改善，但仍然存在细微角度的受限，患者可以通过减少 1 根、2 根或 3 根手指以减小拳头的体积。

NAG（中央与单侧）

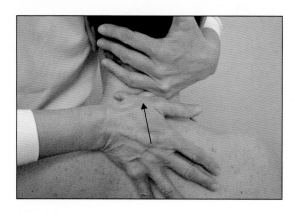

图 3.20
NAG（中央）

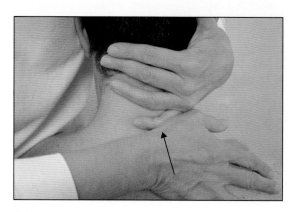

图 3.21
NAG（单侧）

- 患者稳定坐在椅子上。
- 治疗师小跨步面对患者站立，稳定患者的肩部 / 躯干。
- 在棘突或关节突上施行无痛的中间至终末端关节松动，方向沿着小关节面。
- 本技术应用在 C2 ～ C7 之间。
- 见图 3.20 和 3.21。

适应证	
患者 C2 ～ C7 由于疼痛或者僵硬导致多方向或者多节段的活动受限。	

姿势	
患者	端坐位，坐在有良好支持的凳子上。
治疗部位	患者颈椎轻微屈曲，不伴有旋转或者侧屈，将颈部放松地抵在治疗师的身上。
治疗师	面向患者的左侧肩部站立（小跨步），治疗师的髋部抵住患者的肩部。

| 手接触点 | 左手小指中节放在需行关节松动椎体的上一节段的棘突或关节突上。另一手的手指环绕在头后枕部，固定头部。右手的大鱼际外侧缘部分覆盖左手的小指。治疗师通常需要提起软组织以接触到需要松动的椎体。 |

应用指导

- 治疗师左手小指配合右手沿着颈椎小关节面的方向施行中间至终末端的滑动，方向朝向患者的眼睛。
- 在关节松动之前，提起松弛的皮肤以确保手与骨的良好接触。
- 当疼痛出现在双侧或者中央时，在棘突施行关节松动术，当疼痛出现在单侧时，在疼痛侧施行技术。
- 确保小指放松，这样在治疗师另一手施行关节松动术时，它只是跟随着活动。
- 在关节松动期间，保持头部的稳定。
- 确保在关节松动术过程中没有症状出现。假如有激惹症状，尝试在关节松动时稍向上牵引。跨步站立，治疗师把重心转移到右脚上，这样会在颈椎产生轻柔的牵引。
- 在所有出现症状的节段进行关节松动术。
- 有节律地滑动，速率为每秒 1 ～ 2 次。
- 按从上段颈椎到下段颈椎顺序，在每个节段关节松动重复 6 ～ 10 次（如振动 5 ～ 10 秒）。
- 如果再评估显示症状有改善，每个节段重复进行关节松动术 3 ～ 5 次。

备注

- 很重要的是，滑动要沿着小关节面方向进行。这个平面可能在每个节段、每位患者身上都不同。因此，假如有激惹症状，可以尝试调整滑动的方向。
- 假如患者有很严重的颈椎前弯，更多地尝试屈曲颈部以减少前弯，使棘突分离，以便更容易接触和施行关节松动术。

注释

sit C2–7 NAG×5 sec（3）

sit L C2–7 NAG×5 sec（3）

sit R C2–7 NAG × 10 sec（5）

替代 / 调整

有急性疼痛时应用轻柔的滑动手法，有慢性僵硬相关的疾病应用强烈的滑动手法。如有疼痛激惹则尝试更轻柔的滑动手法，比如用泡沫垫缓冲或在关节松动时稍做牵引。

反向 NAG（中央与单侧）

技术一览

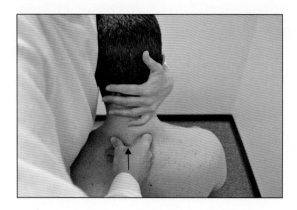

图 3.22

反向 NAG

- 患者稳定坐在椅子上。
- 治疗师面向患者小跨步站立，稳定患者的肩部或躯干。
- 在棘突上或关节突上施行中间至终末端的无痛关节松动术，方向与小关节面平行。
- 这个技术可以在 C6 至上段胸椎之间使用。
- 见图 3.22。

适应证

通常与头部牵伸位置有关的颈部终末端活动度受限及退化的下颈段或者上胸段。

姿势	
患者	端坐位，稳定坐在椅子上。
治疗部位	颈椎轻微地屈曲，不伴有旋转或侧弯。
治疗师	面朝患者的左侧肩部站立（跨步），环抱患者的头部。
手接触点	左手（固定）：小指的远节指骨间关节勾住上段椎体的棘突。 施力的右手：第三至第五掌指关节屈曲；示指的近节指骨间关节屈曲，拇指与示指的掌指关节伸展。 注意：张开拇指与示指可以让治疗师的手接触到横突。

3

应用指导

- 通过对棘突或者下段节段的双侧关节突施行关节松动术。对于单侧技术，用示指或拇指能施加更大的压力。在平行小关节面施行中间到终末端的滑动。
- 在关节松动之前，提起皮肤以确认与骨头的良好接触。
- 滑动是节律性的，速率为每秒 1 ～ 2 次。
- 在上段椎体的下方进行下段椎体的滑动。
- 在关节松动的过程中保持头部与躯干的稳定。
- 确保关节松动期间没有症状，假如有激惹症状，尝试在关节松动时向上牵引。小跨步站立，治疗师把重心转移到右脚上，可以分配一小部分到颈椎上。
- 在产生症状的节段施行关节松动术。
- 关节松动术应该在每个节段重复 6 ～ 10 次（或 5 ～ 10 秒），按从下段颈椎到上段颈椎顺序。
- 假如再评估显示症状有改善，在每个节段重复关节松动术 3 ～ 5 次。

备注

- 很重要的是，滑动要在小关节面上进行。这个平面在不同节段和不同人之间会有不同。因此如果有激惹疼痛，则尝试调整滑动的方向。
- 在患者有严重的颈椎前倾时，尝试更大幅度地屈曲颈部以减少前倾，让棘突展开。
- 保证患者的前额放松地放在治疗师的手臂上，以免压迫颈椎。
- 对于手小的治疗师，施行双侧的反向 NAG 是困难的。可以在疼痛侧使用拇指或者屈曲示指第一指间关节实施反向 NAG；假如双侧都有疼痛，在两侧分别使用。

注释

sit C6 – T4 rev NAG×5 sec（3）

sit L C6 – T4 rev NAG×5 sec（3）

sit R C6 – T4 rev NAG×10 sec（5）

替代 / 调整

有急性疼痛时使用轻柔的滑动手法，有慢性僵硬相关疾病时使用强烈的滑动手法。如有疼痛激惹则尝试更轻柔的滑动手法，例如用泡沫垫缓冲或在实施关节松动时稍做牵引。泡沫垫也可以预防皮肤过度滑动。

颈椎牵引：上肢疼痛

技术一览

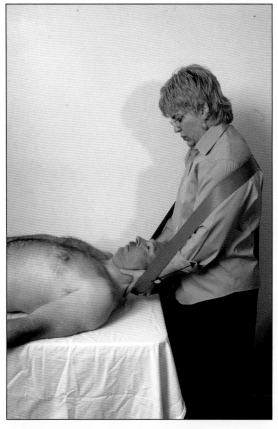

图 3.23

治疗带牵引缓解手臂疼痛——颈椎牵引

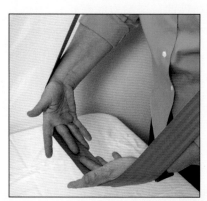

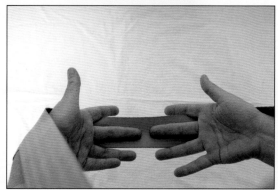

图 3.24

治疗带牵引缓解上肢疼痛或颈椎疼痛——手的放置

- 患者仰卧位，治疗师站在患者的头部旁。
- 在颈椎使用关节松动术带时进行牵引，治疗师用手固定。
- 牵引的方向为长轴牵引。
- 在维持牵引的过程中，患者要以无症状时的体位仰卧，患者手臂可以做之前会激惹疼痛的动作。
- 见图 3.23 和 3.24。

3

适应证

颈部疼痛，颈椎放射症状，或者怀疑根源在颈椎的上肢疼痛。

姿势

患者	患者仰卧位。
治疗部位	颈椎维持在尽可能无症状的体位。
治疗师	站在患者头部旁，将治疗带环绕在治疗师的上背部或肩部。
手接触点	治疗师将中指放在治疗带内侧，留一指宽空隙以容纳棘突。 治疗师将手放在患者颈部，中指放在患者的关节突上。棘突放在两手中指尖之间。随着治疗师向后倾斜，治疗带的张力通过手指产生牵引。

应用指导

- 治疗师利用治疗带向后倾斜背部。用治疗带两端紧紧缠绕双手，治疗师的双手就不必主动抓住患者颈部。
- 轻柔地牵引，能缓解患者的疼痛即可。
- 该技术应该能够立即显著地缓解疼痛。
- 最初保持 30 秒。根据患者的反馈，可以延长至 2 分钟。
- 重复 3 ～ 5 次。
- 缓慢地移动释放牵引力量，切忌在有症状的节段突然释放，可能会产生激惹疼痛。

备注

- 第一天的治疗宁少勿多，特别是在脊柱易激惹的情况下。
- 治疗师应该努力在牵引中维持直立与位置平衡的姿势，以确保治疗带始终保持张力。
- 在施加此技术时，保持手部放松会产生更持续一致的牵引效果。

注释

sup ly C4 belt Tr×30 sec

sup ly C4 belt Tr×2 min

sup ly in Cx Rot L/L Sh Ab 90 degrees C4 belt Tr×30 sec

3

替代 / 调整

治疗师可以尝试在不同的节段进行牵引以获得最佳效果。

治疗师可以通过改变治疗带与肩部的角度，或者屈曲或伸展患者的头部，改变滑动的方向。在某些情况下，把肩部放在外展位可以减轻上臂部的症状（图 3.25）。

在患者颈部向有症状肩的对侧旋转、侧弯和屈曲时，可能会更好地增大椎间孔。

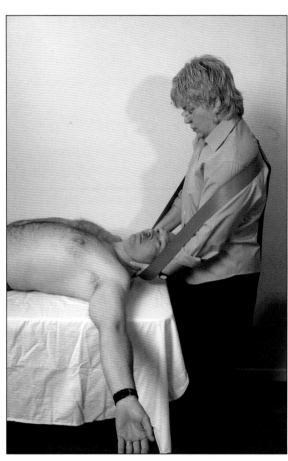

图 3.25
治疗带牵引伴肩外旋

脊柱松动术伴手臂动作（spinal mobilisation with arm movement，SMWAM）

肩外展位

技术一览

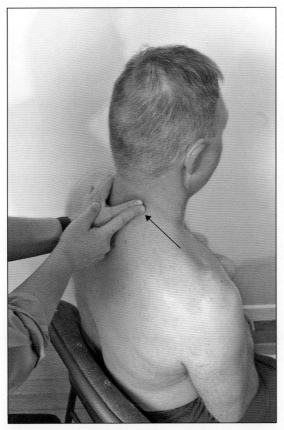

图 3.26A
SMWAM——手的摆放

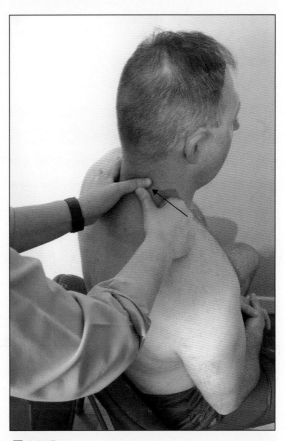

图 3.26B
SMWAM——另一种手的摆放方式，施加横向滑动

- 患者取端坐位。
- 治疗师用拇指内侧缘接触棘突。
- 治疗师用示指抵住接触在棘突上的拇指，施行横向滑动。
- 滑动的方向在疼痛的对侧。
- 在维持关节松动术的时候，嘱患者在无痛的外展范围内主动活动上臂。
- 见图 3.26 ～ 3.27。

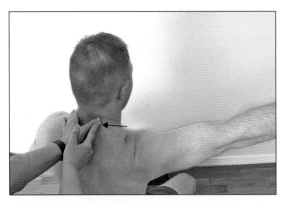

图 3.27

SMWAM——横向滑动伴肩外展

适应证

疼痛在肩部外展时出现，疑似源自颈椎或者上胸椎。

姿势

患者	放松肩部坐好。
治疗部位	手臂自然放松或者放在膝上。
治疗师	站在患者身后。
手接触点	拇指内侧缘抵在有症状的颈椎节段的棘突上。利用患者自身的一些软组织（如后伸肌群）来衬垫接触点以减轻疼痛。其余手指放松地环绕颈部。 滑动手：示指通过接触拇指横向推动，方向远离疼痛侧。滑动拇指放松地放在手背上，同时将第 3、4、5 指放在接触手的手掌上。

应用指导

- 在施行滑动前，首先要确认加重症状的动作总能激惹症状（此情况下是肩部的外展）。
- 在疼痛侧受累节段颈椎的棘突的上段施行横向滑动，方向远离疼痛侧。这是通过对疼痛侧的小关节面进行关节松动以产生间隙。
- 在维持横向滑动的同时让患者重复肩部外展的动作，应该会得到更大的无痛活动范围。
- 在手臂主动外展与回到原位的全程一直维持滑动。

- 在治疗第一天只重复3次。随后的治疗可以增加到3～5组，每组6～10次，但仅能在首次治疗后症状有所改善并没有潜在疼痛反应时才可以施行。
- 可以在活动终末端加压，但前提是无痛，也可以用轻量负重或利用弹力带对外展进行抗阻，以提供负荷。
- 重要的是，患者的头部要保持正直，以便脊椎小关节维持在中立位。

备注

- 确保一些软组织，如颈部的后伸肌群，参与到棘突与接触拇指之间进行缓冲。这可以让患者感觉更舒适，同时帮助拇指接触到棘突的全长。
- 接触侧拇指不施行滑动。滑动是通过另一侧移动的示指对拇指施压产生的。
- 在施行技术的过程中，保持手部放松且平稳，使滑动更持续。

注释

sit R C3 SMWAM R Sh Ab×3

sit R C3 SMWAM R Sh Ab+OP×6

sit R C3 SMWAM res R Sh Ab×10（3）

sit R C3 self SMWAM R Sh Ab×6

替代/调整

关节松动术有可能由另一手的移动拇指施行。这时接触侧的手指始终放在棘突上不变（图3.26B）。这种方法可能在需要更大的滑动力量以达到全范围无痛的肩部活动的患者身上更适用。

此技术可修改为家庭训练。患者用对侧手指抵在受累棘突上推离疼痛侧。在维持滑动时患者主动在无痛范围内做肩部外展（图3.28）。

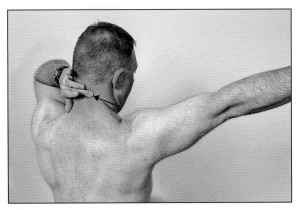

图 3.28

SMWAM——自助横向滑动伴随肩外展

SMWAM：水平外展

技术一览

- 患者取端坐位。
- 治疗师用拇指内侧缘抵住棘突。
- 治疗师通过拇指用中指施行横向滑动。
- 滑动方向远离疼痛侧。
- 在关节松动术维持的时候，患者在无痛的水平外展范围内主动活动肩关节。
- 见图 3.29。

SMWAM：肩关节水平外展

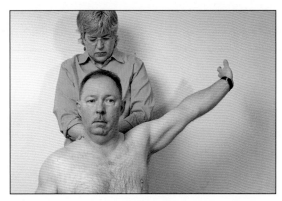

图 3.29

SMWAM——横向脊柱松动伴肩关节水平外展

适应证

疼痛发生在肩部水平外展时候，怀疑源自颈椎或者胸椎。

姿势

患者	放松肩部坐好。
治疗部位	手臂自然放松或者放在膝上。
治疗师	站在患者的后方。

手接触点	拇指内侧缘抵在有症状的颈椎节段的棘突上。利用患者自身的一些软组织（如后伸肌群）来衬垫接触点，减少疼痛。其余手指放松地环绕颈部。 滑动手一侧：示指通过接触拇指横向推动，方向远离疼痛侧。滑动手的拇指放松地放在接触手的手背上，同时第 3、4、5 手指放在接触手的手掌上。

应用指导

- 在施行滑动前，首先要确认加重症状的动作总能激惹症状（此情况下是肩部的外展）。
- 在疼痛侧受累节段颈椎的棘突的上段施行横向滑动，方向远离疼痛侧。这是通过对疼痛侧的小关节面进行关节松动以产生间隙。
- 维持横向滑动，让患者重复进行肩部水平后伸，应该会得到更大的无痛活动范围。
- 在手臂主动后伸与回到原位的全程一直维持滑动。
- 在治疗第一天只重复 3 次。随后的治疗可以增加到 3 ～ 5 组，每组 6 ～ 10 次，但仅能在首次治疗后症状有所改善并没有潜在的疼痛反应时才可以施行。
- 可以在活动终末端加压，但前提是无痛；也可以用轻量负重或利用弹力带对后伸进行抗阻，以提供负荷。

备注

- 确保一些软组织（如颈部的后伸肌群），参与到棘突与接触拇指之间进行缓冲。这可以让患者感觉更舒适，帮助拇指接触到棘突的全长。
- 接触拇指不施行滑动。滑动是通过移动的示指对拇指施压产生的。
- 在施行技术的过程中，保持手部放松且平稳，使滑动更持续。

注释

sit L C3 SMWAM L Sh HE×3

sit L C3 SMWAM L Sh HE+OP×6

sit L C3 SMWAM res L Sh HE×10（3）

sit L C3 self SMWAM L Sh HE×6

替代 / 调整

关节松动术有可能由另一手的移动拇指施行。这时候接触手指始终放在棘突上。此技术也可同之前外展的 SMWAM 一样，指导患者将其作为家庭训练内容。

针对神经动力学功能障碍的 SMWAM

注意：这个技术伴正中神经、尺神经、桡神经的松动。

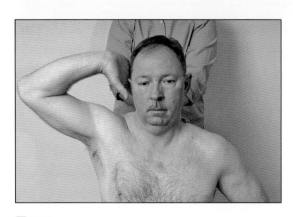

图 3.30

SMWAM——尺神经松动

- 患者面朝治疗师端坐。
- 治疗师用拇指内侧缘接触棘突。
- 治疗师用拇指抵住受累节段上下椎体的棘突，施行横向滑动。
- 滑动的方向相反，上段椎体滑动力的方向远离疼痛侧，下段椎体滑动力的方向指向疼痛侧。
- 维持关节松动，同时患者在没有正中神经、桡神经及尺神经疼痛的牵伸范围内活动手臂。
- 见图 3.30 ~ 3.32。

3

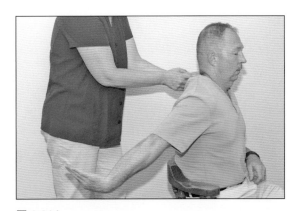

图 3.31A
SMWAM——桡神经松动

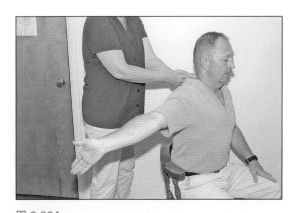

图 3.32A
SMWAM——正中神经松动

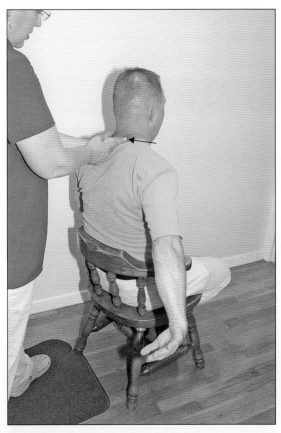

图 3.31B
SMWAM——桡神经松动

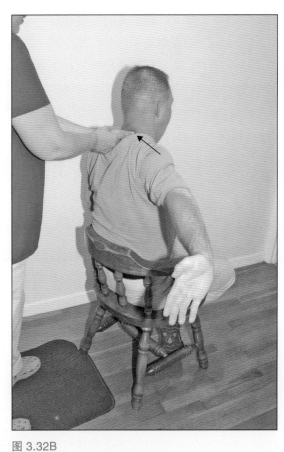

图 3.32B
SMWAM——正中神经松动

3

正中神经、桡神经或尺神经的神经动力学检查伴上肢疼痛。

姿势	
患者	放松肩部坐好。
治疗部位	手臂自然放松或者支撑在膝上，脊柱保持在中立位。
治疗师	站在患者的后方。
手接触点	拇指内侧缘抵在有症状的颈椎节段的棘突上。用患者的一些软组织（如后伸肌群）来衬垫接触点，减轻疼痛。其余手指放松地环绕颈部。 滑动手：另一侧手的示指通过接触拇指横向推动，方向远离疼痛侧。滑动手的拇指放松地放在手背上，同时第 3、4、5 指放在接触手的手掌上。

应用指导

- 在施行滑动前，首先要确认加重症状的动作总能激惹症状（此例中是神经动力学运动）。
- 在受累节段椎体的棘突上段施行横向滑动，方向远离疼痛侧。这是通过对疼痛侧的小关节面进行关节松动以产生间隙。
- 在维持横向滑动时，嘱患者在无痛范围内重复进行之前有症状的神经动力学动作。
- 在患者主动活动的全程包括回到中立位时持续进行滑动。
- 在第一天只重复 3 次。随后的治疗可以增加到 3 ～ 5 组，每组 6 ～ 10 次，但仅能在首次治疗后症状有所改善同时没有潜在的疼痛再发时才可以。
- 在应用此技术的过程中，软组织的触痛很常见，因此懂得鉴别是软组织触痛还是患者主诉疼痛非常重要。提倡在皮肤上使用泡沫材料减轻软组织的触痛。

备注

- 确保一些软组织，如颈部的后伸肌群，参与棘突和接触拇指之间进行缓冲。这可以让患者感觉更舒适，帮助拇指接触到棘突全长。
- 接触拇指不施行滑动。滑动是通过移动的示指对拇指施压产生的。
- 在实施技术的过程中，保持手部放松且平稳，会使滑动更持续。

注释

sit R C5 SMWAM R Median N gl ×3

sit R C5 SMWAM R Radial N gl×6（3）

sit R C7 SMWAM R Ulnar N gl×10（5）

sit R C7 self SMWAM R Ulnar N gl×6

替代 / 调整

开始可以先在上臂神经刺激症状比较轻的姿势下进行脊柱活动（侧屈、旋转或屈曲），循序渐进地进展到更极限位的上臂活动。

此技术可以作为家庭训练的一项内容。患者用对侧示指抵在受累棘突上段推动，方向远离疼痛侧。在维持滑动时患者主动在无痛范围内进行神经动力学动作。

临床推理精要

颈椎屈曲的拳头牵引是一种针对患者出现明显颈椎屈曲疼痛的临床症状时所采用的家庭自我训练，也是颈椎屈曲疼痛或受限的一个患者特定损伤量度（Client Specific Impairment Measure，CSIM）。根据临床经验，此技术最有证据支持的应用在于由下颈段和上胸段小关节面紊乱导致的生理运动损伤和相关疼痛。然而，在一些急性或下颈段不稳定的椎间盘突出情况下，它可能仍然适用。这是基于假设此技术能够改善多节段的双侧小关节运动，可能会扩大椎间关节的活动度，进而使椎间盘压力在屈曲的时候正常化。在这种情况下，临床医师应首先温和地、剂量较低地使用这项训练（如在使用加压的时候动能更小，重复次数较少），以确认患者激惹的程度及其对训练的耐受性。

证据级别

1b 级：一篇随机对照试验（RCT）。Kumar 在 2013 年发表了一篇关于对 100 名患有无神经症状的颈部疼痛患者进行 NGA 的 RCT 研究。所有患者都接受了 12 分钟的热敷与为期长达 12 天的主动训练。患者被随机分配到包含 NAG 组（用 NAG 管理 12 天，或者只是在前 6 天或者后 6 天用 HAG 管理）与对照组（只是热敷与主动训练）。在疼痛、活动度与颈部障碍指数上，在最终的结束时间（42 天）所有的 NAG 组显著地优于对照组。在前 6 天使用 NAG 的与使用了 12 天 NAG 的患者获得了同样的疗效，并优于延迟使用 6 天 NAG 的组别。除此之外，在这个临床试验中，有两个实验室的研究探索了 Mulligan 颈椎治疗的机制。一篇关于颈椎 SNAG 的生物力学分析提到，通过生物力学很难产生这样的效果（Hearn & Rivett, 2002）。一篇关于神经生理学的研究报道指出，在使用 SNAG 时产生了对交感神经的刺激（Moulson & Watson, 2006），这种效应类似在进行脊柱的徒手治疗（Vicenzino, Collins, Benson & Wright, 1998）与在肘部施行动态关节松动的侧向滑动（Paungmali, O'Leary, Souvlis & Vicenzino, 2003）。这些已经用于发展动态关节松动术的理论模型，涉及导水管周围灰质协调内源抑制系统（Vicenzino, Hall, Hing & Rivett, 2011）。由于关节松动手法的假设机制在于产生关节作用，但是证据并不支持这个假设，显然，要解释这种矛盾，需要更进一步的研究。

（黄杰斌 译）

参考文献

Hearn, A., Rivett, D.A., 2002. Cervical SNAGs: a biomechanical analysis. Man. Ther. 7 (2), 71–79.

Kumar, D., 2013. A study on the efficacy of mulligan concept in cervical spine pain and stiffness. PhD thesis. Guru Nanak Dev University. From: <http://ir.inflibnet.ac.in:8080/jspui/handle/10603/10445> (retrieved April 29, 2014).

Moulson, A., Watson, T., 2006. A preliminary investigation into the relationship between cervical SNAGs and sympathetic nervous system activity in the upper limbs of an asymptomatic population. Man. Ther. 11 (3), 214–224. doi:10.1016/j.math.2006.04.003.

Paungmali, A., O'Leary, S., Souvlis, T., Vicenzino, B., 2003. Hypoalgesic and sympathoexcitatory effects of mobilisation with movement for lateral epicondylalgia. Phys. Ther. 83 (4), 374–383.

Vicenzino, B., Collins, D., Benson, H., Wright, A., 1998. An investigation of the interrelationship between manipulative therapy-induced hypoalgesia and sympathoexcitation. J. Manipulative Physiol. Ther. 21 (7), 448–453.

Vicenzino, B., Hall, T., Hing, W., Rivett, D., 2011. A new proposed model of the mechanisms of action of Mobilisation with Movement. In: Vicenzino, B., Hing, W., Rivett, D., Hall, T. (Eds.), Mobilisation with Movement: the Art and the Science. Churchill Livingstone, London, pp. 75–85.

第**4**章

颞下颌关节

颞下颌关节的治疗技术

引言

颞下颌关节（temporo mandibular joint，TMJ）紊乱的治疗基于对该区域的解剖和病理生理的理解。此外，在治疗长期颞下颌关节紊乱（temporo mandibular dysfunction，TMD）时，正确的诊断和适当的放射影像学检查（如果有必要）是至关重要的。

TMJ 的 MWM 技术是针对一些特定表现而发展的，包括 TMJ 关节内紊乱、急性咬合不正和长期的 TMJ 活动度下降。对所有的 MWM 技术，都要以无痛的方式应用 TMJ 的动态关节松动，并且在运动范围末端审慎地加压，理解这两点非常重要。应用不恰当的拉伸技术可能造成上下关节盘后组织的永久松弛。盘后组织作用在关节盘上的轻微的后拉力丧失了，将扰乱正常的下颌骨髁突-关节盘关系（Okeson，2003）。因此，一个原本可复性关节盘移位的 TMJ 可能会受损，造成永久性的关节盘移位。

颞下颌关节 MWM 技术是理想的自助治疗程序，也可用于由肌肉活动改变导致的下颌运动模式差的患者，并且可以结合到已有的颞下颌关节日常训练中。重要的是，颞下颌关节的自我动态关节松动及运动康复训练不允许出现异常代偿动作，异常代偿动作将减少活动的有效性，甚至可能加重病情。本章将详述简单的 TMJ MWM 技术的例子，对复杂的颞下颌关节功能障碍应用 TMJ MWM 的个案研究本章未涉及（Oliver，2011）。

TMJ 的 MWM 技术应用的原则和其他关节 MWM 相同（Vicenzino，Hing，Rivett & Hall，2011）。它有一个独特性是两侧的颞下颌关节作为一个整体并且移动度特别大，这样在一侧的关节上施加一个松动的技术往往会影响到对侧的关节。在单侧的颞下颌关节内有上下关节，并且它们分别都有自己的关节面，上关节的关节面（由关节结节的斜率决定）存在个体差异，两侧也会不同，并随年龄而变化（Yamada，Tsuruta，Hanada & Hayashi，2004）。关节面的这种变化会影响到治疗平面（Vicenzino et al.，2011）。因为治疗平面要和关节面平行且根据关节方向而变化。因此，为确定一个合适的角度来施加前下方的滑行，临床医师需要改变滑行的方位以产生最大运动的角度。

临床医师应先识别患者的治疗平面（主要在矢状面上），以此为基础确定 MWM 向内或向外侧的滑动成分，进而在此框架上施加更复杂的运动（例如侧向活动，不同程度地涉及两侧的 TMJ）。一个 MWM 中内外侧的滑动部分是和治疗平面垂直的，并且如果关节的解剖结构基本正常，髁突-关节盘复合体会以一个整体相对于颞骨的关节结节进行运动。

如果必须要进行下颌的侧向运动，一侧的髁突-盘复合体会有更大的滑动，使得下颌向对侧摆动。这一运动将平行于颞骨的关节结节，所以上关节的滑动部分在开口时向前下方倾斜。当在侧方移动的结构中施加 MWM 时，滑动通常从一侧的下颌头到另一侧下颌头。如果下颌向左侧移动，那么轴心将向左斜侧移动，因为右侧的髁突将在关节结节处进一步向下向前滑动。

TMJ 在口闭合时的表现与牙齿咬合关系密切相关。由颞下颌关节损伤引起的疼痛可能会通过改变咀嚼肌的功能而导致错位咬合和下颌运动的疼痛受限（Broton & Sessle，1988；Lund & Olsen，1983；Smith，1981；Stohler，Yamada & Ash，1985）。如果长时间存在 TMJ 炎症和疼痛，则可能出现继发的中枢神经系统影响，包括牵涉痛和继发的肌肉系统症状，比如出现咀嚼肌的压痛和共同收缩等（Okeson，1995）。

颈椎和颞下颌关节之间存在着重要的神经电生理联系，影响了 TMD。来自颈椎的疼痛信号不断传入三叉神经颈核，会兴奋三叉神经相邻区域的中间神经元。如果中枢的兴奋作用影响到传出的三叉神经（运动）中间神经元，则可能导致口面部肌肉活动改变（Okeson，1995）。因此，颈椎应被视为一个导致口面部疼痛和颞下颌关节功能障碍的可能因素。

颈椎和颞下颌关节之间也有其他重要的联系。如挥鞭伤相关临床案例说明，与健康人相比，他们的开口范围减小（Zafar，2006），但在正常功能状态下，下颌的运动和肌肉活动同时也发生颈椎运动和肌肉活动（Eriksson，2000；Zafar，2000）。此外，Jansiski-Motta 等人（2012）的研究发现，与无临床症状的人群相比，患有 TMD 的人群有不同的头部姿势。因此，进行 MWM 技术时，脊柱的位置应考虑在内。

如果遵循了 Mulligan 理念指南和 PILL、CROCK 原则（见本书导论部分），那么 TMJ 的 MWM 技术在协助管理颞下颌关节功能障碍和面部疼痛方面，将是一种具有特异性、安全有效的治疗工具。

4

颞下颌关节：MWM

减轻关节内紊乱造成的张口受限 MWM

技术一览

- 治疗师用左臂环绕患者的头部，这样手覆盖前额，前臂位于头部左侧（图 4.1）。
- 将戴有手套的右手拇指沿着左侧下牙的顶端放入口内，手指轻柔地包绕下颌。
- 如果需要横向滑动（内侧或外侧），先横向运动，然后再向下滑动（牵引）。
- 下滑（牵引）与治疗平面呈 90°，然后让患者主动张口。
- 在活动范围末端，患者一手在下颌处加压。只在无痛和没有侧向移动的情况下应用。
- 加压一般持续 2～3 秒，下颌慢慢地闭合，在此期间治疗师要维持施加手法。

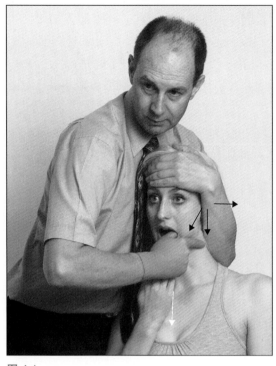

图 4.1

由关节紊乱造成的张口受限 MWM——白色箭头为 MWM 的生理运动成分方向，黑色箭头指示附属运动成分方向

适应证	

可复性 TMJ 紊乱导致的张口受限，伴有或不伴有疼痛。

姿势	
患者	坐在镜子前面，颞下颌关节处于放松休息位。
治疗师	站在患者所需要治疗关节的对侧。
手接触点	固定手：如果移动左侧 TMJ，用左臂包绕头，手覆盖在前额上，前臂包绕头的左侧，患者的头支撑在治疗师的胸部。 移动手：戴手套的拇指沿着左侧下牙的顶端放在口内，用手指轻轻地包绕下颌骨（图 4.1）。

应用指导

- 如果需要将横向滑动作为校正的一部分，它应该被最先应用。
- 牵引要与治疗平面呈 90°，接着要求患者主动张口。患者张口时，治疗师要保持牵引和侧方移动的纠正，同时也要控制患侧向前下方的移动量。
- 患侧前下方的移动量必须和对侧 TMJ 产生的相同。
- 当张口时下颌必须在中线上，如果不能保持，则张口时任何偏离中线的运动都应是可控的。
- 患者把一手放在下颌处，在终末端加压。
- 加压仅适用于无侧方偏移且运动无痛的情况。
- 加压保持 2～3 秒，慢慢闭合下颌，在这个过程中治疗师要维持手法纠正。
- 3 次手法完成后再评估。
- 6 次为 1 组，可应用 2～3 组，但对于可复性的内紊乱病例，一般只要 3～6 次就会有明显的改善。

备注

- 对于这项技术，准备一面镜子是有必要的，这样在进行治疗时，治疗师和患者都能观察到下颌的运动轨迹。
- 如果因为受累侧的活动受限而导致对侧的 TMJ 过度活动、不稳或显示有额外的运动时，应用这个技术时，要通过控制关节的前移量而保护未受累侧的关节（和由疼痛导致张口受限的 MWM 技术应用指南描述的一样）。
- 如果咀嚼肌施加的肌肉力量太大而无法克服，那么首先要使用减轻肌肉过度活动的技术，包括干针刺、按摩、放松技术和包括激光和超声波在内的方法。
- 将手放在下颌处，患者可以帮助控制偏移量或者偏离中线的距离，也可以在末端加压。
- 指导患者在运动范围末端的加压时，必须避免向后按下颌。
- 应用这些技术时为了使患者舒适，临床医师可以将手和手指放在适当的位置，并在患者放松时左右"摇摆"下颌。练习这些技巧时，避免到达终末范围。

注释

 sit L TMJ Lat gl/Ant-inf gl MWM Depr+OP×6

替代 / 调整

如果应用该技术后疼痛没有得到缓解，那么这个操作可能需要完全被动，如其他章节描述（Okeson，2013，p.325）。

通过纠正这个技术中描述的错误姿势，传统的被动松动可能会更有效。

该技术适用于由反复的颞下颌关节紊乱导致的侧向移动受限。

疼痛导致的张口受限 MWM

技术一览

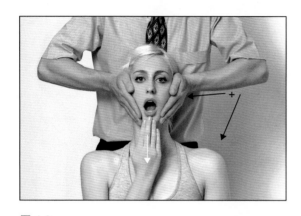

图 4.2

疼痛导致的张口受限 MWM——白色箭头指示 MWM 的生理运动成分方向，黑色的箭头指示附属运动成分方向

- 患者面对镜子，治疗师将手放在其颞肌上，手指朝下，拇指覆盖颧弓（图 4.2）。
- 治疗师的手和拇指用来稳定患者头部。示指通过颞下颌关节，平行于下颌骨并位于下颌骨后缘前方。左侧第 3 指和第 4 指位于下颌角以上，下颌支的后缘。
- 使用该技术的目的是当患者充分张口时保持中线位置，并保持颞下颌关节正确的解剖关系。
- 患者张口末端用一手的手指在下颌上加压，患者也要帮助控制偏移或偏离中线的幅度。在患者结束加压并闭合下颌的过程中，中线位置也要保持不变。

| 适应证 |

- 张口受限（疼痛或无痛）伴有或不伴有侧方移动。

受限可能：

- 由不可复性的轻度关节内紊乱导致。
- 原本中度至重度内紊乱，可能是自发性的或治疗师复位后仍有遗留症状。
- 可能因为关节囊或关节内粘连或咀嚼肌功能紊乱。

| 姿势 |

患者	坐在镜子前面，颞下颌关节处于放松休息位。
治疗师	站在患者后面。
手接触点	治疗师将手放在颞肌上，手指朝下，拇指覆盖颧弓。治疗师的手和拇指稳定患者头部。左侧示指通过颞下颌，平行于下颌骨，正好位于下颌骨后缘。左侧第 3 指和第 4 指位于下颌角以上，下颌支的后缘。右手的手指可以和左侧的手放在相同的位置，或者将示指和中指放在下颌的侧面，即咀嚼肌前缘前面（图 4.2）。

| 应用指导 |

此技术在以下情况的应用：

- 当开口时，颞下颌关节向左侧偏移，并伴有 ROM 受限和左侧颞下颌关节疼痛。
- 在张口和附属运动测试中，左侧下颌头前滑受限而右侧的下颌头前滑过度。
- 左侧下颌头位于下颌窝的稍后方。
- 下颌头向左横向移动，这时可以在左侧触及下颌窝处向外突出的左下颌头，而右侧的下颌头在下颌窝处向内凹陷。
- 使用该技术的目的是当患者完全张口时，保持中立位或者保持颞下颌关节结构之间正确的（或称为慢性关节紊乱中的"最佳可能"位置）解剖关系。
- 通过侧向移动下颌纠正下颌头横向错位。在向前滑动受限侧施加一个向前滑动的力，并且控制非受累侧的关节避免其向前过度滑动。

- 如果闭口没有问题，可以让患者做轻轻咬紧并且放松下颌几次以减轻肌肉紧张。
- 左手示指的掌侧轻轻地向右侧滑动下颌，纠正下颌头的横向位移。
- 维持该姿势，嘱患者张口，此时治疗师左手第 3 和第 4 指对左边的颞下颌关节施加一个向前滑动的力（沿着上关节的治疗平面指向前下方），而右手的手指则防止右侧的颞下颌过度往前滑动。在开口时，合力的作用保持下颌处于中线上。
- 在开口末端，患者自行用手在下颌处加压，但是不要产生横向偏移。当患者结束加压和闭口时都要保持下颌处于中线位置。
- 通过用手固定下颌，患者可以帮助控制偏移中线的量并且同时加压。
- 做 3 次后重新评估。6 次为 1 组，2～3 组重复后，往往在独立运动中产生显著的变化。

备注

- 对非反复性紊乱，技术应用不当可能会造成关节永久性损伤。
- 在活动度减小的关节处可能会有拉伸的感觉，但与所有 MWM 技术一样，不应在治疗中出现疼痛。
- MWM 技术保护正常或过度活动的关节，同时也允许受限关节做相当大的活动。
- 重要的是，要用刚好足够的力量来控制相对正常或活动过度的 TMJ 的活动，应用该技术时如果后方的力过大，可能会引起疼痛，特别是在盘后组织敏感时。
- 如果在活动过度或活动受限的关节内存在弹响，应用该技术将会使弹响明显减轻或使其消除，甚至长期消除弹响。
- 随着技术的不断重复，控制异常活动所需的工作量往往会减少。
- 如果咀嚼肌产生的肌力过大难以控制，那么在应用 MWM 之前应该先采用一些针对减轻肌肉过度活动的技术。
- 镜子非常有用，治疗师和患者可以用它来监测下颌骨的运动。患者在进行家庭练习时也要准备一面镜子。
- 如果不能保持正常的运动轨迹，那么必须将动态关节松动术的 ROM 限制在可控制范围内。
- 必须告知患者避免在施加范围末端加压时向后推下颌。
- 一旦获得良好的活动范围，患者就可以应用自我松动技术来训练（对于活动受限和张口伴随疼痛的家庭 MWM 练习或"尖叫牵伸"MWM）。
- 如果活动限制是由中至重度关节紊乱引起的，那必须先使用治疗内部紊乱的 MWM 技术（减少内紊乱导致张口受限的 MWM 技术），或使用其他减轻的技术如 Okeson（2013，p.325）描述的技术。

注释

sit L TMJ Med gl/Ant-inf gl MWM Depr+OP ×6（3）

sup ly L TMJ Med gl/Ant-inf gl MWM Depr+OP ×6（3）

sit L TMJ self Med gl/Ant-inf gl MWM Depr+OP（partner）×6

替代 / 调整

　　该技术还可以在仰卧位进行。在某些情况下，治疗师和患者在这个位置更容易控制运动的组成部分。

　　当严重或持续的受限或疼痛已被治疗师解决（用 MWM 或者其他方法）后，该技术可作为一个家庭锻炼来进行（图 4.3）。作为家庭训练，患者面对镜子坐着，手指向上，拇指的远端指间关节放在下颌角，小鱼际和大鱼际隆起、放在下颌支的边缘，示指接触到耳前上方。可以轻轻用手托住下颌，也可以通过让双臂向下使力得到一个轻柔的拉力。如果要求更大的力，可以主动施加拉力。用手对 TMJ 轻柔地施加适当的松动。患者通过用手施加适当的压力，主动开口并将运动轨迹保持在中线位置。同时需要另外一个人在运动范围末端加压。

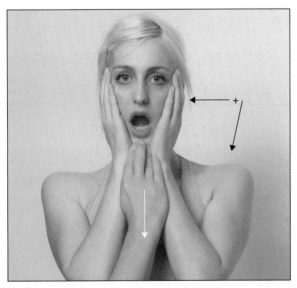

图 4.3

疼痛导致的张口受限 MWM，家庭练习——白色箭头指示 MWM 的生理运动成分方向，黑色箭头指示附属运动成分方向

"尖叫牵伸" MWM：张口疼痛和活动受限的家庭练习

4

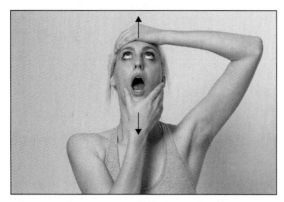

图 4.4

对张口受限并疼痛的"尖叫牵伸" MWM 技术，家庭练习

- 下颌放松，面对镜子坐着，患者一只手托住下颌，另一只手水平放在前额（图 4.4）。
- 张口到舒适的范围末端，用手按着下颌保持这个姿势。
- 然后患者眼睛向上看的同时主动活动上颈椎，以使下颌进一步打开。
- 额头上的手在颈椎伸展末端轻柔加压并维持 2～3 秒。
- 保持牵伸 2～3 秒后，患者向下看，低头关闭下颌，然后放开放在下颌的手并完全闭口。

适应证

由于内部组织粘连或者肌肉功能障碍导致的张口受限（伴随或不伴随疼痛）和小幅度的侧向偏移。

姿势

患者	面对镜子坐着，颞下颌关节处于放松休息位。
患者手的位置	一手放在下颌骨上，使虎口的最深处正好顶在下颌的中线上，示指外缘正好放在下颌骨一侧的边缘，拇指内缘放在下颌骨另一侧的边缘。另一手水平放在额头上。

应用指导

- 舌尖轻抵硬腭，尽可能地主动张口。张开不超过 20mm。
- 达到这个角度后，舌的位置降低并且下颌打开到舒适的范围末端。
- 下颌上的手用来矫正侧向移位。
- 如果运动不能保持在中线上，不要进入 MWM 的下一阶段。
- 当张口达到终末端时，放在下颌上的手停留在这个位置。
- 然后患者眼睛向上看，主动伸展上颈椎，以便于进一步打开下颌。
- 如果没有疼痛产生并且这个运动仍然保持在中线上，放在额头上的手伸展末端就在颈椎伸展活动度末端轻柔加压。
- 此牵伸持续 2～3 秒，然后患者向下看，低头闭合下颌。
- 当头低到起始位置时，患者放开下颌上的手，并完全闭口。
- 重复该牵伸 3～4 次，如果下颌受限的原因是内部组织粘连，可以每天重复 2～3 组，每组重复 3～6 次。

备注

- 必须指导患者避免在末端加压时向后推下颌。
- 如果患者有颈椎问题，需要在用此技术前进行治疗。
- 此技术利用上颈椎的伸展产生真正的末端范围牵伸，而仅通过张口是无法达到这个活动范围的。这可以被看作是 MWM 治疗因疼痛导致张口受限的家庭训练的晋级标准。
- 如果这是可复性的关节紊乱，先用治疗内部紊乱的 MWM 技术减轻症状（用于治疗可复性内紊乱导致张口受限的 MWM 技术）。

注释

 sit bilat TMJ self Scream stretch×3sec（3）

替代 / 调整

　　如果在张口时很难控制不偏离中线，其他 MWM 技术比如治疗因疼痛导致张口受限的 MWM 可能更合适。

闭口疼痛 MWM

技术一览

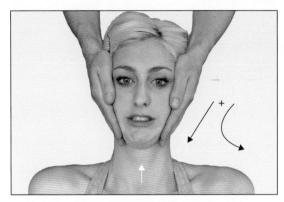

图 4.5

闭口疼痛 MWM——白色箭头指示 MWM 的生理运动成分方向，黑色箭头指示附属运动成分方向

- 治疗师将双手掌放在患者头的两侧，手指放在下颌上，指尖指向下方（图 4.5）。
- 治疗师用手掌稳定头部，当患者下颌闭合紧咬时，治疗师手指的近端部分将下颌骨恢复到舒适的下颌闭合位置。
- 可以对下颌头做任何方向上的细微调整，直到找到运动无痛的位置为止。这可能包括内侧或外侧平移、前后平移和内外旋转。
- 当松动的外力已经应用并保持，要求患者稳固的闭合下颌，如果咬合正常并且无痛，患者可以通过轻轻地紧咬来加压。

适应证

闭口疼痛伴或不伴急性错位咬合。该技术用于因肌肉功能障碍或急性颞下颌关节紊乱引起的错位咬合，但不适用于牙列畸形引起的错位咬合。

姿势

患者	仰卧位或坐位面对镜子，颞下颌关节呈休息位。
治疗师	如果患者采用仰卧位，治疗师站在患者头侧，如果患者坐位则治疗师站在椅子后方。
手接触点	手掌放在头的两侧保持放松，手指在下颌，指尖指向下方，第 4 指放松地放在下颌支后面。

应用指导

- 治疗师用手掌稳定患者的头部，当患者紧咬牙时，治疗师用手指的近端将下颌骨恢复到舒适的下颌闭合位置。
- 对疼痛的关节，可在任何方向上松动下颌头，以达到闭合无痛，咬合舒适。这可能包括内侧或外侧平移、前后平移和内外旋转。
- 可以尝试下颌头在任何松动方向上的细微变化，直到找到运动无痛的位置为止。
- 松动方向要遵照上下颞下颌关节的治疗平面。
- 当用外力进行松动时，要求患者更稳固地闭合下颌。
- 如果咬合正常并且无痛，患者可以通过轻轻地紧咬牙来进行终末端加压。
- 作为一个试验性治疗，每组 3 次做完 2 组后，重新评估下颌闭合。
- 如果试验治疗成功，再进行 2 ～ 3 组，每组 6 次。

备注

- 如果下颌闭合疼痛与急性错位咬合相关，疼痛缓解的位置应与恢复舒适的"正常咬合"相一致。
- 该技术要求松动力与加压的压力最小（有治疗效果的最小压力）。
- 如果患者闭合下颌时疼痛发生在颞下颌关节后方，这可能是由于下颌头进入了使其疼痛的盘后组织（Okeson，2013，p.249）。
- 为了防止发生这种疼痛，当患者慢慢闭口时，治疗师放在疼痛侧的手指在下颌窝稍向前移动左下颌头（小于 1 mm）。当患者缓慢地闭合下颌时，治疗师施加足够的压力来防止下颌头后移到使其疼痛的盘后组织中。
- 颞下颌关节 MWM 技术往往只需要很小的位置修正，特别是在治疗病因为牙齿的急性错位咬合患者时。

注释

sit L TMJ Med gl/Ant-inf gl MWM Occl or El×6（3）

sup ly L TMJ Lat gl/Post g MWM Occl×6（3）

sit L TMJ self Ant-inf gl/ER MWM Occl×6

替代 / 调整

如果咬合差或牙齿疼痛，患者可以在闭口时应用压舌板或颌垫，但要注意有时候单独应用颌垫或压舌板（无应用 MWM 技术）也会使运动无痛。

如果对侧的关节有症状，可能需要应用轻柔的向前的推力来阻止下颌头进入关节后部疼痛的部位。

该技术可以作为一个家庭锻炼来进行（图 4.6）。患者的手分别放在下颌两侧，使拇指末节轻松地放在下颌支处，拇指的指间关节在下颌角处，下颌骨的下边缘在大小鱼际隆起之间。这样手指指向后上方，示指通过颞下颌关节。患者用左手将下颌略向前下方移动，同时用右手防止右侧下颌髁突在关节窝处向后移动。然后，患者需要遵循治疗师的技术指南，使下颌闭合时不产生疼痛。对急性症状，最初的家庭训练需要每天进行 6 次，每次 6 个松动动作，随着病情的改善逐渐降低频率。

慢性症状，家庭锻炼可作为维持技术每周进行 3 ~ 4 次。如果疼痛在进食闭口时发生，应该在每顿餐前进行 1 组 6 次的自助关节松动。如果咀嚼时发生疼痛，患者可以在下颌支处应用温和的向前或侧向的压力。

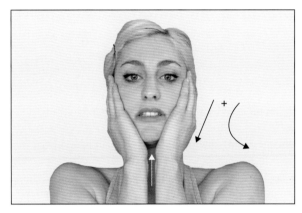

图 4.6
闭口疼痛 MWM 家庭练习——白色箭头指示 MWM 的生理运动成分方向，黑色箭头指示附属运动成分方向

临床推理精要

由于颈椎也能够产生类似的症状和体征，所以在疑诊颞下颌关节受累的病例中，对患者疼痛来源的鉴别诊断往往是困难的。由于颞下颌关节和颈椎之间的紧密的生物力学和神经生理学的关系，以及颈椎也是导致患者的临床症状的潜在因素，问题变得更加复杂。事实上，在某些情况下，两者都可能是病因。所以，重要的是，如果治疗颞下颌关节问题要常规检查颈椎，治疗任何潜在的可能与口面部问题相关的因素。此外，由于颈椎和面部区域的生物力学和神经电生理的重要联系，进行颞下颌关节 MWM 技术时，同样重要的是要确保脊柱维持在中立的姿态。这种谨慎的做法将有助于不断确定两个结构的相互影响，并对其进行合适的管理。

证据等级

目前还没有明确的临床试验，并且只有一个病例分析报道了颞下颌关节的 MWM 疗效或影响。在这个案例中，病例组是 15 例颞下颌关节紊乱患者，对他们进行胸椎和颈椎手法治疗、扳机点干针疗法和颞下颌关节 MWM 技术，在进行的 2 个月中有一个重大的改进，在 100mm 的疼痛严重度的视觉模拟量表中有 36.1mm 的改善（Gonz á lez-Iglesias et al., 2013）。这个病例强调了可能需要针对脊柱和颞下颌关节同时治疗的观点。

（李飞 译）

参考文献

Broton, J.G., Sessle, B.J., 1988. Reflex excitation of masticatory muscles induced by algesic chemicals applied to the temporomandibular joint of a cat. Arch Oral Biol. 33, 741–747.

Eriksson, P., 2000. Co-ordinated mandibular and head-neck movements during rhythmic jaw activities in man. J Dent Res. 79 (6), 1378–1384.

González-Iglesias, J., Cleland, J.A., Neto, F., Hall, T., Fernández-de-las-Peñas, C., 2013. Mobilisation with movement, thoracic spine manipulation, and dry needling for the management of temporomandibular disorder: A prospective case series. Physiother Theory Pract. 29 (8), 586–595.

Jansiski-Motta, L., Santos Fernandes, K.P., Mesquita-Ferrari, R.A., Biasotto-Gonzalez, D.A., Kalil Bussadori, S.K., 2012. Temporomandibular dysfunction and cervical posture and occlusion in adolescents. Brazil J Oral Sci. 11 (3), 401–405.

Lund, J.P., Olsen, K.A., 1983. The importance of reflexes and their control during jaw movements. TINS. 6, 458–463.

Okeson, J.P., 1995. Bell's Orofacial Pains. Quintessence, Carol Stream Illinois.

Okeson, J.P., 2003. Management of temporomandibular disorders and occlusion, fifth ed. Mosby Year Book Publications, St Louis.

Okeson, J.P., 2013. Management of temporomandibular disorders and occlusion, seventh ed. Elsevier, St Louis.

Oliver, M.J., 2011. Temporomandibular joint function: An open and shut case. In: Vicenzino, B., Hing, W.A., Rivett, D., Hall, T. (Eds.), 2011. Mobilisation with Movement: the Art and the Science, Churchill Livingston Elsevier, Edinburgh.

Smith, A.M., 1981. The co-activation of antagonistic muscles. Can. J. Physiol. Pharmacol. 59, 733–747.

Stohler, C., Yamada, Y., Ash, M.M., 1985. Antagonistic muscle stiffness and associated reflex behaviour in pain-dysfunctional state. Helv Odontol. Acta 29, 719–726.

Vicenzino, B., Hing, W.A., Rivett, D., Hall, T., 2011. Mobilisation with Movement: the Art and the Science. Elsevier, Sydney.

Yamada, K., Tsuruta, A., Hanada, K., Hayashi, T., 2004. Morphology of the articular eminence in temporomandibular joints and condylar bone change. J Oral Rehabil. 31 (5), 438–444.

Zafar, H., 2000. Integrated jaw and neck function in man. Studies of mandibular and head-neck movements during jaw opening-closing tasks. Swed Dent J. Suppl. 143, 1–41.

Zafar, H., 2006. Impaired positioning of the gape in whiplash-associated disorders. Swed Dent J. 30, 9–15.

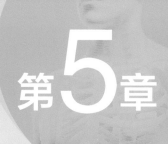

第5章

肩关节

肩关节的治疗技术

引言

Mulligan 的 MWM 概念是在评估症状变化时运用持续的滑动作用于关节的组成部分，使其可以很好地应用于复关节（multi-segmen），例如肩关节。这可能会在管理肩关节问题的临床医师中产生共鸣，因为他们要频繁地处理相关问题，比如物理检查和诊断测试可疑的有效性（Hanchard，Lenza，Handoll & Takwoingi，2013）、对潜在病理的理解不足，以及有效治疗的证据不足（Lewis，2008）。

有趣的是，隐藏在 MWM 中改善症状的途径已经被 Lewis 提倡为克服诊断、病理和治疗选择难题的独立手段（Lewis，2008）。这一领域 Mulligan 方法的核心是为医师提供治疗选择和修改的范围。举例而言，一名手臂上抬的患者可能在脊柱、肩胸关节、肩锁关节或者胸锁关节上还有一个主要的问题，而不应只诊断为盂肱关节功能障碍。

决定处理肩关节哪个部位，通常需要根据临床推断和信息收集（病史、部位、症状类型）及查体。Mulligan 技术成为体格检查的一部分，不仅可以帮助确认哪些关节需要治疗，也可以清晰地表明哪种徒手操作和锻炼更可能有益于患者。这种方法与肩胛骨动力异常的共识相一致，共识推荐在徒手矫正肩胛骨位置的同时观察症状和运动的改变（Kibler et al.，2013）。任何肩胛骨的检查（如肩胛骨动力异常测试、翼状肩胛、倾斜肩胛和内旋测试、肩胛骨侧向滑移测试）和肩关节功能障碍并没有良好的联系（Wright，Wassinger，Frank，Michener & Hegedus，2013）。这进一步支持了临床医师应该加强运用 MWM 技术，在疼痛或症状减轻的关节动作的基础上改进，而不是基于先入为主的肩胛骨动力异常。

MWM 的运用及对改变症状的动作的观察很有可能是个体化的（尤其是活动度大的肩关节）。一方面，正如荟萃分析显示（Timmons et al.，2012），上臂抬高的平面、角度、观察到的活动类型、不同的人群和肩关节情况都会影响肩胛骨动力学。其次，一项研究 142 名从事重复性过肩活动的体育项目的高校运动员的报道称（Tate et al.2008），肩胛骨复位测试（强调肩胛骨向后倾斜并外旋但是避免完全后缩）在 46 名运动员中（占比 47%）可以显著缓解肩关节撞击测试（如 Jobe，Hawkins-Kennedy，Neer 测试）的症状。在没有针对个体运动员定制肩胛骨复位测试的情况下，症状的反应成功率是 47%。据此推断，如果临床医生基于个体运动员定制改进肩胛骨复位测试，成功率可能会更高。

运动中症状的变化将会指导临床人员应用 MWM 技术，Mulligan（2003）在报道中提出，对用于肩胛骨的 MWM 技术而言，值得一提的是，应用肩带下沉、肩胛骨下回旋、内收和外旋之后作用将会持续。在手臂上抬过程中，盂肱关节通常在关节盂平面向后侧方滑动（关节盂定位于胸椎、肋骨和肩胛骨骨性形状有关）。肩锁关节滑动的最佳定位是向下向后。Mulligan 推测，每一次进行 MWM 滑动，轴向骨骼–胸廓–肩胛骨–肱骨的生物力学效率将有所恢复，从而恢复或者允许更多正常的无症状的肩肱节律。

肩锁关节

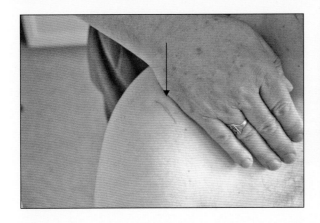

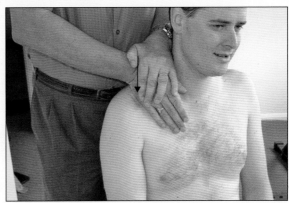

图 5.1
手的放置

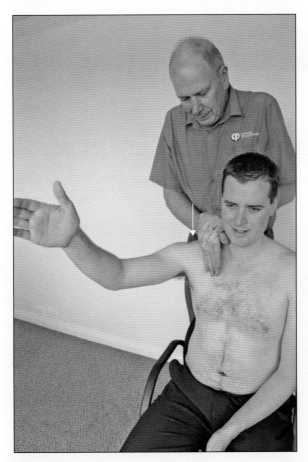

图 5.2
屈曲 / 抬高

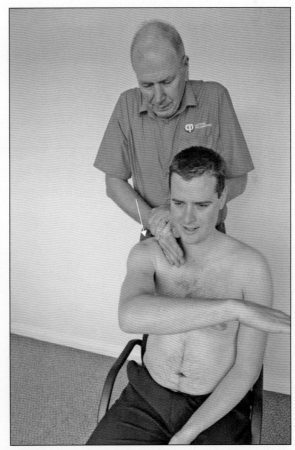

图 5.3
水平内收

- 患者坐于支撑良好的椅子上，上臂放松，置于体侧。
- 运用向尾部和（或）向后的滑动到达锁骨外侧段。
- 滑动使患者持续主动作用于先前受限或疼痛激惹的方向（这些方向可能是肩关节前屈、抬高、手置于背后或水平内收）。
- 患者用另一手进行无痛加压。
- 见图 5.1 ～ 5.5。

5

适应证	

由于肩锁关节疼痛或僵硬造成的肩关节活动受限（尤其是屈曲、手置背后及水平内收的终末端）。

禁忌证	

全肩关节成形术、锁骨粉碎性骨折及明显的关节不稳是绝对禁忌证。

姿势	
患者	坐于支撑良好的椅子上。
治疗部位	上肢放松，置于体侧。
治疗师	站在患者患侧后方。
手接触点	治疗师操作手的小鱼际置于患侧锁骨侧方的终末端，另一手压在该手之上以加固。

应用指导

- 治疗师腕关节尺偏向下或向后施加压力作用于患者锁骨外侧末端。
- 患者肩关节运动（使用动力）并尽可能地到达肩前屈 / 上抬或水平内收范围的终末端。
- 治疗师持续滑动并允许正常的肩关节运动。
- 确保关节松动始终是无痛的。
- 使用泡沫衬垫避免不适。
- 治疗师远离患者肢体站立，避免上肢接触。
- 如果患者不能快速运动上肢，可以运用被动无痛减压获得终末端活动度。
- 治疗师的接触和滑动必须获得松动并且不能妨碍患者肩关节的运动。
- 重复此技术 3 次 / 组，3 组 / 节。

备注

治疗师施加向下 / 向后的力量导致了肩锁关节的松动。在肩关节运动中期待感受操作手下的捻发音。

注解

sit R ACJ Inf gl MWM F×6

sit R ACJ Post gl MWM Ab×6

sit R ACJ Inf gl/Post gl MWM HF×6

sit R ACJ self Inf gl/Post gl MWM El×6（3）

sit R ACJ self strap Inf gl/Post gl MWM El×6

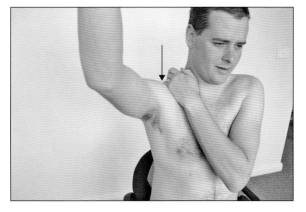

图 5.4

肩关节上抬的自助治疗

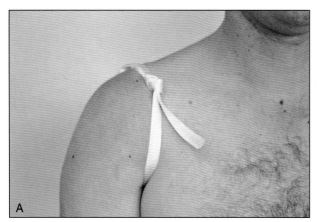

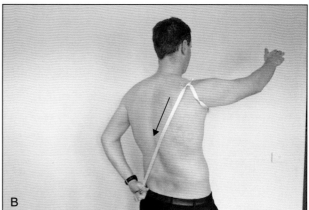

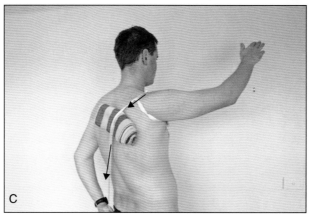

图 5.5

利用治疗带进行肩关节上抬的自助治疗

替代 / 调整

　　患者可以将手掌小鱼际置于锁骨外侧端，伸到对侧进行自助治疗（图 5.4 和 5.5），或者买一条窄的自助式 SNAG 治疗带，放在锁骨外侧端。患者抓住来自身后的治疗带或者直接用手抓住锁骨。当抓住锁骨时，患者将会用患侧做同样快速屈曲动作来达到屈曲终末端活动范围。这项练习应该是无痛的。

肩带 MWM

肩胛骨和锁骨下沉、回缩、下回旋及肩带上抬中的肩胛骨趋近

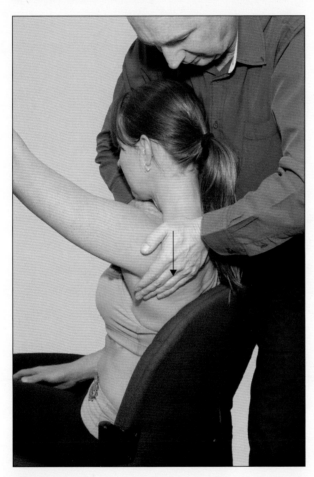

图 5.6
肩关节无助手 MWM

- 患者坐在椅子上，手放身侧。
- 治疗师站在患者健侧，一手放在患者锁骨中间外 1/3 处，另一手的大鱼际和拇指放在肩胛冈的外端。
- 治疗师用手在肩胛冈上向下、内收并且限制上回旋。
- 锁骨和肩胛骨在治疗师的两手之间靠近，治疗师双手纠正翼状肩胛并促进形成更合适的肩胛 – 胸壁关系（图 5.6）。
- 患者现能在肩胛骨平面在屈曲、外展或上抬运动中主动提高上肢。
- 见图 5.6 ～ 5.8。

适应证

肩关节上抬即外展、屈曲或肩胛运动时疼痛和（或）活动受限，或者患者表现出肩锁关节的阳性症状（如水平内收出现疼痛）。

姿势

患者	坐于椅子上或凳子上。
治疗部位	上肢放松，置于体侧。
治疗师	站在健侧。 治疗师的助手站在患者前面。
手接触点	如果将这项技巧用于左侧肩胛带，治疗师伸手越过患者的上半身，将右侧掌根置于锁骨的中外 1/3。 左手的大鱼际和手指置于肩胛冈的最外端。

操作指导

- 治疗师将左手鱼际置于肩胛冈上，推肩胛骨的最外端向下（纠正抬高和上回旋）及回缩（纠正前伸）。
- 锁骨和肩胛骨在治疗师的两手之间靠近，治疗师用双手减小肩锁关节角度的同时纠正翼状肩胛。
- 每个方向要求的运动通常是最低限度并且只需要轻微的力量。
- 做了这些矫正后，患者将会被要求通过屈曲、外展或者"肩胛上抬"主动抬高其上肢（图 5.6）。
- 所有的纠正手法持续至手臂回到最初的位置。
- 这项技术通常需要做细微的力量调整（一个方向上力量多一点，其他方向上力量少一点）使效果最大化。
- 如果可以，治疗师最好有助手。
- 在这个案例中（图 5.7，选项 1）助手将右手掌根置于肩胛外侧缘的前面，以协助纠正上回旋及前伸，左手在肘关节周围扣住手臂，使肱骨相对于关节盂向后移位。盂肱关节重新归位是通过运动全程和肱骨干保持良好对线实现的。
- 助手也可以在活动终末端加压。
- 或者，助手用两手沿着肱骨干所在的直线向后滑动（图 5.8，选项 2）。
- 主动活动严重受限时，也可能被动地活动肩关节。
- 手和锁骨之间可以使用泡沫衬垫，因为该部位经常有触痛。

备注

- MWM 用于肩胛骨平面的运动通常是肩关节疼痛受限急性期的最佳选择。
- 初次治疗时有助手帮忙能使治疗更高效，但通常会很快进展到四点支撑位。
- 这项技术很重要的一点是要持续地维持肩胛骨位置直至回归到初始姿势。
- 如果运用技术时患者无痛，一般首次治疗上限为 6 次。随后的治疗为 3 ～ 5 组，每组 6 ～ 10 次。
- 这项技术通常对由于盂肱关节功能障碍造成的肩关节外展、屈曲受限疼痛有效。从肩关节的急性期到长期疼痛受限皆可运用。

注解

sit L Scapulothoracic Inf gl/Med gl/ER/Comp MWM F×6

sit L Scapulothoracic Inf gl/Med gl/ER/Comp MWM Ab×6

sit L Scapulothoracic Inf gl/Comp+Post gl GH/Scap Med gl/ER MWM F+A+OP（A）×6（3）

sit L Scapulothoracic Inf gl/Med gl/ER/Comp+Post gl GH MWM F+A+OP（A）×6（3）
最需要被强调的滑动放在注释的首位。

替代／调整

上肢上抬的平面可以细微变动。如果在受限角度内则难以做到无痛上抬，先在略微不同的平面做 MWM，当运动轻松以后，再在原来受限的平面尝试 MWM。

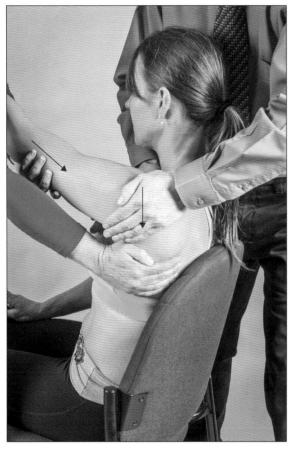

图 5.7
助手协助下肩带 MWM——选项 1

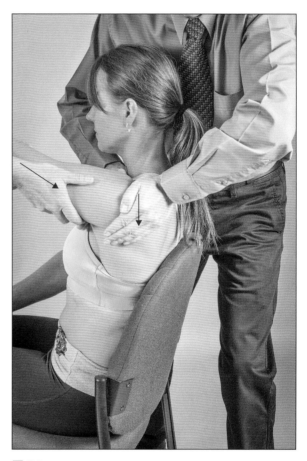

图 5.8
助手协助下肩带 MWM——选项 2

四点跪位下肩带 MWM

四点跪位下，肩关节屈曲、外展、上抬伴肩胛骨与锁骨下沉、回缩、下回旋及肩胛骨趋近

技术一览

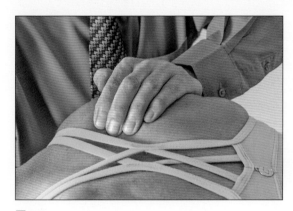

图 5.9

肩胛骨处手的放置

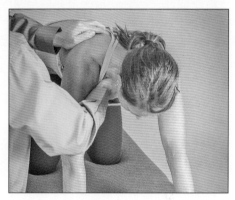

图 5.10

四点跪位下肩带处手的放置

- 患者取四点跪位。
- 治疗师将手放在患者肩胛骨上，并加压、回缩、下回旋肩胛骨。
- 当肩胛骨达到此位置时，锁骨和肩胛骨在治疗师两手之间靠近，以减小肩锁关节的角度。
- 当治疗师维持此肩胛骨位置时，嘱患者向足跟方向坐下，双手保持在治疗床上，以屈曲肩关节。
- 患者通过向手部倾斜，间接地让肱骨头相对于关节盂处向后滑动。
- 患者返回到最初位置并重复这项运动。
- 如果首次治疗无痛，重复 6 次即可。后续治疗可有 3 ～ 5 组，每组 6 ～ 10 次。
- 见图 5.9 和 5.10。

适应证

肩关节外展、屈曲、上抬疼痛和（或）活动受限

姿势

患者	治疗床上四点跪位。
治疗部位	肩关节屈曲至 90°。
治疗师	站在患侧，面对患者。
手接触点	针对右肩，治疗师右手穿过肩关节上端放在患侧左侧锁骨的内侧。 左手手掌和小鱼际放在肩胛骨的外侧缘，手指勾住肩胛骨外侧缘以抓住肩胛骨。

运用指导

- 治疗师将左手放在肩胛骨上使其下沉、回缩、下回旋。
- 在此位置下，锁骨和肩胛骨在治疗师两手之间靠近，治疗师用双手减小肩锁关节的角度，纠正过多的翼状肩。
- 治疗师纠正好姿势后，嘱患者向足跟方向坐，同时双手放在治疗床上，使肩关节屈曲运动。
- 患者通过向手部倾斜，间接地让肱骨头相对于关节盂向后滑动。
- 患者返回到起始位置并重复这项运动。
- 首次治疗，如果无痛，重复 6 次即可。后续治疗时可以 3 ～ 5 组，每组 6 ～ 10 次。
- 治疗师手和患者锁骨之间可以垫上泡沫衬垫，因为该部位会经常触痛。

备注

患者必须主动、充分运动髋关节和膝关节。

注释

4 point kneel L Scapulothoracic Inf gl/Med gl/ER/Comp MWM F×6（3）

替代 / 调整

为实现手法的完全无痛，要在不同的滑动中进行细微的变动。

如果患者不能采取四点跪位及屈髋屈膝，可以改进这项技术，让患者站在治疗床边，手放在治疗床上。

活动受限：手置背后

向下滑动的 MWM 以恢复受限的内旋 / 伸直和内收（手置背后）

技术一览

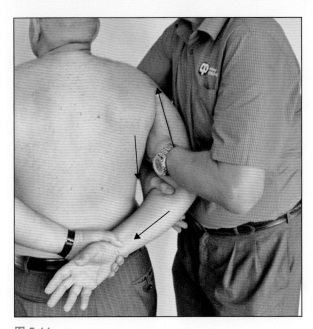

图 5.11
治疗师手的位置

- 患者站位，手摸后背。
- 治疗师用一手稳定肩胛骨，另一手引导肱骨滑动。
- 患者做手摸后背的动作时，治疗师相对于关节盂向尾端滑动肱骨，同时将肱骨头拉离关节盂。
- 见图 5.11 ～ 5.14。

5

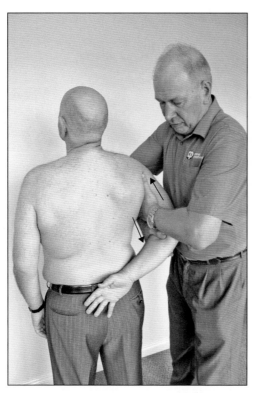

图 5.12

右肩向下滑动 MWM 重获内旋/外旋和内收（手置背后）

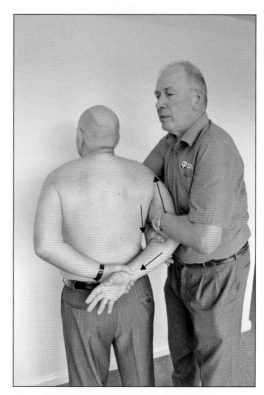

图 5.13

右肩向下滑动 MWM——患者用健侧手加压

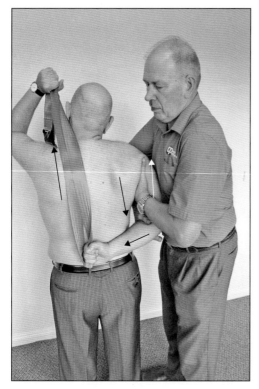

图 5.14

右肩向下滑动 MWM——患者用治疗带加压

适应证

由于疼痛或僵硬导致的肩关节内旋及手置背后运动障碍。

姿势

患者	站立位。
治疗部位	在运动受限或疼痛出现之前，将患者的手置于背后。
治疗师	站在患侧，面向患者。
手接触点	固定手：用左手虎口卡住患者腋下，使肩胛骨稳固在向内上的方向。 滑动手：治疗师用右手虎口卡住患者屈曲的肘窝，手心朝向自身。

操作指导

- 在运动受限或疼痛出现前将患者的手置于背后。
- 治疗师右手沿着肱骨干将肱骨头在关节盂内向下滑动。
- 治疗师协助患者摸背，可以摸得更高。治疗师用腹部推患者背后的手臂，创造肩关节内收和关节分离。
- 在 MWM 技术中全程维持肱骨向尾端的滑动。
- 1 组 6 ～ 10 次，每次治疗 3 ～ 5 组。

备注

- 患者可以协助运动并且最终用另一手加压。
- 患者也可以两手抓住治疗带，健侧拉住患侧进一步做手摸后背的运动。

注解

st L R Sh Inf gl/E/Ad MWM HBB×6

st L R Sh MWM Inf gl/E/Ad MWM HBB+OP（belt）×10（3）

活动受限：手置背后

使用治疗带加速向下滑动的 MWM 以恢复内旋／伸直和内收（手置背后）

技术一览

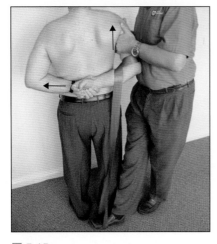

图 5.15
治疗带摆位

- 患者站位，在运动受限前手摸后背。
- 治疗师双手重叠，固定住肩胛骨，并用治疗带绕住患者前臂／肱骨和治疗师的脚，将肱骨向尾端滑动。
- 使用这项技术的目的是在手摸后背时将肱骨头在关节盂处向尾端滑动。
- 见图 5.15。

适应证

由于疼痛或僵硬导致的肩关节内旋及手置背后运动障碍。

姿势	
患者	站立位。
治疗部位	患者手置背后，在没有疼痛和活动受限情况下，屈肘至 90°。

治疗带位置	治疗带呈"8"字形，绑在前臂近端和肱骨远端，环形带距离地面 6cm 以上。
治疗师	站在患侧，面向患者。
手接触点	固定手（两手）：双手在腋窝处重叠抵抗肩胛骨外侧缘。
治疗带位置	治疗带呈环形，绕住患者前臂 / 肱骨，倾斜向下。治疗师脚跟踩地，前脚踩在治疗带里。

操作指导

- 在运动受限或疼痛出现前将患者的手置于背后。
- 治疗带呈"8"字形，一部分绕在患者的前臂和肱骨远端，靠近肘关节。环形带需要足够长，距离地面 6cm 以上。治疗师把他们的前脚掌置于环形带中，脚跟放在地上。跖屈踝关节创造治疗带的张力，进而将肱骨向尾端滑动。
- 两手固定肩胛骨，使肱骨在关节盂处向尾端滑动。
- 当维持尾端滑动时，患者在无痛前提下尽可能向上摸背。
- 患者的另一手可以抓住另一条治疗带或双手握住毛巾加压。
- 治疗师腹部抵住患者上肢，通过加压使关节分离。
- 1 组 6 ～ 10 次，每次治疗 3 ～ 5 组。

备注

- 如果患者手摸后背严重受限，最好使用替代的内旋 MWM。
- 一旦患者至少可以达到骶骨的顶端，可以更换技术以获得更大的范围。

注解

st R Sh belt Inf gl/E/Ad MWM HBB×6

st R Sh belt Inf gl/E/Ad MWM HBB+OP×10（3）

st R Sh belt Inf gl/E/Ad MWM HBB+OP（towel）×10（3）

MWM 用于肩屈曲 / 肩胛平面运动 / 外展和（或）上抬

坐位半程关节松动——后外侧滑动

技术一览

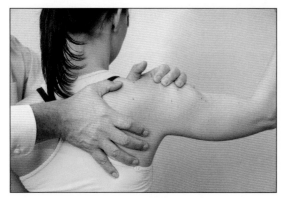

图 5.16
肩关节后外侧滑动伴外展（后面观）

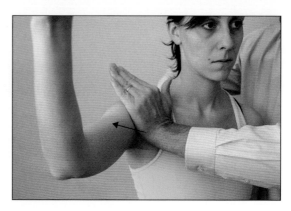

图 5.17
肩关节后外侧滑动伴外展（前面观）

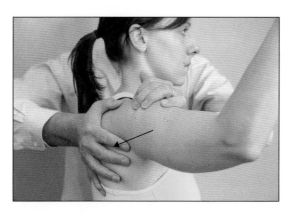

图 5.18
肩关节后外侧滑动伴外展（侧面观）

- 患者取坐位
- 治疗师站在患者健侧，一手放在肩后稳定肩胛骨。
- 另一手让肱骨头沿着关节盂平面向后外方滑动。
- 持续滑动时，患者在外展平面主动抬高手臂。
- 见图 5.16 ～ 5.18。

适应证

盂肱关节主动外展或上抬时疼痛及活动受限。

姿势

患者	端坐位。
治疗部位	上肢放松，置于体侧。
治疗师	站位，在患者健侧。
手接触点	固定手：放在患者背部稳定肩胛骨。注意使肩胛骨稳定而不是固定。正常的肩胸节律是允许发生的。 滑动手：越过患者胸部，鱼际置于肱骨头处。注意不要撞击喙突。

应用指导

- 在滑动之前首先确认激惹动作一直会引发症状（例如上抬上肢）。
- 运用在关节盂处无痛直接向后外侧的滑动。松动的力量必须充分，使肱骨头在关节盂处重新调整，松动本身是无痛的而且可以改善在上臂无痛上抬时的功能。
- 持续向后外侧滑动时，只要求患者在肩胛骨平面或者引发症状的冠状面外展。首次重复时，肘关节屈曲，以减少杠杆力量。杠杆阻力可以随着敏感性降低而升高。
- 维持滑动至上臂回到起始位置。
- 只要在运用这项技术时，主动无痛范围持续变大及没有潜在的疼痛影响，就可以一组 6 ～ 10 次，每次治疗 3 ～ 5 组。

备注

- 不要阻止正常的肩胸节律，外展期间允许肩胛骨上回旋。
- 随着患者上抬活动范围接近正常终末端，可能需要温和的尾部滑动。
- 除了纠正盂肱关节位置，还需要纠正肩胛骨的位置。可通过放在肩胛骨处的手的滑动进行。例如，肩胛骨前倾或前旋，那就要进行后缩和后旋的纠正。

- 如果上抬无痛活动范围没有变大，尝试不同方向的滑动，从纯粹的向后滑动到向后外侧滑动。松动力量的级别取决于患者症状的反应，可能也需要变动。
- 使用泡沫垫也许能减轻肱骨头处软组织的触痛。
- 在任意一次治疗中，尝试试验不超过 4 次，若都未能引起积极的反应，说明减轻疼痛失败，超过 4 次的试验将会产生反作用。
- 在患者回复到中立位之前不要释放持续的向后外侧的滑动。

注解

sit R GH Post-lat gl MWM El×3

sit R GH Post-lat gl MWM Ab×3

sit R GH belt Post-lat gl MWM El×6（3）

sit R GH ipsi Post-lat gl MWM El×6（3）

sit R GH self theraband Post-Lat gl MWM Ab×3

sit R GH self theraband Post-Lat gl MWM res El×6

RGH Post-lat tape

替代 / 调整

替代抓握：是治疗师站在患者患侧上肢和胸部之间以接触肱骨头。另一手稳定肩胛骨，肱骨头可能被接触的小鱼际推向后外侧。

对有疼痛弧的患者（撞击综合征）而言，可以通过加长阻力杠杆（肘关节屈曲到伸直）进行阻力的进阶，也可以利用手持物体的重力或者弹力带。

这个技术的家庭练习见图 5.19。作为治疗带的替代，弹力带可以缠绕在肩关节和门上。

贴布也许可以用来维持滑动的力量，作用于肱骨头，见图 5.20。贴布从肱骨头的前面穿过肩峰侧面到达肩锁关节，终止于肩胛下缘。随后治疗师滑动肱骨头。注意最初不要贴太紧，因为肱骨头处的皮肤容易破损。

坐位半程关节松动——家庭练习 / 自助式 MWM

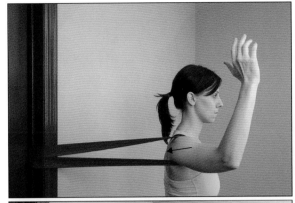

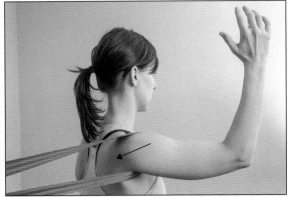

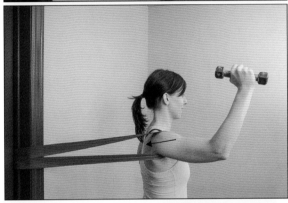

图 5.19
利用治疗带进行肩关节外展自助式肩关节后外侧滑动

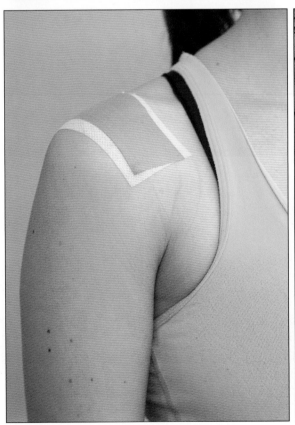

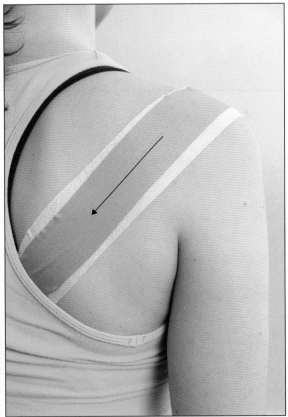

图 5.20
肩关节后外侧滑动的贴扎技法（前面观和后面观）

坐位半程关节松动——利用治疗带向后外侧滑动

技术一览

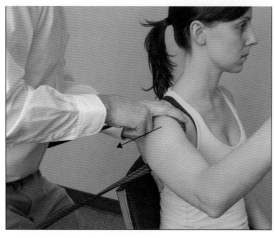

图 5.21

盂肱关节后外侧滑动伴肩胛骨水平运动（侧面观）

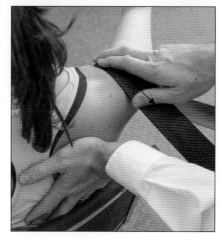

图 5.22

肩关节后外侧滑动 MWM 特写

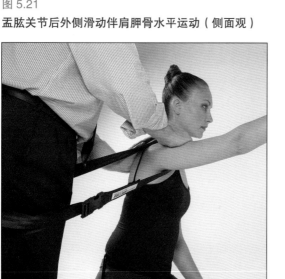

图 5.23

负重肩关节后外侧滑动

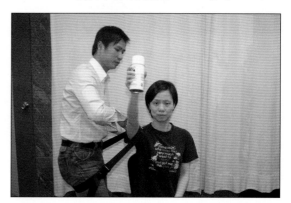

图 5.24

治疗师转移重心时确保治疗带不会压迫患者腋窝

- 患者坐位，身体靠在椅子上，上肢放于体侧，屈肘。
- 治疗师使用治疗带在盂肱关节处向后外侧调整肱骨。
- 患者重复肩关节屈曲，上肢向前冲拳。
- 手里负重 1 ～ 2kg 可以提高运动控制。
- 治疗师随着患者的上肢运动，有节律地运动他们的身体，将他们的重心从后背转移到前脚掌，确保治疗带不接近腋窝。
- 见图 5.21 ～ 5.24。

适应证

肩关节上抬运动半程受限（屈曲、肩胛骨水平运动或外展）。

姿势

患者	坐位，背后有椅背支撑。
治疗部位	上肢及需要治疗的肩关节放松，屈肘。
治疗师	站在患者患侧肩关节的斜后外侧。 治疗师后侧手稳定和控制肩胛骨。
手和治疗带的运用	将治疗带沿着结节间沟放在患者盂肱关节的前内侧。治疗带从患者肩关节对角向下绕住治疗师的髋关节或大腿。 治疗师的固定手伸进或伸出治疗带稳定肩关节（图 5.22 和 5.23），确保治疗带不从患者肩关节处滑脱。 治疗师用指尖间控制肱骨头前内侧治疗带的位置。

应用指导

- 治疗师后侧的手控制和稳定肩胛骨，防止后缩和下沉。
- 治疗师用治疗带轻轻地向后倾斜施加轻微的滑动，滑动是在关节盂处向后外侧及轻微向下。
- 患者上肢重复屈曲，向前出拳，肘关节伸直，伴随肩关节屈曲，直至运动受限之前的一个点。此外，肩胛骨平面的运动也可以使用。
- 在重新提高患者具体的表现前，1 组重复 6 ～ 10 次。如果运动改善，再重复 3 ～ 5 组。
- 治疗师在关节的主动运动全程维持滑动，始终允许肩胛骨的运动，随患者运动而移动身体时，保持治疗带不压迫腋窝前壁。
- 肩关节运动增加时，组间治疗需提高肩关节屈曲范围。

备注

- 治疗师在肩胛骨处的手的作用很重要，可以用来控制肩胛骨运动，并提高肩关节运动控制。
- 首选运动是屈曲，但也可以使用肩胛骨平面上抬；避免外展，因为存在肩峰撞击的可能。
- 确保治疗带向下、向后、向侧方拉。这点确保肱骨头在关节盂处不向上拱。
- 确保不使用过多的滑动力量，因为这可能引起过度的后侧滑动和症状加重。

注释

sit R GH belt Post-lat gl MWM El×6

sit R GH belt Post-lat gl MWM F×6

sit R GH belt Post-lat gl MWM Ab×6

sit R GH belt Post-lat gl MWM res F×6（3）

sit R GH self theraband Post-lat gl MWM Ab×6

sit R GH self theraband Post-lat gl MWM res Ab×6

R Sh Post-lat tape

替代 / 调整

一旦患者的活动范围有改善，这项技术就应该进阶到在终末端的 MWM。

坐位半程关节松动——利用治疗带向后外侧滑动

治疗带家庭练习

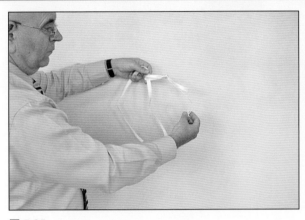 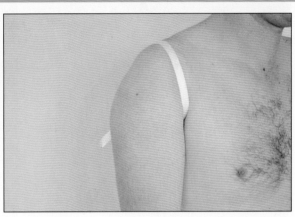

图 5.25
家庭练习

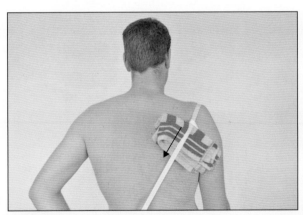 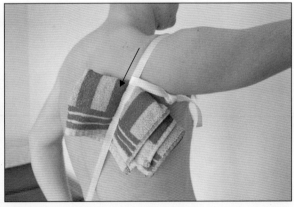

图 5.26
利用治疗带进行肩关节外展的后下滑动（后面观和侧面观）

- 患者站立位，健侧上肢伸到背后，抓住套绕在肱骨头内侧的细带（宽 14mm）。通过健侧拉动细带松动肩关节。
- 患者拉拽治疗带以促进后下方滑动，重新调整肱骨头。
- 患者重复无痛的肩关节屈曲，同时维持后方或下方的肱骨头滑动。
- 见图 5.25 ~ 5.27。

5

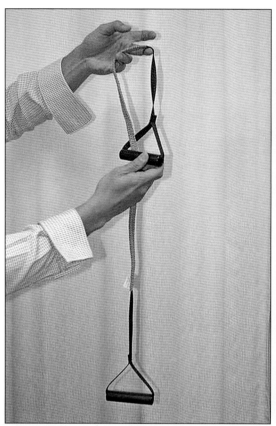 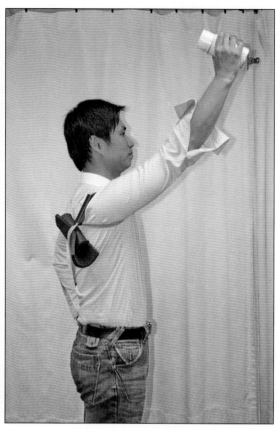

图 5.27

Mulligan 治疗带

适应证	
	肩关节上抬范围中至末端受限（屈曲、肩胛骨水平运动或外展），尤其是治疗师治疗后曾经有效的患者。

姿势	
患者	站立位，健侧置于背后，将细带（宽 14mm）套绕在患侧肱骨头的中间。
治疗部位	放松置于体侧。
自助式滑动描述	患者执行特定引发症状或损伤相关的动作，在刚到要激惹症状的活动度时停止。 患者用健侧手通过治疗带施加斜向的力，使肱骨头滑动，治疗带的张力将会加强滑动时的感觉。 维持滑动时，患者再进行之前疼痛的运动，运动现在应该是无痛的。 1 组重复 6 ～ 10 次，每天 3 ～ 5 组。

备注和练习指导

- 运动应该是无痛的。如果患者运动中疼痛加剧，在重复运动之前，松动手就要调整治疗带滑动（拉拽）的角度和次数。
- 改变肩胛骨姿势／对位，因为这通常是激惹症状的源头。
- 避免任何引起症状加重的方向运动。
- 操作技术时，可以手握小重量的负重。
- 治疗带和肩胛骨之间可以放一个卷毛巾作为治疗带的支点，使滑动力的力线向后移动。

注释

st R GH self strap belt Post-inf gl MWM F×6

st R GH self belt Post-inf gl MWM res El×6

坐位终末端松动——后下滑动

技术一览

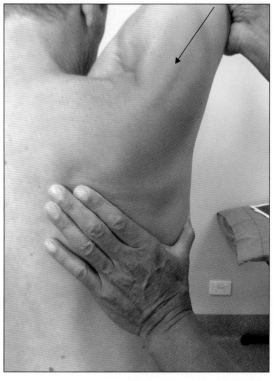

图 5.28
肩关节后下方滑动 MWM：手在肩胛骨处的放置

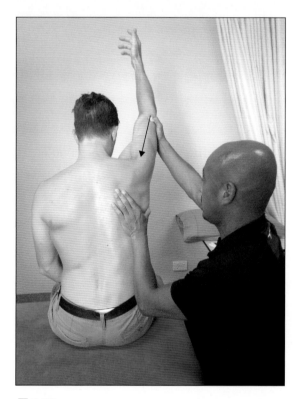

图 5.29
后下滑动 MWM

- 患者抬高上肢至恰好活动受限位置。
- 治疗师跪在患者背后，固定肩胛骨，同时在肱骨头上施加轻柔、无痛的后下滑动。患者同时上抬肩关节。
- 然后患者重复无痛的上肢运动，需要时也需要重复加压。
- 如果无痛运动不能达到，就改变肩关节位置。
- 见图 5.28 和 5.29。

向下滑动 MWM

适应证

由于终末端疼痛或僵硬导致的肩关节上抬受限。

在上抬或特定功能损伤相关的活动时实施，例如负重运动。

姿势	
患者	端坐于椅子上。
治疗部位	肩关节运动到活动开始疼痛或功能受限的位置。
治疗师	站在受限侧的后方（可以采用跪位）。
手接触点	左手放在患者右侧肩胛骨的下缘。 右手抓住患者的上肢，使肘关节屈曲，沿着肱骨干施加滑动力。

应用指导

- 患者上抬受限上肢，在症状刚刚诱发时停止。
- 治疗师左手稳定肩胛骨并且防止下沉和下回旋。
- 治疗师右手抓住患者上肢。沿着肱骨干施加向下向后的滑动。
- 滑动持续时，患者主动上抬患肢，此时应无痛。
- 如果无痛的活动度不能增加，治疗师应调整滑动力的大小和方向。
- 1 组 6 ～ 10 次，每次治疗 3 ～ 5 组。

备注

肱骨滑动的程度取决于症状的慢性程度、关节的松弛度及其他因素。因此，宜用最小的力量试验此技术是否有效。需要时可以施加更大的力量。

注释

sit R GH Post-inf gl（long lever）MWM F×6

sit R GH Post-inf gl（long lever）MWM Ab×6

sit R GH Post-inf gl（long lever）MWM El×6

替代 / 调整

- 如果活动时仍有症状，治疗师在重复相同的松动时，首先应该改变盂肱关节旋转的位置。如果仍失败，应该尝试改变盂肱关节外展位置。
- 如果患者肩关节僵硬，可以用图 5.30 的技术，双手抵住墙面可能更合适。除此之外，这项技术可以在仰卧位实施，此时肩胛骨稳定于床面，当患者肩关节屈曲时，可以重新调整肱骨滑动。

抵住墙面用治疗带进行终末端松动

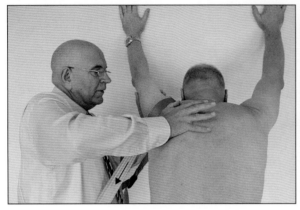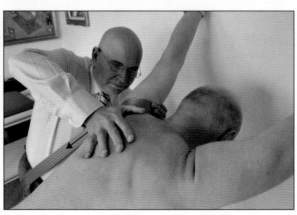

图 5.30

肩关节后下方滑动 MWM，双手抵住墙面改善屈曲 / 上抬

- 患者将手抵住墙面，超过头顶；向前倾斜身体，屈髋，使肩关节被动上抬。
- 治疗师站在患者侧后方，治疗带绕在髋关节处（也可绕在上背部）和患者肱骨近端。治疗师必须稳定肩胛骨。
- 肱骨头无痛向后向下的滑动可以用治疗带实现。
- 患者同时向地面下压躯干，增加上抬时肩关节屈曲的角度，再回到起始位置。
- 患者重复无痛上肢运动。患者身体向下倾斜完成加压。
- 如果没有获得无痛运动可以改变肩关节位置。
- 见图 5.30。

活动受限：外展和上抬——利用治疗带进行终末端松动

适应证	
因僵硬而非疼痛导致的肩关节上抬时终末端受限。	

姿势	
患者	面墙而站，双手上举抵住墙面，屈髋。
治疗部位	肩关节上抬受限的位置，且激惹疼痛尚未出现。
治疗带位置	治疗带绕在肱骨近端、稍稍远离肩峰的位置。治疗带另一端稳定在治疗师的髋关节处。
治疗师	靠近患侧站立，朝向后外侧。
手接触点	内侧手稳定肩胛骨。
治疗带位置	治疗师右手指尖稳定地抵住肱骨头的治疗带中间，以防滑脱。

应用指导

- 治疗师通过斜靠在治疗带上，在盂肱关节处直接施加后外侧及向下的滑动。
- 治疗师放在肩胛骨处的手稳定肩胛骨并且防止其下沉和下回旋。
- 持续用治疗带滑动后外侧及下侧时，嘱患者屈髋，以产生额外的肩关节外展，然后再回到起始位置。
- 必须全程维持滑动。
- 1 组 6 ～ 10 次，每次治疗 3 ～ 5 组。

备注

如果患者腘绳肌紧张，嘱其屈膝以获得更大的屈髋幅度，继而以更大的角度上抬肩关节。

注释

 st hands on wall L GH belt Post-lat/Inf gl MWM F×6（3）

替代 / 调整

如果活动时仍有症状，治疗师在重复相同的松动时，首先应该改变盂肱关节旋转的位置。如果仍失败，应该尝试改变盂肱关节的外展位置。

仰卧位终末端 MWM

5

技术一览

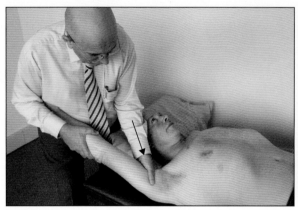 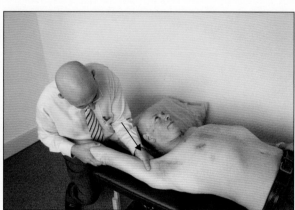

图 5.31

肩关节上抬至终末端，向后向下滑动 MWM

- 患者仰卧位，肩关节屈曲，在治疗师的帮助下，上抬到接近受限的位置。
- 治疗师抓住上肢，向后向下无痛滑动肱骨头。
- 患者主动上抬肩关节再返回，治疗师施加滑动的力。
- 见图 5.31。

适应证

由于疼痛或僵硬导致的肩关节终末端外展或上抬受限。

姿势	
患者	患者仰卧在治疗床上。
治疗部位	肩关节屈曲至恰好无痛或不受限的位置。
治疗师	站在需要松动一侧的床头，患者上肢放在治疗师身体的外侧。
手接触点	治疗师双手抓住患者的上肢。一手抓住肱骨近端的后侧，一手抓住前臂的近端。

应用指导

- 将患者上肢定位到接近上抬受限的位置。
- 治疗师沿着肱骨干实施无痛的后外侧滑动。
- 滑动时，患者尽可能无痛外展患肢。
- 如果患者无法上抬上肢，运动可以是主动协助，也可以完全被动。治疗师滑动的力量随着患者上肢外展进步的移动。
- 1 组 6 ～ 10 次，每次治疗 3 ～ 5 组。

备注

- 确保枕头只用于患者头部的休息，没有阻碍上抬。
- 技术应该是无痛的。如果施行 **MWM** 时有症状，调整肱骨角度以改变盂肱关节的位置，例如旋转或外展。
- 两手靠近关节线是另一种治疗师手放置的方法，这样放治疗师可根据症状反应在滑动方向上有更多变动。

注解

 sup ly R GH Post-inf gl MWM F × 6

临床推理精要

　　频繁的急性肩关节损伤将会在超声检查中表现出肩袖受损。尽管如此，临床证据及初级科学证据表示，许多在影像学检查后诊断出肩袖病理损伤的患者在施加了肩胸 MWM 技术后反应很好，不论是疼痛的减轻还是关节活动度的增加。这并不意外，因为众所周知，无症状的个体也会显示影像学的病理改变。这些影像显示病理改变的患者对 MWM 的临床反应提醒我们，在临床推断中在保持开放的思维，不要过分被（错误或偶然的）患者诊断的结果所影响，而是依据患者在施行关节松动术中实时反应进行临床推理。MWM 治疗肩带对开始治疗并获得活动范围而言尤为有效，尤其是严重受限的肩关节。一旦活动范围变大，也许会在后续加入其他技术和干预，以获得全范围上抬。

证据等级

　　一项研究为肩关节 MWM（Doner et al., 2012）提供了 2 级证据（Howick et al., 2011）。在这项研究中，40 个研究对象被随机分成两组，一组接受传统治疗（经皮神经电刺激、热敷以及拉伸），一组接受同样的治疗并结合 MWM。治疗超过 15 次，跟踪时间超过 3 个月。MWM 显著改善了疼痛、关节活动度、肩关节障碍得分，提高了患者和理疗师的满意度。除此之外，有许多研究调查了 Mulligan 治疗肩关节的不同疗效。在近年一篇关于 MWM 的全面综述中，6 项研究评估了这项技术对确诊为肩关节疼痛的患者的效果（Bisset et al., 2011）。诊断差异性的问题被认为是数据库里的最大限制。尽管质量参差不齐，总体而言，这些研究表明：①在活动受限及肩关节上抬疼痛受限小组中，MWM操作之后会有即时提高（Teys, Bisset, Collins, Coombes & Vicenzino, 2013）。②MWM及终末端松动都可以相似地提高冻结肩的活动范围（Yang, Chang, Chen, Wang & Lin, 2007）。这些研究与个案研究的结果一致（DeSantis & Hasson, 2006; Gebhardt, Whitman & Smith, 2006; Mulligan, 2003）。相比之下，一个进行 6 周 MWM 及被动松动的小组与控制组手法治疗技术相比，没有显著数据优势，这可能是由于类型 II 的错误（样本 33 例，分布在 3 个上肢研究中）（Kachingwe, Phillips, Sletten & Plunkett, 2008）。然而用手法治疗在治疗患者有产生更好结果的趋势（疼痛、功能、ROM）。

　　一项在以上综述之后进行的研究表明，应用肩关节贴布（图 5.20）与不用贴布相比，维持肩关节上抬（肩关节水平运动）活动度增加超过 7 天，甚至更久（Teys et al., 2013）。

（李圣杰　译）

参考文献

Bisset, L., Hing, W., Vicenzino, B., 2011. A systematic review of the efficacy of MWM. In: Vicenzino, B., Hing, W., Rivett, D., Hall, T. (Eds.), Mobilisation with Movement: the Art and the Science. Elsevier, Sydney, p. 26.

DeSantis, L., Hasson, S.M., 2006. Use of mobilization with movement in the treatment of a patient with subacromial impingement: a case report. Journal of Manual and Manipulative Therapy. 14 (2), 77–87.

Doner, G., Guven, Z., Atalay, A., Celiker, R., 2012. Evalution of Mulligan's technique for adhesive capsulitis of the Shoulder. J. Rehabil. Med. 45 (1), 87–91.

Gebhardt, T.L., Whitman, J.M., Smith, M.B., 2006. Mobilization with movement as part of a comprehensive physical therapy program for a patient with shoulder impingement: a case report. Journal of Manual and Manipulative Therapy. 14 (3), 176.

Hanchard, N., Lenza, M., Handoll, H., Takwoingi, Y., 2013. Physical tests for shoulder impingements and local lesions of bursa, tendon or labrum that may accompany impingement. The Cochrane Collaboration. From: <http://onlinelibrary.wiley.com/doi/10.1002/14651858.CD007427.pub2/pdf/standard> (retrieved January 30, 2014).

Howick, J., Chalmers, I., Glasziou, P., Greenhalgh, T., Heneghan, C., Liberati, A., et al. 2011. Oxford Centre for Evidence-Based Medicine (CEBM) Levels of Evidence Table (2nd ed). From: <http://www.cebm.net/index.aspx?o=5653> (retrieved December 19, 2013).

Kachingwe, A.F., Phillips, B., Sletten, E., Plunkett, S.W., 2008. Comparison of manual therapy techniques with therapeutic exercise in the treatment of shoulder impingement: a randomized controlled pilot clinical trial. Journal of Manual and Manipulative Therapy. 16 (4), 238.

Kibler, W.B., Ludewig, P.M., McClure, P.W., Michener, L.A., Bak, K., Sciascia, A.D., 2013. Clinical implications of scapular dyskinesis in shoulder injury: the 2013 consensus statement from the 'scapular summit'. Br. J. Sports Med.

Lewis, J., 2008. Rotator cuff tendinopathy/subacromial impingement syndrome: Is it time for a new method of assessment? Br. J. Sports Med.

Mulligan, M., 2003. The painful dysfunctional shoulder. A new treatment approach using 'Mobilisation with Movement'. New Zealand Journal of Physiotherapy. 31 (3), Nov, 140–142.

Tatel, A., McClure, P., Kareha, S., Irwin, D., 2008. Effect of the Scapular Reposition Test on Shoulder Impingement Symptoms in Overhead Athletes. Journal of Orthopaedics and Sporrts Physical Therapy. 38 (1), 4–9.

Teys, P., Bisset, L., Collins, N., Coombes, B., Vicenzino, B., 2013. One-week Time Course of the Effects of Mulligan's Mobilisation with Movement and Taping in Painful Shoulders. Manual Therapy, Elsevier, Sydney, pp. 1–6.

Timmons, M.K., Thigpen, C.A., Seitz, A.L., Karduna, A.R., Arnold, B.L., Michener, L.A., 2012. Scapular kinematics and subacromial-impingement syndrome: a meta-analysis. J Sport Rehabil. 21 (4), 354–370.

Wright, A.A., Wassinger, C.A., Frank, M., Michener, L.A., Hegedus, E.J., 2013. Diagnostic accuracy of scapular physical examination tests for shoulder disorders: a systematic review. Br. J. Sports Med. 47 (14), 886–892.

Yang, J., Chang, C., Chen, S., Wang, S., Lin, J., 2007. Mobilization techniques in subjects with frozen shoulder syndrome: randomized multiple- … Phys. Ther. 87 (10), 1307–1315.

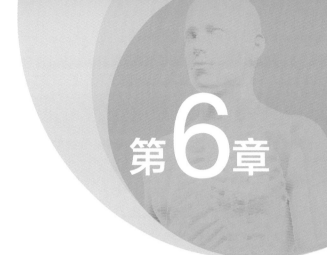

第6章

肘关节

肘关节的治疗技术

网球肘：肘外侧疼痛
抓握时徒手外侧滑动 MWM
抓握时徒手外侧滑动 MWM 替代——姿势 1
抓握时徒手外侧滑动 MWM 替代——姿势 2
抓握时利用治疗带进行徒手向外侧滑动
伸中指时利用治疗带向外侧滑动
伸腕时利用治疗带向外侧滑动
用治疗带家庭练习外侧滑动
外侧滑动的贴扎
桡骨近端后前向 MWM 治疗肘外侧疼痛
桡骨近端后前向贴扎治疗肘外侧疼痛
桡骨近端后前向 MWM 家庭练习治疗肘外侧疼痛
高尔夫球肘：肘内侧疼痛
鹰嘴倾斜
贴扎
肘关节运动功能障碍
肘伸展位下
肘伸展位下徒手向外侧滑动
肘伸展位下用治疗带向外侧滑动
肘伸展位下徒手向内侧滑动
肘伸展位下利用治疗带向内侧滑动
肘屈曲
肘屈曲位下徒手向外侧滑动
肘屈曲位下利用治疗带向外侧滑动
肘屈曲位下徒手向内侧滑动
肘屈曲位下利用治疗带向内侧滑动
肘伸直 / 屈曲
肘屈曲位下徒手将鹰嘴向外侧倾斜 / 内旋
肘伸展位下徒手将鹰嘴向内侧倾斜 / 外旋
前臂：治疗近端
桡尺近端关节后前向 MWM 以改善旋前旋后

引言

肘关节的 MWM 是动态关节松动术作用于通常被认为不主要是关节问题的典型病例。举例而言，网球肘（或外上髁炎），通常被认为是肌腱病，在实验室研究（Abbott，Patla & Jensen，2001）、结合锻炼的个案（Vicenzino，1995）、临床实验（Bisset et al.，2006）中，均表明 MWM 对其具有良好效果。本章首先讲解结合渐进练习的 MWM 技术，也许在管理网球肘上有效。

网球肘以肘关节外侧疼痛为特征，疼痛也许会延伸至前臂但不会到达手部或肘关节近端。患者表现出与抓握、腕关节肌肉稳定相关的功能障碍，稳定腕关节的肌腱很有可能是疼痛的来源。实验室研究表明，Mulligan 的 MWM 治疗技术在疼痛阈值处相关肌肉募集和痛觉过敏方面可以带来即时改善（Bisset et al.，2006）。两个高质量的随机控制变量研究表明，MWM 结合有资质的物理治疗师指导下的渐进式进阶运动，可以在加速症状缓解方面达到与皮质醇注射一样的效果，但却没有后者的延迟恢复和高复发率（Bisset et al.，2006）。康复曲线模型揭示了与静候观察相比，MWM 技术结合锻炼使恢复率成倍增长。本章阐述了 MWM 技术，包括临床试验和实验室数据（向外侧和后向前桡侧滑动），以及被 Mulligan 阐述的手法。操作者也许会首先尝试外侧滑动或桡骨后向前滑动，如果第一种无效就尝试另外一种。本章展示了一些对网球肘及高尔夫球肘有效的 MWM 技术。

肘关节由肱尺关节、肱桡关节联结而成。前臂的近端桡尺关节，桡骨和尺骨虽共享关节囊，但功能显著不同。令人担忧并有时难以治疗的肘关节创伤后遗症之一（例如骨折和固定）是活动受限。生理运动和附属运动的结合及最根本的无痛原则的运用和自我治疗是 MWM 技术的特征，MWM 技术在提高和获得肘关节活动度方面很有效。本章介绍了 MWM 技术在改善活动度进而改善肘关节功能方面的良好效果。

6

网球肘：肘外侧疼痛

肘外侧痛：抓握时徒手外侧滑动 MWM

技术一览

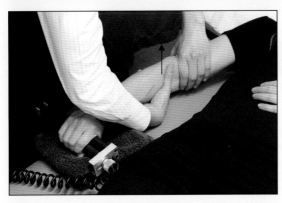

图 6.1

抓握时使用测力计，徒手外侧滑动

- 患者仰卧，肘伸展、旋前。
- 治疗师一手固定患者肱骨远端外侧面。
- 治疗师另一手在患者尺骨近端向外侧无痛滑动。
- 在滑动持续的过程中，患者握住测力计用力，直到疼痛开始出现。
- 在多次重复（大约 10 次）无痛肘关节屈曲 / 伸展的情况下，应用并持续向外侧滑动，以防止在 **MWM** 之后首次运动时出现肘部疼痛。
- 见图 6.1。

适应证
抓握或腕 / 指伸肌活动时肘外侧疼痛。

姿势	
患者	仰卧位，上肢完全置于治疗床上。
治疗部位	肘关节放松伸直，肩内旋，前臂旋前。手放松地抓住测力计把手。

治疗师	靠患侧肘关节，面朝患者头部。
手接触点	固定手：手的重心落在虎口，置于肱骨远端外侧面。最好通过治疗师前臂旋前来获得。 滑动手：示指和第一掌骨或者掌根和虎口分散负荷，置于患者尺骨的内侧面，恰好在关节线的远端，确保力量不是施加在内侧肌肉群上（腕屈肌和指屈肌）。

应用指导

- 首先在施加滑动之前确保加重活动持续引发症状（在此例下为下抓握）。
- 握力测力计用于量化首次出现疼痛时的握力，从而准确评估治疗效果。
- 施加向外侧的滑动，穿过肘关节。
- 在保持外侧滑动力的同时，患者只需在疼痛开始时重复抓握活动即可。
- 请注意抓握力要在放松抓握前就获得，然后释放滑动。
- 1 组重复 6 ～ 10 次，1 次治疗 3 ～ 5 组，但只有在应用该技术过程中抓握力量持续增加直至初次疼痛，并且没有潜在的疼痛反应时才应用此技术。
- 关于运用的手部力量，有一些初步证据（见下文备注）。
- 不要让患者自发地移出肘伸展位置。治疗师必须施加滑动力，然后患者从治疗部位屈肘，重复 6 ～ 10 次，每次增加运动范围。如果患者从肘关节伸直的治疗位置自发地移动（即没有在适当的位置滑行）到肘关节屈曲，将很有可能引发剧烈疼痛，会降低后续治疗中外侧滑动的效果。

备注

- 确保固定手与患者接触面积足够大，这样不会压迫侧上髁导致压力疼痛，从而引发患者的症状。
- 如果疼痛初现时的握力没有明显改变，在放弃使用该技术之前应该尝试倾斜滑动，从前至侧面倾斜5°或略微地向尾部滑动，多项研究中显示这些方向更有效（Abbott et al.，2001）。
- 在治疗期间不要过多尝试诱发出阳性反应，因为在这些试验中未能减轻疼痛则会产生反作用。
- 患者放松抓握之前，不要松开持续向外侧的滑动。
- 有研究表明，在该治疗中应该施加的力量大约是治疗师预备使用最大力的2/3（McLean，2002）。该研究中有意思的发现是，徒手施力超过阈值后，对无痛握力的增加没有影响，低于这一阈值也不会产生疗效（Vicenzino，2011）。

注释

sup ly R Elb Lat gl MWM res grip×6（3）

sup ly unsupported R Elb Lat gl MWM grip×6（3）

6

替代/调整

另一个起始位置是治疗师在将患者的手臂从治疗台上垂下来的位置。在这种情况下，治疗师的稳定手握住肱骨远端，而另一手做外侧滑动（图6.2和6.3）。

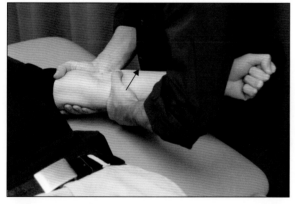

图6.2
徒手外侧滑动，双手替代姿势1

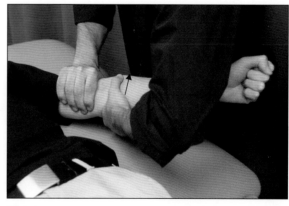

图6.3
徒手外侧滑动，双手替代姿势2

外侧肘部疼痛：抓握时利用治疗带向外侧滑动

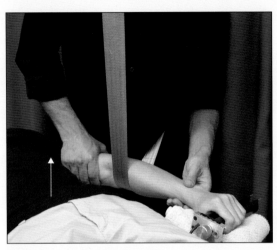

图 6.4

抓握时利用治疗带向外侧滑动

适应证	
抓握或腕／指伸肌活动时肘外侧疼痛（图 6.4）。	

姿势	
患者	仰卧位，上肢完全支撑在治疗台上。
治疗部位	肘部放松伸直，肩内旋，前臂、手旋前宽松地握住握力测量器把柄。 远端的固定手：治疗师将手放在患者前臂远端。
治疗师	靠近患侧，面向患者的脚。
手／治疗带接触点	治疗带绕住治疗师的肩膀，另一侧肩膀与患者痛苦的手臂相对。治疗带平放在患者内侧上髁的远端（图 6.5）。 近端的固定手：治疗师用虎口位置抓住患者的肱骨外侧，手掌抓住肱骨。

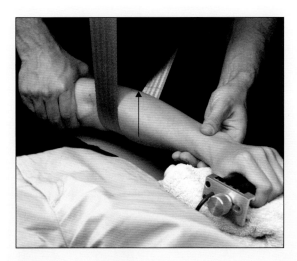

图 6.5
利用治疗带 MWM 特写

应用指导

- 和徒手松动的应用指南一样，要点如下：①使用手握式测力计量化握力，能准确、可靠地评估治疗效果（在抓握激惹出疼痛时的握力）；②治疗带绕过肘部一侧施加横向滑动力；③每次重复滑动时和滑动结束后都会出现即时握力增加，治疗 3 ～ 5 组，每组 6 ～ 10 次；④在持续抓握滑动后，记得进行 6 ～ 10 次伴随肘关节屈伸的持续滑动。
- 如果每次 MWM 均不出现握力增加，则考虑：①通过将肱骨进一步内旋 5°～ 10°，稍微向后施加侧滑动；②确保使用最佳的力量水平，研究显示大约是治疗师预期使用最大力量的 2/3（McLean，2002）。

备注

治疗师需要特别注意治疗带与前臂接触位置的压力是否均匀，因为增加的压力更多施加在治疗带边缘时，即使不疼痛也会引起很大不适。

注释

sup ly L Elb belt Lat gl MWM grip×6（3）

sup ly L Elb belt Lat gl MWM res grip×6（3）

sup ly R Elb belt Lat gl MWM res Mid Finger E×10（5）

sup ly R Elb belt Lat gl MWM res Wr E×10（5）

替代／调整

这种技术的进阶是嘱患者伸直指、腕（图 6.6 和 6.7），而不是激惹疼痛的抓握。此时，抓握活动不再引发疼痛，或者抓握已不是主要问题所在。

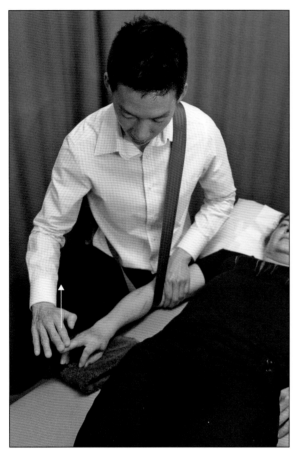

图 6.6
利用治疗带向外侧滑动：抗阻伸指

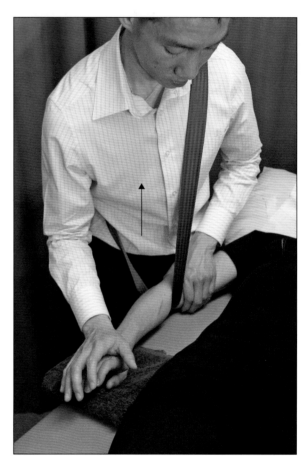

图 6.7
利用治疗带向外侧滑动：抗阻伸腕

肘外侧疼痛：侧面滑动与抓握的家庭练习

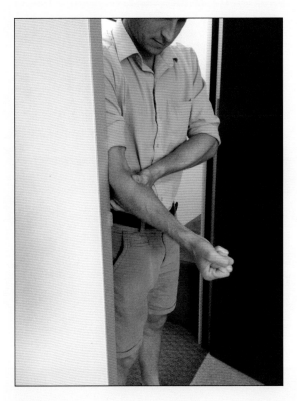

图 6.8

自助外侧滑动

适应证	
抓握或腕 / 指伸肌活动时肘外侧疼痛，治疗师应用侧滑技术后有显著改善。	

姿势	
患者	站在门口，靠在门框上（图 6.8）。
治疗部位	轻度屈肘，肩部微屈（10°～15°），前臂旋后，使肘关节的内外侧髁处于冠状面，并在手中松松地握住小毛巾或其他可压缩物体（挤压和抓握）。
自助式滑动描述	患者稳定住受累侧肱骨并用上臂外侧抵住门框。与此同时，患者用另一手的拇指和其余四指握住肘关节远端。手掌经由虎口与前臂广泛贴合，向外侧滑动受累前臂，模仿治疗师的向外侧滑动动作。

练习指导

- 患者在肘关节处加力做侧方滑动。
- 在维持滑动力量的同时，患者重复抓握动作，疼痛出现即停止抓握。
- 为了有效，疼痛出现时的抓握力必须在每一次自助治疗的技术中都有提高。
- 1 组重复 10 次，每天 3 ～ 5 组。
- 在持续的滑动和抓握之后，患者必须保持滑动，同时将肘部从治疗位置移动到屈曲和伸展极限，重复 6 ～ 10 次。

备注

- 在理想情况下，力量应通过与上肢尺骨的骨表面直接接触的示指指间关节。如果骨与骨接触的滑动可以做到用最小的力而达到最佳效果。
- 在肱骨和门框之间放置折叠的毛巾，以减少不适感。
- 如果疼痛没有缓解，指导患者改变滑动的力量和方向。
- 患者往往会在脱离门框或其他固定点时也能很熟练地完成此项练习，如果能达到类似疼痛出现时抓握力的增加，这种做法也是可以的。
- 贴扎是此练习的有用辅助。

注释

st R Elb self Lat gl MWM grip×10

st L Elb self belt fixation Lat gl MWM grip×10

替代 / 调整

　　另一种方法是使用治疗带稳定肱骨。 患者在肘关节正上方的一个水平处放置一条宽布带。 治疗带将患侧的肱骨牢固地固定，以便患者可以向肘关节施加向外侧滑动的力。 前臂舒适地旋前，肩部外旋，使内侧和外侧上髁在冠状平面对齐（图 6.9）。

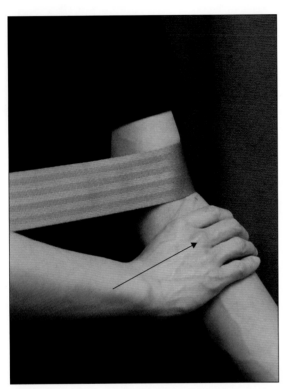

图 6.9
利用治疗带自助外侧滑动（特写）

肘外侧疼痛：外侧滑动的贴扎

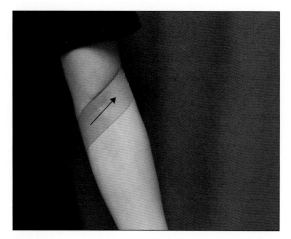

图 6.10

肘部外侧滑动的贴扎

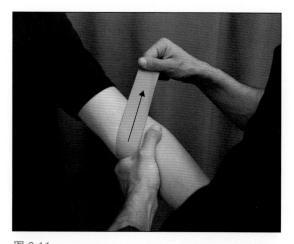

图 6.11

肘部外侧滑动的贴扎操作

适应证

抓握或手腕 / 手指伸肌活动时肘外侧疼痛，在治疗师应用向外侧滑行技术时有显著改善。

姿势

贴扎方向	前臂近端内侧至肱骨外侧远端。
贴扎应用	从肘关节线以下内侧开始。在肘关节前方沿近端方向螺旋贴扎，在肱骨远端的后外侧结束贴扎（图 6.10）。

贴扎指导

- 使用 30mm 的无弹力运动贴布。
- 皮肤上的褶皱基本上是不可避免的，有些人很重视，但是无论如何，在皮肤上贴布张力增加的点及对下方组织和骨产生压迫的部位要尽可能地减少褶皱。
- 在使用胶带之前检查皮肤过敏情况。
- 告知患者存在潜在的皮肤刺激。如果出现过敏（皮肤瘙痒、灼痛或其他感觉），请移除贴扎贴布。
- 在同一位置应用两层贴布，两层的张力相同，以获得最佳效果。

备注

- 为了使贴布产生良好的张力，建议前臂预先置于最大外旋位，并屈肘至 30°（图 6.11）。当患者伸出肘部并旋转手臂时，胶带将产生最大张力。
- 这通常是肘部疼痛的诱发位置，所以最佳效果是在最重要的位置达到。

注释

 L Elb Lat gl Tape

桡骨近端后前向 MWM 治疗肘外侧疼痛

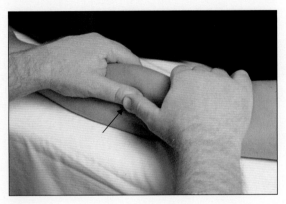

图 6.12

伴随抓握动作的左侧桡骨头后前向滑动 MWM——手
的放置点

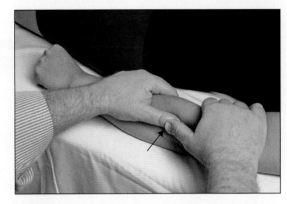

图 6.13

伴随抓握动作的左侧桡骨头后前向滑动 MWM

- 患者仰卧，手臂置于身体两侧，肩部内旋，肘伸展，前臂旋前。
- 治疗师的手指稳定肱骨远端和尺骨近端。
- 拇指施压使桡骨头向前滑动。
- 当滑行持续时，患者抓住测力计。
- 见图 6.12 和 6.13。

适应证	
抓握、握拳时肘外侧疼痛。	

姿势	
患者	仰卧位，手臂置于身体两侧，肩膀内旋。
治疗部位	前臂在终末端旋前和伸肘，手放松。
治疗师	面对患者，紧邻受累肘关节。
手接触点	固定手：一手的手指环绕肱骨远端，另一手的手指环绕近端尺骨以稳定尺骨和肱骨。 滑动手：两手的拇指在桡骨的头部和颈部后方彼此重叠。

应用指导

- 在施加滑动之前，嘱患者握拳，持续增加力量引发症状。在此是握拳。
- 双手拇指叠压，治疗师向前滑动桡骨头，用指尖稳定尺骨和肱骨。
- 在保持前向滑动的同时要求患者握拳。
- 1 组 6～10 次，每次治疗 3～5 组。

备注

- 如果用该技术缓解疼痛，则教患者锻炼方法以重复后前向滑动。贴扎也可能有助于维持治疗效果。
- 这种 MWM 可以应用于各种肘关节屈曲或伸展位置，取决于最易激惹的姿势，如握拳和等长的伸指伸腕。
- 桡骨头通常是松动的敏感接触点，因此应使用海绵来减轻松动期间的不适。此外，为了减少接触不适，首次接触桡骨头时，将软组织从内侧拉到外侧。
- 附属滑动力量的大小和方向可能需要改变，以确保无痛技术。如果握拳不引起疼痛，则可以利用等长手腕和手指伸展作为疼痛的诱发活动。

注释

    sup ly L Radial head Ant gl MWM grip×6（3）

替代 / 调整

在一些个体中，颈椎问题可能会导致手臂侧面疼痛。在这种情况下，可能无法通过局部肘关节技术缓解肘部症状。如果肘外侧滑动或桡侧头后前向滑（第 3 章，图 3.26～3.32）的效果较差，则应考虑伴手臂运动的脊柱关节松动。

桡骨近端后前向贴扎治疗肘外侧疼痛

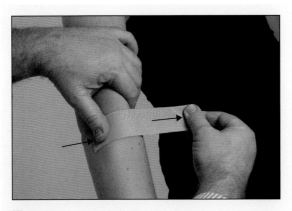

图 6.14
桡骨头后前向滑动的贴扎

适应证

抓握或手腕 / 手指伸肌活动时肘外侧疼痛，在治疗师应用针对网球肘的侧方滑行技术时有显著改善。

贴扎方向	前臂近端外侧至内侧。
贴扎应用	从侧面开始，直接在桡骨头下面。患者肘关节伸直。滑动桡骨头前部，同时拉动贴布，拉力分布在前臂前面。在尺骨内侧结束贴扎（图 6.14）。

贴扎指导

- 为了在贴布上获得良好的张力，建议在伸直肘部和前臂的最大旋后位置上放置贴布。
- 将贴布固定在桡骨头下方的桡骨干，向前滑动桡骨，同时向内侧拉动贴布。
- 使用 30mm 的无弹力运动贴布。
- 皮肤上褶皱基本上是不可避免的，有些人很重视，但是无论如何，在皮肤上的贴布张力增加的点及对下方组织和骨产生压迫的部位要尽量减少褶皱。
- 在使用贴布之前检查皮肤过敏情况。
- 警告患者潜在的皮肤刺激。如果出现过敏（皮肤瘙痒、灼痛或其他感觉），请移除贴布。
- 在同一位置应用两层贴布，两层的张力相同，以获得最佳效果。

备注

患者可以在家里使用贴布，即使操作时贴布张力处理可能不如治疗师的操作。

注释

　R Radial head Ant gl Tape

桡骨近端后前向 MWM 家庭练习治疗肘外侧疼痛

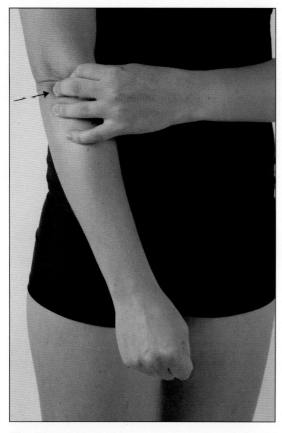

图 6.15

自助桡骨头后向前滑动伴抓握动作的家庭练习

适应证	
抓握或腕 / 指伸肌活动时肘外侧疼痛，在治疗师应用针对网球肘的侧方滑行技术时有显著改善。	
姿势	
患者	站立，手臂稳定地置于体侧。
治疗部位	伸肘，肩内旋，前臂旋前，肘关节髁突落在冠状面，手松松地握着小毛巾或其他小的可压缩的物品（挤压和抓握）。

自助式滑动描述	患者抵着身体，稳定受累的肱骨。同时，将自己的指尖放在近端桡骨的后方。沿后前向（PA）方向滑动受累桡骨，模拟治疗师的后前向滑动。

练习指导

- 患者在近端桡骨应用 PA 滑动（图 6.15）。
- 在维持滑力的同时，患者重复抓握活动，疼痛出现即停止抓握。
- 为了有效，在自助治疗技术的每一次重复中，疼痛出现时的抓握力都必须有所改善。
- 每组重复 10 次，每天 3 ～ 5 组。

备注

- 在指尖和桡骨之间放置折叠的毛巾，以减轻不适感。
- 如果疼痛没有缓解，嘱患者改变滑动的力量和方向。
- 贴布是此练习的有用辅助。

注释

　st R Radial head self Ant gl MWM grip×10

高尔夫球肘：肘内侧疼痛

鹰嘴内侧倾斜 / 外侧旋转

见图 6.16。

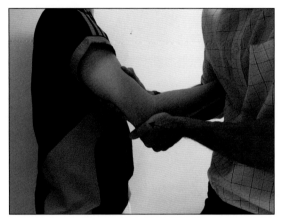

图 6.16

针对高尔夫球肘的鹰嘴向内倾斜技术

适应证	
腕或指抗阻屈曲或抓握时肘内侧疼痛。	

姿势	
患者	站立。
治疗部位	放松体位，肘部和肩部略微屈曲；由治疗师支撑患者手臂。
治疗师	站在患者面前或旁边，略微偏向受累侧。
手接触点	治疗师用一手的大鱼际接触患者鹰嘴侧面。 另一手稳定肱骨远端的内侧。

应用指导

- 在内侧远端面上稳定肱骨。
- 用大鱼际在鹰嘴的后外侧施加内侧倾斜松动。
- 患者进行疼痛激惹运动，通常典型动作是握拳或屈腕。使用在网球肘中出现的握力计可以更好地了解 MWM 技术带来的握力改善。
- 在保持倾斜松动的同时，患者重复无痛的激惹动作。
- 每组治疗重复 10 次，3 ～ 5 组为一轮治疗。

备注

- 指导患者在进行激惹动作时缓慢移动，以便治疗师在整个动作过程中维持正确的鹰嘴倾斜。
- 要小心内侧面稳定手的位置，因为肘内侧疼痛的患者此区域非常敏感。用手掌大面积接触，如果需要，使用泡沫橡胶垫缓和接触压力。

注释

st R Olecranon Med tilt MWM grip×6

st R Olecranon Med tilt MWM res Wr F×6

st R Olecranon Med tilt MWM res grip×10（3）

st R Olecranon Med tilt MWM res Finger F×6

贴扎

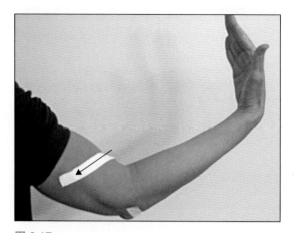

图 6.17
高尔夫球肘：贴扎

适应证

腕或指抗阻屈曲或握紧时肘内侧疼痛，鹰嘴内侧倾斜 / 外旋 MWM 治疗显示有效。

贴扎方向	前臂近端外侧至肱骨远端外侧（图 6.17）。
贴扎应用	在鹰嘴侧面的肘关节线以下向远侧开始贴扎。贴布向上盘旋，穿过肘内侧并在肱骨外侧结束。

贴扎指导

• 当高尔夫球手的患者应用内侧鹰嘴倾斜技术症状有所缓解时，使用这种贴扎。
• 使用 30mm 无弹力运动双层贴布。
• 使用贴布时，肘部应稍微弯曲，旋后。
• 将贴布放在鹰嘴侧面，略微远离鹰嘴，因为拉贴布时会拉走一些软组织。
• 当远端到近端旋转贴布时，贴布内侧变紧，最后连接到肱骨外侧。
• 贴扎后，最初的疼痛激惹活动（如抓握）现在应该不引起疼痛。

备注

• 贴布宽度可能会因患者手臂的大小而异。
• 一般来说，30mm 宽无弹力运动贴布最常用，但也可将其纵向分割成 2 条 15mm 宽的贴布。

注释

 R Olecranon Med tilt Tape

肘伸展位下徒手向外侧滑动

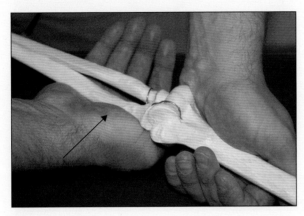

图 6.18
向外侧滑动（骨架视角）

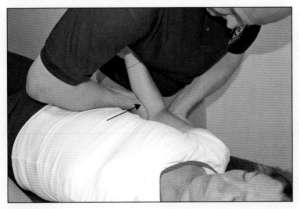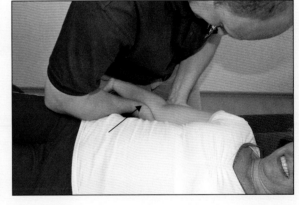

图 6.19
向外侧滑动：起始和结束位置

- 患者仰卧，靠近治疗台边缘，屈肘并旋后。
- 治疗师一手在外侧稳定肱骨远端。
- 另一手向外侧滑动尺骨近端。
- 患者伸肘时保持滑动。
- 如果合适，在终末端加压。
- 见图 6.18 ～ 6.20。

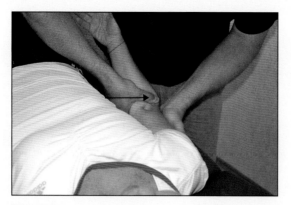

图 6.20A

旋后位肘伸展位下向外侧滑动：起始位置

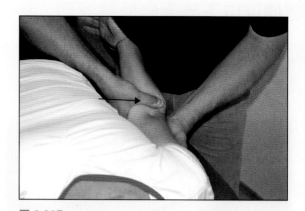

图 6.20B

旋后位肘伸展位下向外侧滑动：结束位置

适应证

肘伸展运动时痛苦和（或）受限。

姿势

患者	仰卧位，上肢完全支撑在治疗台上，肩部外旋，前臂旋后。
治疗部位	肘关节屈曲，远离受限位置。
治疗师	站在受累肘部附近，面向患者的头部。
手接触点	固定手：整个手掌稳定肱骨远端的外侧表面。 滑动手：整个手掌与肘关节线远端的尺骨近端内侧面接触。

应用指导

- 首先确保在施加滑动之前（在这种情况下肘关节伸展），激惹动作持续引发症状和（或）功能受限。
- 在肘关节施行外侧滑行。
- 在保持向外侧滑力的同时，患者重复肘关节伸展运动，疼痛发作即停止伸展。
- 如果活动仍然受限且无痛，则加压。
- 如果存在，确保终端范围内的提携角。
- 每组治疗重复 6 ～ 10 次，每次治疗 3 ～ 5 组，但只在应用该技术的过程中和之后疼痛出现时的活动范围显著增加时才应用。
- 患者无痛活动度有改善才提示应用该手法。

备注

- 确保稳定手的接触面够大，以免压迫侧面软组织，从而导致压力疼痛或不适。如果伸展动作没有大的改善，那么在放弃该技术之前尝试改变滑动方向或力的大小。
- 确保不要通过内侧肌群（手腕和手指屈肌）施加强力，而是直接接触内侧肌群后面的尺骨内侧。
- 在肘部返回到起始位置之前，请勿松开滑动力。在用该技术治疗的过程中应该施加的力可能会有所不同，但应保证运动无痛。

注释

sup ly R Elb Lat gl MWM E×6（3）

替代 / 调整

如果向外侧滑动不成功，可尝试尺骨向内侧滑动（图 6.21）。 本章后面将介绍该技术。

用治疗带可以更容易徒手施加滑动力（图 6.22A）。

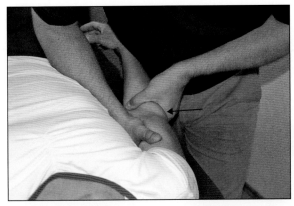

图 6.21
肘伸展位下向内侧滑动

肘伸展位下利用治疗带向外侧滑动

技术一览

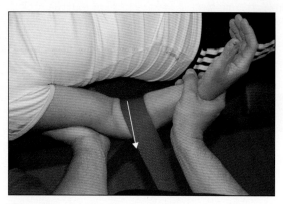

图 6.22A

利用治疗带肘伸展位下向外侧滑动：起始位置

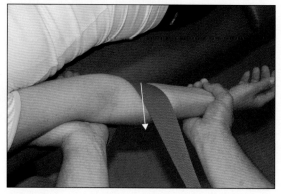

图 6.22B

利用治疗带肘伸展位下向外侧滑动：结束位置

- 患者仰卧在靠近治疗台边缘的位置，屈肘并旋后。
- 用一手固定住肱骨远端。
- 治疗带环绕治疗师的骨盆和患者前臂上部，与尺骨内侧接触。
- 患者伸肘时，利用治疗带维持滑动。
- 根据需要在活动度终末端加压。
- 见图 6.22A 和 6.22B。

适应证

肘伸展运动时疼痛和（或）活动受限。

姿势

患者	仰卧，肱骨完全支撑在治疗台上。
治疗部分	屈肘，肩部中立旋转，前臂旋后。
治疗师	与受累肘部相邻，面对患者。

手 / 治疗带接触点	治疗带绕住治疗师骨盆及患者的前臂。治疗带平放在患者肱骨内上髁的远端（图 6.22A 和 6.22B）。 近端固定手：用手掌托住肱骨外侧部位，紧邻患者的肱骨外上髁。 远端固定手：在前臂远端。

应用指导

- 首先确保在施加滑行之前（在这种情况下伸肘），激惹活动持续引发症状和（或）活动受限。
- 使用治疗带在肘关节上侧方滑动。
- 如果存在，确保终端范围内提携角。治疗师应该沿着躯干的长轴旋转，以便在技术结束时治疗师的腹部略微面对患者的脚，以解决提携角导致的治疗平面上偏移的增加。
- 在保持侧滑力的同时，患者重复伸肘运动，但疼痛出现即停止。
- 每组重复 6 ～ 10 次，每次治疗 3 ～ 5 组，但只有在操作过程中和之后疼痛出现时的活动度显著增加时才使用该技术。
- 患者无痛活动度有改善才提示使用该技术。

备注

医师需要特别注意治疗带与前臂的接触面和压力分布的均匀性，因为当治疗带的一个边缘的压力增加时，即使不疼痛也会非常不舒服。

注释

sup ly R Elb belt Lat gl MWM E×6（3）

替代 / 调整

伸肘动作可能在前臂旋前或旋后的任何一个范围进行，这取决于 CSIM 和症状对 MWM 的反应。

伸肘位下徒手向内侧滑动

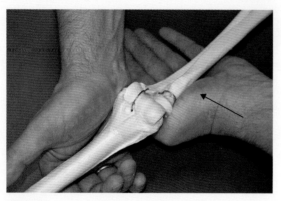

图 6.23

肘伸展位下向内侧滑动

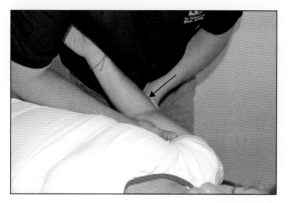

图 6.24A

肘伸展位下向内侧滑动：起始位置

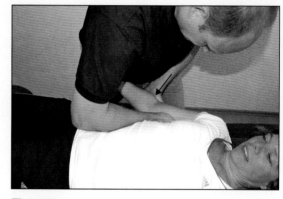

图 6.24B

肘伸展位下向内侧滑动：结束位置

- 患者仰卧在床的右边，屈肘并旋后。
- 一手稳定肱骨远端内侧。
- 用另一手向内滑动桡骨和尺骨近端。
- 在滑动持续的过程中，患者无痛伸肘。
- 如果合适，在活动范围终末端加压。
- 见图 6.21、6.23 和 6.24。

肘伸展运动时疼痛和（或）活动受限。

姿势	
患者	仰卧位，上肢完全支撑在治疗台上，肩部外旋，前臂旋后。
治疗部位	肘关节在活动受限角度内屈曲。
治疗师	站在受累侧附近，面向患者的头部。
手接触点	固定手：整个手掌稳定肱骨远端的内侧表面。 滑动手：整个手掌接触肘关节线远端的桡骨和尺骨。

应用指导

- 首先确保在施加滑动之前（此处伸肘），激惹活动持续引发症状和（或）活动受限。
- 通过肘关节施加向内滑动。
- 在维持向内滑动的同时，患者重复伸肘动作，至疼痛出现时停止伸肘。
- 治疗师应该沿着躯干的长轴旋转，以解决由于提携角导致的治疗面上增加的偏移角度。
- 每组治疗重复 6 ～ 10 次，每次 3 ～ 5 组，但只有在应用该技术的过程中和之后疼痛发作的运动大幅度增加。
- 患者应该有无痛活动度的改善才提示应用该手法。

备注

- 确保稳定手具有广泛的接触，因此不会压迫内上髁，从而导致压力疼痛，再现患者的症状。如果伸肘动作没有显著改善，那么在放弃该技术之前尝试改变滑动方向或滑动力。
- 确保不要通过侧面肌群（手腕和手指伸肌）施加强力。应该把松动手放在前臂近端的后外侧。
- 肘部返回到起始位置之前，请勿松开滑动。在此治疗技术过程中施力的大小可能会有所不同，但应保证运动无痛。

注释

sup ly R Elb Med gl MWM E× 6（3）

替代／调整

可以用徒手治疗带，更容易施加滑动力（图 6.25A 和 6.25B）。

肘伸展位下利用治疗带向内侧滑动

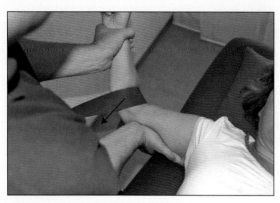

图 6.25A

肘伸展位下利用治疗带向内侧滑动：起始位置

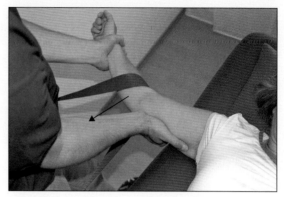

图 6.25B

肘伸展位下利用治疗带向内侧滑动：结束位置

- 患者仰卧在靠近治疗台边缘的位置，肩部外展至 90°，屈肘，前臂旋后。
- 治疗师一手在内侧稳定肱骨远端。
- 治疗带环绕治疗师的骨盆和患者前臂的上方，侧方接触桡骨。
- 患者肘伸展位下，利用治疗带维持滑动。
- 在活动度终末端加压。
- 见图 6.25A 和 6.25B。

适应证	
伸肘时疼痛和（或）活动受限。	

姿势	
患者	仰卧位，肩部外展至 90°，肱骨由治疗师支撑。
治疗部位	屈肘受限位，前臂旋后。
治疗师	站在患侧，面向患者的头部。

手 / 治疗带接触点	治疗带环绕治疗师的骨盆处和患者的前臂。 治疗带平放在患者肱骨外上髁的远端。 近端固定手：手掌托住患者肱骨内上髁附近，与肱骨内表面广泛接触。 远端固定手：在前臂远端。

应用指导

- 首先确保在施加滑动之前（在这种情况下伸肘），激惹活动持续引发症状和（或）活动受限。
- 使用治疗带在肘关节上施加一个向内的滑行。
- 治疗师应该沿着躯干的长轴旋转，以便治疗师的腹部在技术结束时稍微面向患者的头部，以解决由于携带角度导致的治疗面偏差增加。
- 在保持内侧滑动力的同时，患者重复伸肘动作，至疼痛出现即停止伸肘。
- 每组动作重复 6 ～ 10 次，一次治疗 3 ～ 5 组，但是只有在操作过程中和之后疼痛出现时的活动度显著增加时才运用该技术。
- 患者无痛活动度有改善才提示使用该手法。

备注

- 治疗师需要特别注意治疗带与前臂的接触面和压力分布的均匀性，因为当治疗带一侧的压力升高时会导致患者不适。

注释

 sup ly R Elb belt Med gl MWM E×6（3）

替代 / 调整

伸肘动作可能在前臂旋前或旋后的任何一个范围进行，这取决于 CSIM 和症状对 MWM 的反应。

肘屈曲位下徒手向外侧滑动

技术一览

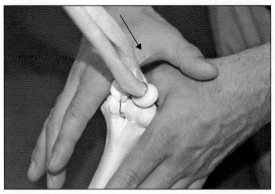

图 6.26
肘屈曲位下向外侧滑动：骨架视角

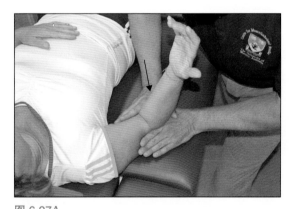

图 6.27A
肘屈曲位下向外侧滑动：起始位置

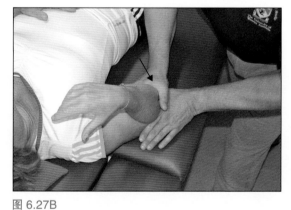

图 6.27B
肘屈曲位下向外侧滑动：结束位置

- 患者仰卧在床边，肘部处于无痛的活动度中间位置。
- 治疗师一手（旋前）放在外侧固定肱骨远端。
- 另一手（旋前），向外侧无痛地滑动近端尺骨。
- 在维持滑动的过程中，患者无痛地屈曲前臂。
- 在活动范围末端由患者进行加压。
- 见图 6.26、6.27A 和 6.27B。

适应证

肘屈曲运动时疼痛和（或）活动受限。

姿势

| 患者 | 仰卧位，上肢完全支撑在治疗台上。 |

治疗部位	肘关节屈曲 / 伸展的中间位置，放松无痛，肩部外旋，前臂旋后。
治疗师	邻近受累肘部，面向患者的头部。
手接触点	固定手：旋前，示指基底肱骨远端外侧面。 滑动手：旋前，示指的基部放置在患者尺骨的内侧表面，恰好位于关节线的远端，确保将其置于内侧后方，避免强力通过内侧肌群（手腕和手指屈肌）。

应用指导

- 首先确保在施加滑动之前（在此情况下屈肘），激惹活动能持续引发症状和（或）活动受限。
- 在肘关节上施加一个外侧的滑动。
- 在保持向外侧滑动力的同时，患者重复屈肘运动，至疼痛出现即停止屈肘。
- 每组动作重复 6 ～ 10 次，每次治疗 3 ～ 5 组，但是只有在操作过程中和之后疼痛出现时的活动度显著增加时才运用该技术。
- 患者无痛活动度有改善才提示使用该手法。

备注

- 确保稳定手有足够的接触面，这样不会压迫肘部软组织，避免产生压力性疼痛。如果疼痛发作的运动没有明显改变，那么在放弃该技术之前应该试验一下在不同方向轻微地倾斜滑动。
- 在患者回到起始位置之前，不要松开持续的外侧滑动。在治疗过程中应该施加的力量可能会有所不同，但应该足以避免运动过程中的疼痛。如果双手妨碍了终末端屈曲，治疗师可以将双手从肘前面移开，同时维持滑动力。

注释

sup ly R Elb Lat gl MWM F×6（3）

sup ly R Elb belt Lat gl MWM F×6（3）

sup ly R Elb belt Lat gl MWM F+OP×10（5）

替代 / 调整

用徒手治疗带可以更容易地施加滑动力。这种技术如图 6.28 所示。治疗带绕过治疗师的骨盆处，且需要平行于患者肱骨，朝着床头的方向，以确保治疗带保持垂直于患者前臂（尺骨）的向外侧力。需要监测关节的合力，如果在 MWM 过程中合力增大，那么将导致肱骨或治疗带下出现压力接触性疼痛。

肘屈曲位下利用治疗带向外侧滑动

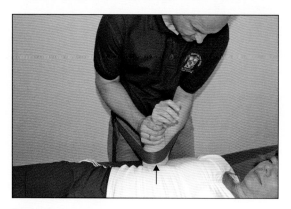

图 6.28
肘屈曲位下利用治疗带向外侧滑动

6

- 患者仰卧在靠近治疗台边缘的位置，肘关节放松在屈曲受限的位置，前臂旋后。
- 治疗师一手稳定肱骨远端。
- 治疗带环绕治疗师的骨盆和患者前臂上部，与尺骨内侧接触。
- 患者屈肘时，用治疗带维持滑动。
- 在活动范围终末端加压。
- 见图 6.28。

适应证	
肘屈曲运动时内侧运动受限和（或）疼痛。	

姿势	
患者	仰卧位，上肢置于体侧，由治疗师支持患者肱骨。
治疗部位	屈肘至受限位，前臂旋后。
治疗师	站在患者面前，面对患者。
手 / 治疗带接触点	治疗带绕在治疗师骨盆处及患者的前臂。治疗带平放在患者肱骨内上髁的远端（图 6.28）。 近端固定手：手掌直接放在患者肱骨外上髁附近，与肱骨外侧表面广泛接触。 远端固定手：在前臂远端。

应用指导

- 首先确保在施加滑动之前（在此情况下屈肘），激惹活动持续引发症状和（或）活动受限。
- 使用治疗带在肘关节上施加向外侧的滑动。
- 在维持向外侧滑动的同时，治疗师面朝患者移动身体，患者屈肘，保持滑动力和肘关节平行。
- 在保持滑动力的同时，患者重复屈肘，至疼痛出现即停止。
- 每组动作重复 6 ～ 10 次，每次治疗 3 ～ 5 组，但是只有在操作过程中和之后疼痛出现时的活动度显著增加时才运用该技术。
- 患者无痛活动度有改善才提示使用该手法。

备注

治疗师需要特别注意治疗带与患者前臂的接触面和压力分布的均匀性，因为当治疗带一侧的压力升高时会引起患者不适。

注释

sup ly R Elb belt Lat gl MWM F×6（3）

sup ly R Elb belt Lat gl MWM F+OP×6（3）

sup ly R Elb ER MWM F×6（3）

替代 / 调整

　　屈肘动作可能在前臂旋前或旋后的任何一个范围进行，这取决于患者特定损伤量度（Client Specific Impairment Measure，CSIM）和症状对 MWM 的反应。徒手外旋尺骨也可以取代外侧滑动来获得无痛屈曲的活动范围（图 6.29A 和 6.29B）。注意：勾住鹰嘴以更好地接触。示指和尺骨 / 桡骨前部保持接触。手指远离肘关节表面，不去阻碍肘关节全范围屈曲。

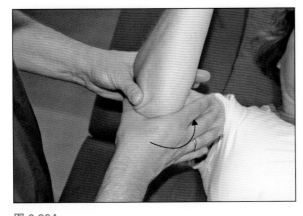

图 6.29A

肘屈曲位下徒手将鹰嘴旋转：起始位置

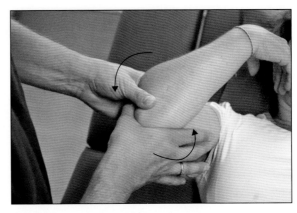

图 6.29B

肘屈曲位下徒手将鹰嘴旋转：结束位置

肘屈曲位下徒手内侧滑动

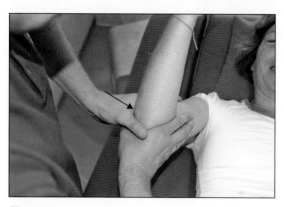

图 6.30A
屈肘向内侧滑动：起始位置

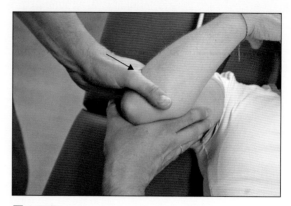

图 6.30B
屈肘向内侧滑动：结束位置

- 患者仰卧在床边，肘部处于无痛的活动度中间位置。
- 治疗师一手固定肱骨远端。
- 另一手向内无痛地滑动桡骨、尺骨近端。
- 在维持滑动的过程中，患者无痛地屈肘。
- 如果可行，在活动范围末端由患者加压。
- 见图 6.30A 和 6.30B。

适应证

屈肘内侧疼痛和（或）活动受限。

姿势

患者	仰卧位，肩关节轻微前屈。
治疗部位	肘关节屈曲 / 伸展的中间位置，放松无痛，前臂旋后。
治疗师	邻近受累肘部，面向患者的头部。
手接触点	固定手：旋前，示指紧抵肱骨远端内侧面。 滑动手：旋前，示指的基部放置在患者尺骨的外侧，恰好位于关节线的远端，确保将其置于内侧后方，避免强力通过内侧肌群（手腕和手指屈肌）。

应用指导

- 首先确保在施加滑动之前（在此情况下屈肘），激惹活动持续引发症状和（或）活动受限。
- 在肘关节上施加一个向内侧的滑动力。
- 在保持内侧滑动力的同时，患者重复屈肘运动，至疼痛出现即停止屈肘。
- 每组动作重复 6～10 次，每次治疗 3～5 组，但只有在操作过程中和之后疼痛出现时的活动度显著增加时才运用该技术。
- 患者无痛活动度有改善才提示使用该手法。

备注

- 确保稳定手有足够的接触面，这样不会压迫肱骨内上髁，避免产生压力性疼痛。如果诱发疼痛发作的运动没有明显改变，那么在放弃该技术之前应该试验一下在不同方向轻微地倾斜滑动。
- 在患者回到起始位置之前，不要松开持续的内侧滑动。在治疗过程中应该施加的力量可能会有所不同，但应该足以避免运动过程中的疼痛。如果双手妨碍了终末端屈曲，治疗师可以将双手从肘前面移开，同时维持滑动力。

注释

 sup ly R Elb Med gl MWM F×10（3）

替代 / 调整

用徒手治疗带可更容易地施加滑动力。

此技术的终止姿势见图 6.31。随着屈肘并且施加内侧滑动，治疗师需要移动骨盆和患者肱骨平行。

肘屈曲位下利用治疗带向内侧滑动

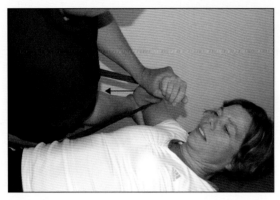

图 6.31

肘屈曲位下利用治疗带向内侧滑动

- 患者仰卧在靠近治疗台边缘的位置，屈肘，前臂旋后。
- 一手稳定肱骨远端。
- 治疗带环绕治疗师的骨盆和患者前臂上部，与尺骨外侧接触。
- 患者屈肘时，用治疗带维持滑动。
- 在活动范围终末端加压。
- 见图 6.31。

适应证	
肘屈曲运动时疼痛和（或）活动受限。	

姿势	
患者	仰卧位，肩关节外展至 90°，肱骨由治疗师支撑。
治疗部位	肘关节屈曲受限，前臂旋后。
治疗师	站在患侧，面向患者的头部。
手 / 治疗带接触点	治疗带绕住治疗师骨盆和患者的前臂上部。治疗带平放在患者肱骨外上髁的远端。 近端固定手：手掌直接在患者肱骨内上髁附近与肱骨内侧表面接触。 远端固定手：在前臂远端。

应用指导

- 首先确保在施加滑动之前（在此情况下屈肘），激惹活动持续引发症状和（或）活动受限。
- 使用治疗带在肘关节上施加一个向内的滑动力。
- 当患者屈肘时，治疗师应随之将骨盆移向床，以保持正确的滑动方向。
- 在保持内侧滑动力的同时，患者重复屈肘，至疼痛出现时停止屈肘。
- 每组治疗重复 6～10 次，每次治疗 3～5 组，但只有在操作过程中和之后疼痛出现时的活动度显著增加时才运用该技术。
- 患者无痛活动度有改善才提示使用该手法。

备注

治疗师需要特别注意治疗带与患者前臂的接触面和压力分布的均匀性，因为当治疗带一侧的压力升高时会引起患者不适。

注释

sup ly R Elb belt Med gl MWM F×6（3）

sup ly R Elb belt Med gl MWM F+OP×6（3）

sup ly R Elb IR MWM F×6（3）

替代 / 调整

　　屈肘动作可能在前臂旋前或旋后的任何一个范围进行，这取决于 CSIM 和症状对 MWM 的反应。可用徒手外旋尺骨取代外侧滑动以获得无痛屈曲的活动范围（图 6.32A 和 6.32B）。注意：勾住鹰嘴以更好地接触。示指和尺骨 / 桡骨前部保持接触。手指远离肘关节表面，不去阻碍肘关节全范围屈曲。

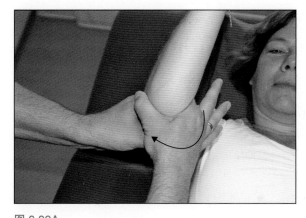

图 6.32A

屈肘前臂旋转：起始位置

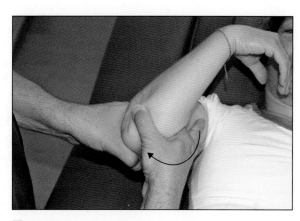

图 6.32B

屈肘前臂旋转：结束位置

肘屈曲 / 伸展

肘屈曲位下徒手将鹰嘴向外侧倾斜 / 内旋

技术一览

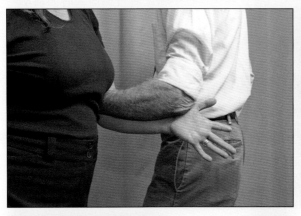 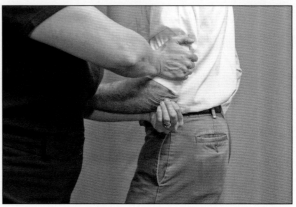

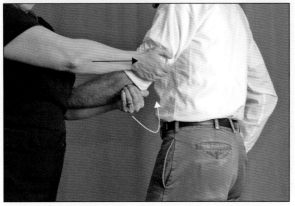

图 6.33

屈肘将鹰嘴向外侧旋转：从起始位置到结束位置

- 患者站立，治疗师支持患者手臂。
- 治疗师一手稳定肱骨远端侧。
- 另一手将鹰嘴后方的内侧面向外侧倾斜，使尺骨向内侧旋转。
- 在保持倾斜的同时，患者将肘部向受限的活动范围移动（在本例中为伸展）。
- 见图 6.33。

适应证	
由于疼痛或僵硬而限制了肘关节屈曲或伸展。	

姿势	
患者	站立位，手臂由治疗师支持（注意：也可以在患者坐位进行）。
治疗部位	肩关节无痛轻微地弯曲，至接近受限或痛点的位置。
治疗师	邻近受影响的肘部，面向患者。
手接触点	滑动手的鱼际在离肘关节线一定距离的位置接触鹰嘴后方的内侧面。这只手的手指环绕鹰嘴背部。固定手在关节线上方接触肱骨远端外侧面。

应用指导

- 支撑患者的手臂，将前臂放松地靠在治疗师身体靠近患者的一侧。
- 在开始下滑之前，将肘部移动到靠近症状发作范围内的点。
- 稳定肱骨远端的外侧面。
- 治疗师手大鱼际应用向外倾斜，内旋尺骨。
- 患者主动前屈或伸展肘关节。
- 如果达到全范围，患者用滑动手向前臂加压。
- 每组动作重复 6 ～ 10 次，每次治疗 3 ～ 5 组，但只在无痛活动度有显著改善的情况下才使用。

备注

- 此技术单独使用时经常有效。
- 此技术在肘关节屈曲与伸展时，手的位置至关重要，因为屈曲和伸展的终点位置不同（图 6.34）。

注释

st L Olecranon Lat tilt MWM E× 6

st L Olecranon Lat tilt MWM F+OP×10（3）

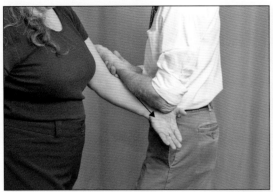

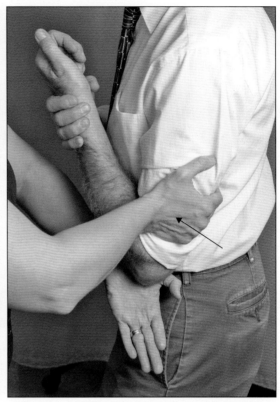

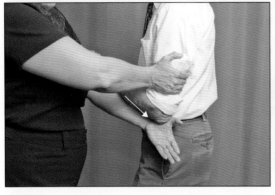

图 6.34

屈肘将鹰嘴向外侧倾斜：从起始位置到结束位置

肘屈曲位下徒手将鹰嘴向外 / 向内倾斜，从尺骨内侧螺旋贴扎治疗肘屈伸疼痛或受限

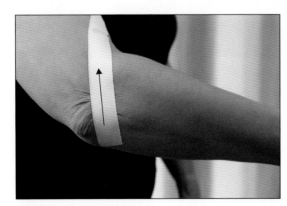

图 6.35

鹰嘴倾斜的贴扎

适应证

由于疼痛或僵硬而限制肘屈曲或伸肘，在治疗师应用横向倾斜技术期间有显著改善效果。

贴扎方向	前臂近端内侧至肱骨远端外侧。
贴扎应用	从鹰嘴内侧肘关节线的内下侧开始（图 6.35）。在肘关节后部向近端方向螺旋贴扎，在肱骨远端前外侧结束贴扎。

贴扎指导

- 使用适当宽度的无弹力运动贴布。
- 皮肤上的褶皱基本上是不可避免的，有些人认为它们很重要，但是无论如何，在皮肤上贴布张力增加的点及压迫下方组织和骨的区域，应尽量避免褶皱。
- 在使用贴布之前检查皮肤过敏情况。
- 告知患者潜在的皮肤刺激。如果出现过敏（皮肤瘙痒、灼痛或其他感觉），请移除贴布。
- 在同一位置应用两层贴布，两层的张力相同，以获得最佳效果。

备注

- 为了使贴布上有良好的张力，建议将贴布放在肘部弯曲至 30°并完全旋后的位置。通常可以在应用贴布的同时倾斜鹰嘴，从而增加贴布的张力和贴布的功效。
- 确保提起软组织松弛以获得骨表面的良好接触。
- 这种贴扎还可以使鹰嘴的内侧倾斜（图 6.17）。在这种情况下，从鹰嘴内侧肘关节线的内下侧开始。沿着近端的方向绕过肘关节后侧螺旋贴扎。在肱骨远端前内侧结束。

注释

L Olecranon Lat tilt Tape

肘屈曲（伸展）位下徒手将鹰嘴向外倾斜 / 外旋

技术一览

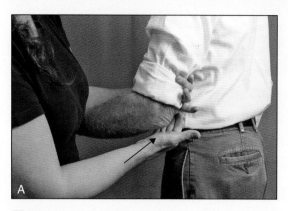

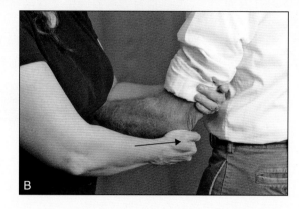

图 6.36

伸肘将鹰嘴向内侧倾斜的手部姿势

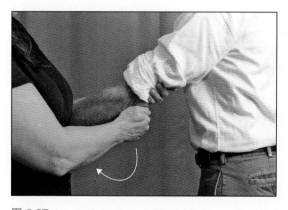

图 6.37

伸肘将鹰嘴向内侧倾斜：结束位置

- 患者站立，手臂置于体侧。
- 治疗师一手向内侧固定肱骨远端内侧。
- 鹰嘴外侧面向内倾斜，另一手无痛外旋尺骨。
- 在保持倾斜的同时，患者将肘关节移向受限的活动范围。
- 见图 6.36 ～ 6.39。

尺骨 / 鹰嘴向内倾斜：肘关节疼痛和伸展受限

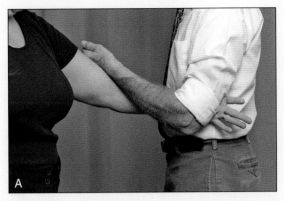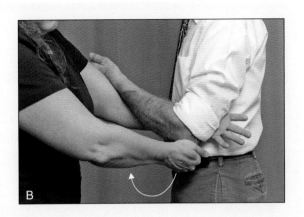

图 6.38

屈肘将鹰嘴向内侧倾斜手的放置

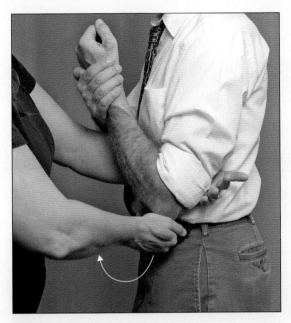

图 6.39

屈肘将鹰嘴向内侧倾斜：结束位置

6

适应证

由于疼痛或僵硬而限制肘关节屈曲或伸肘。

定位

患者	站立位，治疗师支持患者上肢（患者可以坐位进行）。
治疗部位	肩部轻微屈曲，肘部在无痛位置接近受限或疼痛的活动程度。
治疗师	面向患者，靠近受累肘部。
手接触点	滑动手的大鱼际与肘关节外侧接触，手指环绕着鹰嘴背部。固定手在关节线上方接触肱骨远端的内侧面。

应用指导

6

- 支撑患者的手臂，将前臂放在治疗师身体的外侧。
- 将肘部移动到靠近症状范围内的点。
- 稳定肱骨远端的内侧面。
- 治疗师滑动手的大鱼际在鹰嘴最外侧施加内侧倾斜力。由于鹰嘴的位置比肘关节平面更靠后下方，所以合力方向会比实际的滑动更倾斜一些。
- 患者主动前屈或伸展。
- 如果达到全范围，患者用自由手向前臂加压。
- 每组动作重复 6 ~ 10 次，每次治疗 3 ~ 5 组，但只有在无痛活动度增加时才使用该技术。

备注

- 外侧的鹰嘴施加力量的接触面积非常小。
- 提起软组织松弛以获得骨表面的良好接触。

注释

st L Olecranon Med tilt MWM E×6

st L Olecranon Med tilt MWM F+OP×10（3）

前臂：治疗近端

桡尺关节近端后前向 MWM 以改善旋前旋后

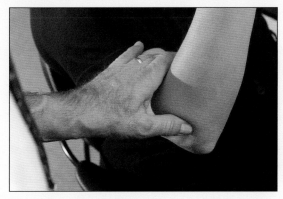

图 6.40A
右侧桡骨头后前向滑动 MWM——左手接触点

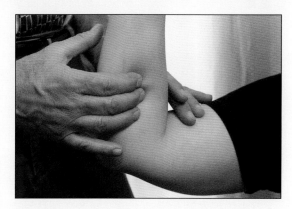

图 6.40B
右侧桡骨头后前向滑动 MWM——右手接触点

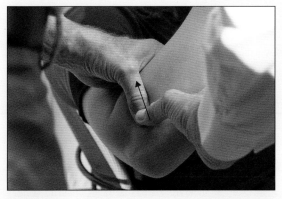

图 6.41
右侧桡骨头后前向滑动 MWM——双手接触点

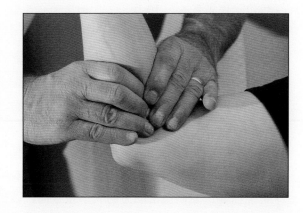

- 患者坐位，肩关节屈曲 90°，肘关节屈曲 90°。
- 治疗师的手指稳定患者的尺骨近端。
- 用拇指压力使桡骨头向前滑行。
- 滑动持续时，患者前臂主动旋后或旋前。
- 用未受累侧的手在末端范围加压。
- 见图 6.40 和 6.41。

适应证

由于近端桡尺关节疼痛或僵硬引起的前臂旋前或旋后活动受限。

姿势

患者	坐位，肩肘均屈曲 90°。
治疗部位	前臂在活动范围的中间旋前和旋后，手指向上。
治疗师	面向患者头部，靠近受影响的肘部。
手接触点	固定手：双手手指环绕前臂近端以稳定尺骨。 滑动手：双手拇指在桡骨头和桡骨颈后面叠压。

应用指导

- 首先确保在施加滑动之前，激惹活动持续引发症状。在这种情况下主动前臂旋后或旋前。
- 治疗师两拇指叠压，向前滑动桡骨头，用指尖稳定尺骨。
- 在保持前滑的同时要求患者前臂主动旋前或旋后。
- 每组动作重复 6～10 次，一次治疗 3～5 组。
- 患者可以用健侧手在患侧做无痛加压。

备注

- **MWM** 可以用于各种肘关节屈伸位置，取决于最易激惹疼痛或受限的点，在这个位置上，旋后或旋前通常会出现疼痛。
- 桡骨头通常是松动的敏感接触点，因此应使用海绵来减轻松动期间的不适。此外，为了减少接触不适，首次接触桡骨头时，应将软组织从内侧拉到外侧。
- 可能需要改变附属滑动力的大小和方向，以确保无痛。如果向前滑动桡骨会导致疼痛的旋后或旋前时疼痛，则应考虑后前向的桡骨头松动（图 6.42）。

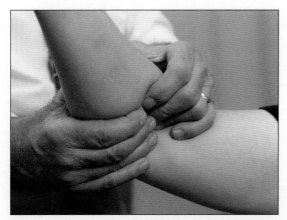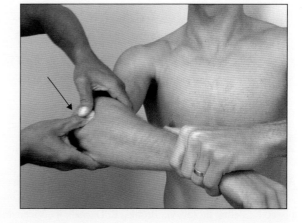

图 6.42

右侧桡骨头后前向滑动伴前部旋前

注释

sit R Radial head Ant gl MWM Supin×6

sit R Radial head Ant gl MWM Pron+OP×10（3）

临床推理精要

　　与用于肘关节自身局部的 MWM 技术相反，脊柱松动伴随上肢运动和（或）抓握的潜在有效性，可以通过要求患者将手臂在两个不同的方向上抬进行 CSIM（例如用测力计抓握）来快速识别，以判断是否有区别。这是所谓的"最大化原则"的典型例子。临床推理策略旨在减少理解障碍所需的问题或行动的数量，并更快地确定最有可能有效的管理干预（Rivett & Jones，2004）。通过使用这样的策略，数据的效率和质量被最大化，因为避免了通过探索每一个可能的途径浪费时间。原则最大化可能类似于"经验法则"或"捷径"，但通常是最基本的临床经验。是典型临床症状与最新科学知识融会贯通的结果。 因此，对于缺乏经验的新手治疗师，他们往往会面临一些不正确的决策风险。在这个例子中，与用于肘关节局部的 MWM 技术相反，治疗师有效和准确地确定脊柱松动伴手臂移动和（或）握持的潜在有效性的能力有可能从根本上迅速改变临床推理，其中既涉及患者症状的来源，也涉及手法治疗框架的方向。

证据等级

··

　　有两项关于 MWM 联合运动疗法和运动治疗肱骨外髁上肢痛的随机对照研究的 2 级证据，以及一些以案例报道和实验室即刻效果研究为形式的较低水平的研究（见引言）。

··

（李圣杰　译）

参考文献

Abbott, J.H., Patla, C.E., Jensen, R.H., 2001. The initial effects of an elbow mobilisation with movement technique on grip strength in subjects with lateral epicondylalgia. Man. Ther. 6 (3), 163–169.

Bisset, L., Beller, E., Jull, G., Brooks, P., Darnell, R., Vicenzino, B., 2006. Mobilisation with movement and exercise, corticosteroid injection, or wait and see for tennis elbow: randomised trial. BMJ 333 (7575), 939.

McLean, S., Naish, R., Reed, L., Urry, S., Vicenzino, B., 2002. A pilot study of the manual force levels required to produce manipulation induced hypoalgesia. Clin. Biomech. (Bristol, Avon) 17 (4), 304–308. PubMed PMID: 12034124.

Rivett, D.A., Jones, M.A., 2004. Chapter 26: Improving clinical reasoning in manual therapy. In: Jones, M., Rivett, D. (Eds.), Clinical Reasoning for Manual Therapists. Butterworth-Heinemann, Edinburgh, pp. 403–419.

Vicenzino, B., Hing, W., Hall, T., Rivett, D., 2011. Efficacy. In: Vicenzino, B., Hing, W., Rivett, D., Hall, T. (Eds.), Mobilisation with Movement: the Art and the Science. Churchill Livingstone, London, pp. 26–63.

Vicenzino, B., Hing, W., Hall, T., Rivett, D., 2011. Mobilisation with Movement: the art and science of its application. In: Vicenzino, B., Hing, W., Rivett, D., Hall, T. (Eds.), Mobilisation with Movement: the Art and the Science. Churchill Livingstone, London, pp. 9–23.

Vicenzino, B., Wright, A., 1995. Effects of a novel manipulative physiotherapy technique on tennis elbow: a single case study. Man. Ther. 1 (1), 30–35.

6

第 7 章

腕和手

腕和手的治疗技术

前臂远端 / 腕

桡尺关节远端尺骨后前向和前后向滑动；在旋前 / 旋后位出现疼痛或活动受限

桡尺关节远端桡骨后前向滑动；在旋前或旋后的过程中出现疼痛或活动受限

旋前旋后的桡尺关节远端尺骨后前向滑动贴扎

腕非负重位屈伸时侧向滑动腕骨

腕屈伸时腕骨侧向滑动的家庭练习

腕屈伸时腕骨外侧滑动贴扎

腕非负重位屈伸时向内侧滑动腕骨

腕屈伸时向内侧滑动腕骨

腕屈伸时向内侧滑动腕骨贴扎

腕负重位伸展时向外侧滑动腕骨

腕负重位伸展时向外侧滑动腕骨的家庭练习

腕负重位伸展时向内侧滑动腕骨

腕负重位伸展时向内侧滑动腕骨的家庭练习

腕屈伸时内旋腕骨

腕屈伸时内旋腕骨的家庭练习

腕内旋贴扎

腕屈伸时外旋腕骨

腕屈伸时外旋腕骨的家庭练习

腕外旋贴扎

手舟骨非负重位后前向滑动

手舟骨负重位后前向滑动

掌骨的后前向和前后向滑动

指——近节指骨间关节疼痛和（或）受限

徒手向内或外侧滑动

内旋 / 外旋

自助式 MWM 家庭练习：向内或外侧滑动 / 内外旋转

贴扎：内旋或外旋位

引言

腕关节是一个复杂的关节，包括远端桡尺关节、桡腕关节、尺腕关节、腕骨间关节和腕掌关节。了解腕关节复杂的解剖学特性很重要，尤其是在运用动态关节松动术时要确保滑动朝着正确的方向。桡骨在腕关节处比尺骨宽，是构成腕骨连接处的主要部分。桡骨两个凹面直接与舟状骨和月骨形成关节，尺骨和腕骨没有直接构成关节，而是通过关节盘形成关节。桡骨茎突通常比尺骨茎突向远端突出 1cm。因此，从解剖位置上是从上臂的近端／内侧向远端／外侧倾斜，桡骨—尺骨—腕骨关节动态松动术的治疗平面是倾斜的。

处理腕关节疼痛可用一般的动态关节松动术，或者在局部特定部位应用松动术，比如涉及特定的桡腕关节或腕骨间关节的局部动态关节松动术。腕骨近端排列包括舟状骨、月骨、三角骨和豌豆骨，远端排列着大多角骨、小多角骨、头状骨和钩骨。单个骨相对于其关节的运动可以应用于恢复无痛的活动范围。如果不确定，建议对腕关节实施一般的动态关节松动术，看是否会疼痛，如果某个特定关节的关节松动术实施不成功，通常这些关节就是疼痛的位置。

腕关节的运动可以发生在多个不同的方向，包括旋前／旋后（主要发生在桡尺远端关节），以及尺桡腕关节和腕关节间的屈／伸和桡尺偏。在手的掌骨间有少量的水平屈曲和伸展。此外，掌指关节和指间关节处有大量的屈伸动作。动态关节松动术可以用于管理在以上任何动作的患者特定损伤量度 [client specific impairment measure，（CSIM）]。

有意思的是，Brian Mulligan 使用 MWM 方法治疗的第一位客户是一位创伤后近端指间关节疼痛的患者。Brian Mulligan 假设疼痛由错位造成。磁共振（MRI）显示拇指有错位，也是由于外伤造成的（Hsieh，Vicenzino，Yang，Hu & Yang，2002）。除了解决患者的拇指问题外，在治疗过程中应用动态关节松动术（MWM）矫正了错位的问题，但症状改善并没有维持很长时间。

除了手腕和手指关节引起的疼痛外，前臂和手腕周围的软组织紊乱也可以用 Mulligan 理念进行管理和治疗。交叉综合征是一种由炎症和肿胀引起的软组织紊乱，由拇长展肌、拇短伸肌和深层的桡侧腕伸肌长头和短头之间的摩擦导致。症状包括摩擦音、压痛、肿胀和疼痛。在 Mulligan 理念中，可以通过使用贴扎释放软组织负荷来管理症状。最近，5 名患有该综合征的患者成功地自行实施了日常 Mulligan 理念的减荷贴扎（Kaneko & Takasaki，2011）。所有患者症状消失，且改善效果长期维持。

前臂远端 / 腕的治疗技术

桡尺关节远端：在旋前或旋后过程中出现疼痛或活动受限

技术一览

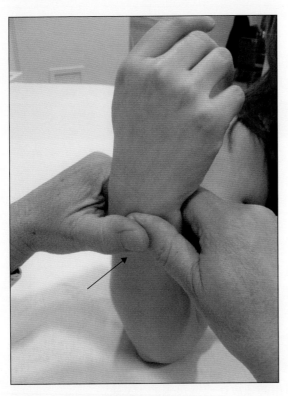

图 7.1

尺骨旋后的后前向滑动

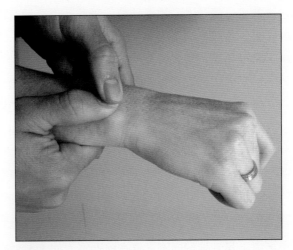

图 7.2

尺骨旋前的前后向滑动

- 治疗师用指尖固定桡骨远端的前侧。
- 拇指放在尺骨背侧的远端。
- 沿后前向滑动尺骨的远端，在桡骨上施加方向相反的力。
- 保持滑动，同时患者做缓慢重复的旋前和旋后动作。主动运动过程必须缓慢进行并且保持无痛。
- 患者可用健侧手抓住对侧前臂从身体近端向腕关节方向施加力量。
- 见图 7.1 和 7.2。

适应证

在旋前或旋后时前臂远端 / 腕部活动受限或有疼痛。

姿势

患者	坐位，手臂置于身体两侧，肘屈曲 110°～130°，手放松。
治疗部位	前臂中立位旋前/旋后。
治疗师	站在患者的一侧。
手接触点	固定手：将第 2～5 指放在桡骨远端的前侧。 滑动手：两手拇指放在尺骨背侧。

应用指导

- 首先，确认在实施滑动前，激惹动作会持续地诱发症状（此例中为旋前或旋后）。
- 将手指放在桡骨远端掌侧面固定桡骨。
- 将拇指覆盖在尺骨远端背侧面。
- 沿后前向滑动尺骨的远端，在桡骨上施加相反方向的力。整个运动必须是无痛的。
- 维持滑动，患者缓慢地重复旋前或旋后的动作。主动运动必须缓慢进行且无痛。
- 患者可以用健手抓住患侧前臂从身体近端向近手腕处加压。
- 在一般情况下，每组动作重复 6～10 次，每次治疗做 3～5 组，但只适用于活动及无痛范围大幅增加的情况。

备注

- 由于尺骨远端的宽度仅占前臂宽度的 1/3。因此拇指必须放在前臂尺侧的 1/3 处。
- 可使用橡胶海绵以缓解接触压痛。
- 应该教会患者在家中练习动态关节松动术，用健侧手指沿后前向滑动尺骨远端，同时用拇指沿后前向滑动桡骨。在实施过程中保持滑动。训练和滑动在任何时候都必须是完全无痛的。贴扎可以用于模仿治疗和训练技术。
- 桡尺远端关节常发生柯林斯骨折（Colles，2006），是典型的桡骨远端骨折。但现在该术语趋向于描述桡骨远端部的所有骨折，不论是否伴有尺骨骨折。在骨折固定一段时间后，常发生桡骨远端错位。前臂的扭伤和张力也导致了疼痛性的旋前、旋后受限及腕关节活动受限。

注释

sit R Inf RUJ ulna Ant gl MWM Supin × 6

sit R Inf RUJ ulna Ant gl MWM Pron+OP × 10（3）

桡尺关节远端桡骨后前向滑动：在旋前或旋后的过程中出现疼痛或活动受限

见图 7.3 和 7.4。

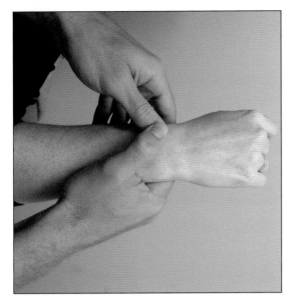

图 7.3

桡骨旋前或旋后位后前向的滑动（后面观）

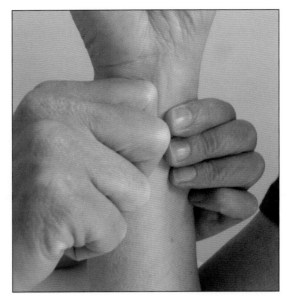

图 7.4

桡骨旋前或旋后位前后向的滑动（前面观）

7

适应证	
在旋前或旋后动作中前臂远端 / 腕处活动受限或疼痛。	

姿势	
患者	坐位，手臂置于身体两侧，肘屈曲 110°～ 130°，手放松。
治疗部位	前臂处于中立位。
治疗师	站在患者身体的一侧。
手接触点	固定手：第 2 ～ 5 指放置在尺骨远端前侧。 滑动手：两手的拇指放置在桡骨背侧。

应用指导

- 首先，在实施滑动前，确保激惹动作会持续诱发症状（此例中为旋前或旋后）。
- 将指尖放在尺骨远端（掌侧面）以稳定尺骨。
- 将两拇指放在桡骨远端背侧面。
- 沿后前向滑动桡骨远端，在尺骨上施加相反方向的力。整个运动必须是无痛的。
- 维持滑动，患者缓慢地重复旋前或旋后的动作。主动活动也必须是无痛的。
- 患者可以用健侧手握在前臂近手腕处加压。
- 每次治疗做 3 ～ 5 组，每组重复 6 ～ 10 次，仅限于活动范围增加或无痛的情况下。

备注

- 桡骨远端远比尺骨远端要宽，因此，拇指需要占据更大的接触区域，来靠近远端桡尺关节的关节线。
- 可以使用海绵橡胶垫缓解接触压痛。
- 应该教会患者怎样在家中练习 MWM，可以用他们健侧手的拇指沿前后向滑动尺骨远端，同时用指尖沿后前向滑动桡骨。当实施动作时保持滑动。运动和滑动必须始终完全无痛。贴扎可以用于模仿治疗和训练技术。

注释

sit R Inf RUJ Rad Ant gl MWM Supin × 6

sit R Inf RUJ Rad Ant gl MWM Pron+OP × 10（3）

sit R Inf RUJ Rad self Ant gl MWM Supin × 6

旋前和旋后位尺骨后前向贴扎

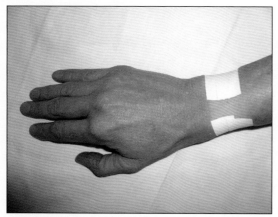

图 7.5

尺骨后前向滑动：贴扎

- 在同一个位置贴扎两层，每层采用相同的张力以获得最好的效果。
- 见图 7.5。

当治疗师运用尺骨后前向滑动技术，症状有显著改善时，前臂远端 / 腕在旋前或旋后时发生疼痛或受限。

贴扎方向	尺骨远端的后侧面跨过前臂远端的掌侧，止于桡骨背侧。
贴扎应用	从尺骨远端的后端内侧开始，紧邻茎突。将贴布缠绕在前臂远端的掌侧，同时沿后前向滑动尺骨。最后止于桡骨远端的背侧（图 7.5）。

贴扎指导

- 常用的贴扎指南。
- 使用 38mm 宽的无弹力运动贴布。
- 皮肤的褶皱在很大程度上是不可避免的，有些人很重视，但不管怎样，皮肤上的贴布张力增加，以及潜在的皮下组织和骨的压迫区域，要最大限度减少褶皱。
- 在使用前检查皮肤是否过敏。
- 提醒患者皮肤可能会受到刺激。如果出现过敏（皮肤瘙痒、灼烧感或其他感觉异常），请移除贴布。
- 确保贴布不限制手部血液循环和压迫神经。检查甲床颜色，要求患者在出现不良症状或体征时立即移除贴布。
- 在同一个位置使用两层贴布，两层贴布采用同样的张力以获得最大的效果。

备注

为了在贴布上获得良好的张力，建议前臂处于旋前和旋后之间的中立位置，同时保持尺骨的最大滑动。

注释

R Inf RUJ ulna Ant gl Tape

腕非负重位屈伸时的侧向滑动

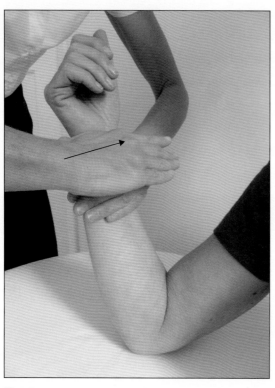

图 7.6

腕非负重位伸展向外侧滑动：起始位置

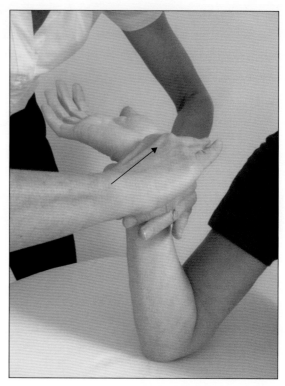

图 7.7

腕非负重位伸展向外侧滑动：结束位置

- 患者将前臂保持在旋前和旋后之间中立位。
- 治疗师用虎口稳定桡骨远端的侧方。
- 用另一手的虎口横向（朝向拇指）沿着关节线滑动近侧列腕骨。
- 保持滑动，患者同时主动屈伸腕关节。
- 患者根据需要加压。
- 见图 7.6 ～ 7.9。

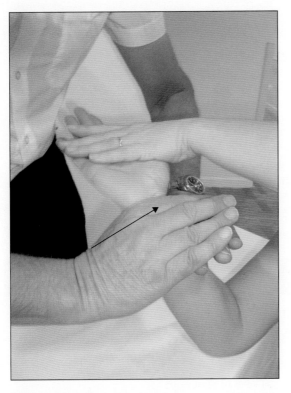

图 7.8

腕非负重位伸展向外侧滑动时加压

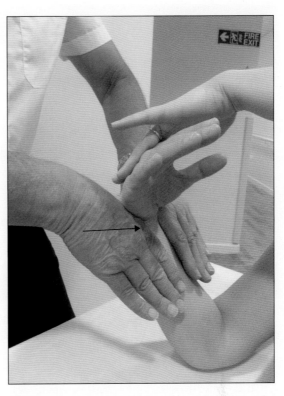

图 7.9

腕非负重位屈曲向外侧滑动时加压

适应证	
腕关节屈伸时疼痛和（或）活动受限，且症状的出现与腕部活动有关。	

姿势	
患者	坐位，肘屈曲 90°支撑，前臂处于中立位。
治疗部位	腕关节处于屈伸中立位。
治疗师	面向患者前臂。
手接触点	固定手：虎口固定桡骨远端外侧。 滑动手：虎口放在近侧列腕骨的内侧面。

应用指导

- 首先需要确定，在实施滑动前，激惹活动会持续诱发症状（此例中为主动屈伸腕关节的动作）。
- 在侧方固定桡骨远端。
- 在近侧列腕骨实施侧方滑动。
- 尽量保持打开双手，以免限制加重活动的范围。
- 在保持滑动的同时，让患者做激惹动作。
- 调整滑动的方向和力量，确保无痛的活动。
- 每次治疗包括 3 ～ 5 组，每组重复 6 ～ 10 次。
- 患者可以在运动中加压，要确保压力是通过手均衡施加而不是手指。

备注

- 当在小关节（如前臂、腕、手指）上实施 MWM 时，患者动作需要慢，使治疗师可以维持翻转 / 附属动作的继续滑动。如果前面提到的因为动作太快而失控，患者可能会感到疼痛，治疗师会选择停止治疗。
- 如果疼痛和活动没有随着侧方滑动而改善，需要在方向上进行细微调整。
- 患者的前臂旋后或旋前位置可根据临床表现而变化。
- 可以交替起始位置。将患者的前臂放在治疗桌上，同时手伸过治疗桌的边缘。像之前一样实施滑动，并让患者重复受限的动作。
- 如果外侧滑动疼痛加重，改为内侧滑动
- 该技术对患有腕管综合征、腕腱鞘炎和腕部骨折后恢复期的患者也有效。

注释

sit R Wr Lat gl MWM F × 3

sit R Wr Lat gl MWM F+OP × 6（3）

sit R Wr Lat gl MWM E × 6（3）

sit R Wr Lat gl MWM E+OP × 10（3）

腕屈伸时腕骨侧向滑动的家庭练习

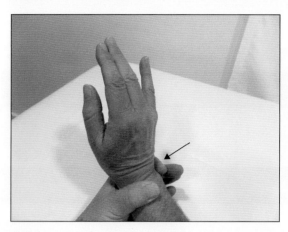

图 7.10

腕屈伸时，自助治疗性向外侧滑动

- 患者将前臂旋前，放松地放在桌子上。
- 患者在腕骨处进行外侧滑动。
- 当维持滑动时，患者重复疼痛或受限的活动（如屈伸腕）。
- 见图 7.10。

适应证

疼痛或腕关节僵硬导致腕屈伸受限，可通过治疗师的技术得到显著改善。

姿势

患者	坐位，前臂置于桌上。
治疗部位	肩内收，肘屈曲，前臂处于旋前位放于桌上。
自助式滑动描述	对侧手的虎口置于近侧列腕骨，患者将近侧列腕骨向外侧滑动。

应用指导

- 患者在腕骨上进行外侧滑动。
- 当滑动时，患者重复疼痛或受限的活动（屈伸腕）。
- 有效的前提是无痛训练。
- 每天无痛训练重复 3 ～ 5 组，每组重复 10 次。

备注

- 贴扎能有效地辅助自我训练（图 7.11）。
- 可以教患者自我贴扎。

注释

R Wr self Lat gl MWM E × 6

R Wr self Lat gl MWM F × 6

7

腕屈伸时向外侧滑动贴扎

向外滑动腕骨并贴扎，改善腕屈伸。

见图 7.11。

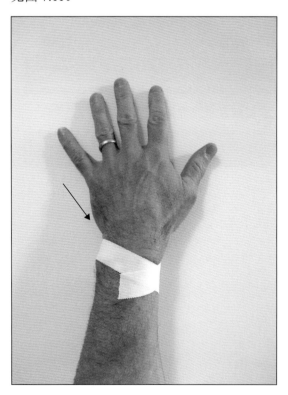

图 7.11

腕屈伸时腕骨外侧滑动贴扎

适应证

疼痛或腕关节僵硬导致腕屈伸受限，可通过治疗师的技术得到显著改善。

贴扎方向	从腕骨的内侧开始，贴扎螺旋向上，交叉在桡侧远端。
贴扎使用	贴扎起始于腕骨近侧列的内侧，在前臂远端的腹侧和背侧上螺旋包绕贴扎施加张力；贴扎止于桡骨远端。检查手腕活动是否因为贴扎而明显改善。必要时调整贴扎的方向和张力，保证无痛。

贴扎指导

贴扎时有一些注意事项，包括检查皮肤是否过敏，提醒患者可能出现的皮肤瘙痒，如果过敏，要将贴布移除。

备注

- 确保贴扎不会限制手部的血液循环和压迫神经。
- 注意检查指甲床，如果出现任何不利的迹象和症状，要求患者移除贴布。
- 为了获得最大的效果，在同一位置使用 2 层贴布，并保持相同的张力。

注释

 R Wr Lat gl Tape

腕非负重位屈伸时向内侧滑动腕骨

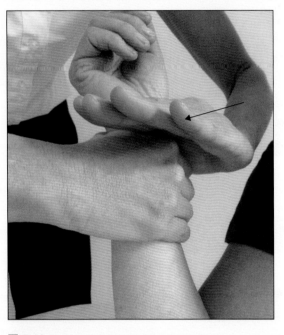

图 7.12

腕非负重位屈伸并向内侧滑动：起始位置

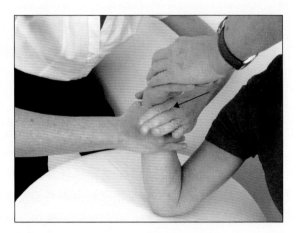

图 7.13

腕非负重位屈曲向内侧滑动时加压

- 患者前臂保持旋前和旋后之间的中立位。
- 治疗师用虎口稳定尺骨远端的内侧面。
- 另一手的虎口沿关节线向内侧（远离拇指的方向）滑动近侧列腕骨。
- 维持滑动，同时让患者主动屈伸腕。
- 患者根据需要加压。
- 见图 7.12 ～ 7.14。

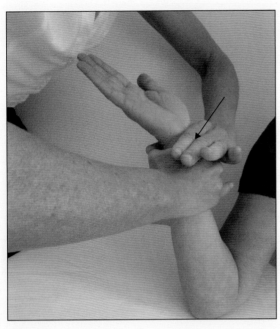

图 7.14

腕非负重位伸展向内侧滑动

适应证	
腕关节屈伸时疼痛或活动受限。	

姿势	
患者	坐位，屈肘 90° 支撑，前臂处于中立位。
治疗部位	腕处于屈伸之间的中立位。
治疗师	面向患者前臂站立。
手接触点	固定手：虎口置于尺骨远端内侧面。 滑动手：虎口置于近侧列腕骨外侧面。

应用指导

- 在滑动前，首先需要确认，逐渐加大的活动会持续诱发症状。在这种情况下，主动屈伸腕。
- 在内侧面固定尺骨的远端。
- 在近侧列腕骨实施内侧滑动。
- 治疗师的手尽可能打开以避免限制激惹动作的活动度。
- 维持滑动，同时让患者做激惹动作。
- 需要对滑动的方向和力进行微调来确保无痛的活动。
- 每次治疗重复 3～5 组，每组重复 6～10 次。
- 可以在活动中由患者加压。确保压力是通过手均衡施力而不是用手指施力。

备注

- 如果疼痛和活动范围没有因为内侧滑动而好转，可细微调整施力方向。
- 患者的旋前旋后位置会根据临床表现而发生变化。
- 可以交换开始的位置。将患者的前臂放在治疗桌上，手伸过治疗桌边缘。在滑动前，要求患者重复受限的活动。
- 如果随着内侧滑动疼痛加重，改为外侧滑动。
- 该技术对患有腕管综合征、腕肌腱炎及腕部骨折后恢复期的患者同样有效。

注释

sit R Wr Med gl MWM F × 3

sit R Wr Med gl MWM E × 6（3）

sit R Wr Med gl MWM F+OP × 6（3）

sit R Wr Med gl MWM E+OP × 10（3）

腕屈伸时向内侧滑动腕骨的家庭练习

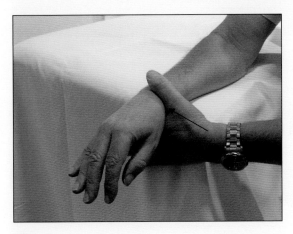

图 7.15

屈腕向内侧滑动的家庭练习

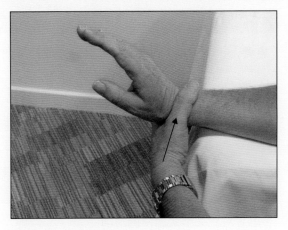

图 7.16

伸腕向内侧滑动的家庭练习

- 患者前臂旋前，将手超过桌子边缘。
- 患者的另一手在腕骨进行内侧滑动。
- 维持滑动，患者同时重复受限或疼痛的动作（屈伸腕）。
- 见图 7.15 和 7.16。

适应证	
疼痛或腕关节僵硬导致腕屈伸受限，可通过治疗师的技术得到显著改善。	

姿势	
患者	坐位，前臂旋前放松放在桌子上。
治疗部位	肩内收，屈肘，前臂处于旋前位置于桌上。
自助式滑动描述	对侧手的虎口置于近侧列腕骨的内侧面，患者向内侧滑动近侧列腕骨（远离拇指方向）。

应用指导

- 患者对腕关节实施内侧滑动。
- 维持滑动，患者同时重复疼痛或受限的活动（屈伸腕）。
- 为了有效，过程应无痛。
- 无痛的情况下，每天做 3 ～ 5 组，每组重复 10 次。

备注

贴扎能有效辅助治疗（图 7.17）。

注释

sit R Wr self Med gl MWM F × 10

sit R Wr self Med gl MWM E × 10

腕屈伸时向内侧滑动腕骨贴扎

向内滑动腕骨并贴扎，改善腕屈伸。

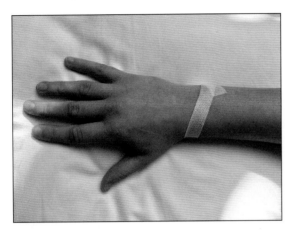

图 7.17
腕屈伸时腕骨内侧滑动贴扎

适应证

由于疼痛或腕关节僵硬导致腕部屈伸活动受限，可通过治疗师应用内侧滑动技术得到显著改善。

贴扎方向	首先从腕骨的外侧开始，贴布螺旋向上跨过尺骨内侧面。
贴扎应用	从近侧列腕骨开始贴扎。在前臂远端的腹侧和背侧对贴布施加张力；贴布止于尺骨远端。检查手腕运动是否因贴扎得到了明显改善。如有需要可轻微调整贴布的方向或张力，以确保无痛的活动。

贴扎指导

- 在使用贴布前检查皮肤敏感性。
- 告知患者可能会刺激皮肤。如果有过敏症状，可将贴布移除（皮肤瘙痒、灼烧感或其他感觉）。
- 使用 1cm 无弹性的贴布。
- 在同一个位置使用两层贴布，每一层都施加相同的张力以获得最大效果。

备注

确保贴布不会限制手部的血液循环和压迫神经。检查指甲床颜色，如果出现任何不良迹象和症状，要求患者立即将贴布移除。

注释

　R Wr Med gl Tape

腕负重状态下伸展时向外侧滑动腕骨

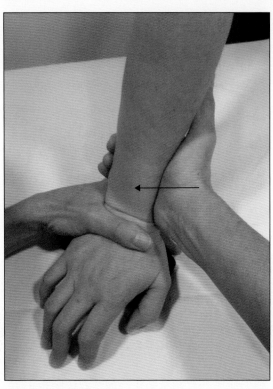

图 7.18
腕负重位伸展时向外侧方滑动

- 患者站立，手掌置于治疗桌上，手指朝向治疗师展开，前臂旋前（以右手为例）。
- 治疗师用右手握住患者桡骨。
- 通过向拇指施加稳定性，治疗师用左手稳定患者腕骨，另一手虎口沿患者腕关节的关节线放置。
- 在尺骨和桡骨上进行滑动（相对于腕骨的滑动），同时患者身体倾斜，倚靠手支撑并伸腕。
- 患者在斜靠身体并伸腕时加压。
- 见图 7.18。

适应证

在负重位，腕关节伸展受限或疼痛。

姿势

患者	站立位。
治疗部位	手放松置于桌面，伸腕。
治疗师	面向患者的手站立。
手接触点	固定手：左手虎口置于内侧（尺侧）的腕管侧面。 滑动手：滑动桡骨和尺骨（创造一个相对于腕骨外侧的滑动）。

应用指导

- 首先，在进行滑动前，确保激惹动作会诱发症状，即腕部进行主动负重的伸展运动。
- 稳定手于桌面。
- 在桡骨和尺骨上进行内侧滑动（相对于腕骨的外侧方滑动）。
- 维持滑动，要求患者倾斜手并伸腕。
- 如有需要可微调滑动的方向和力量，以确保无痛。
- 每次治疗 3 ～ 5 组，每组重复 6 ～ 10 次。
- 患者可以用力倾斜身体对手加压。

备注

- 如果疼痛和活动范围没有因为向外滑动腕而改善，可微调方向。
- 患者前臂的旋前 / 旋后位置可能因其临床表现而变化。
- 如果疼痛随着腕外侧滑动而加重，则改为向内滑动。

注释

 st WB R Hand R Wr Lat gl MWM E+OP × 6（3）

腕负重位伸展时向外侧滑动腕骨的家庭练习

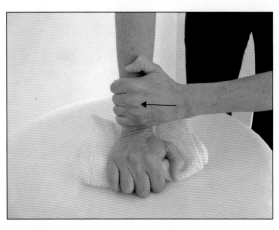

图 7.19

腕负重位伸展时向外侧滑动腕骨的家庭练习

- 患者身体倾斜，手撑在一条折叠的毛巾上，前臂旋前，屈指。
- 患者通过向内侧滑动尺骨和桡骨，让腕骨得到一个相对于向外的侧方滑动。
- 维持滑动，患者倾斜身体压向手并伸腕。
- 见图 7.19。

适应证

由于腕关节的疼痛或僵硬，导致腕负重状态下背伸时出现活动受限，当运用该技术时，症状有显著的改善。

姿势

患者	站立位，手掌放松置于桌面上，手指指向身体外侧。
治疗部位	伸腕，屈指放松。
自助式滑动描述	患者倾斜身体，用患侧手支撑，对侧手掌置于桡骨远端外侧面，患者自行在尺骨和桡骨上同时进行滑动。

应用指导

- 患者通过内侧滑动桡骨来达到腕骨的相对外侧滑动。
- 维持滑动，身体斜靠在手上，同时伸腕。
- 为了确保训练有效，全程必须是无痛的。
- 在无痛的情况下，每天做 3 ～ 5 组，每组重复 10 次。

备注

当患者需要自我固定时，贴扎能有效辅助。

注释

 st WB R Hand R Wr self Lat gl MWM E+OP × 6（3）

腕负重位伸展时向内侧滑动腕骨

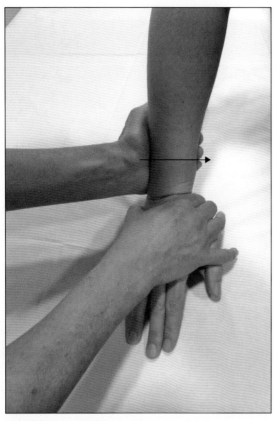

图 7.20

腕负重位伸展时向内侧滑动

- 患者站位，手掌置于治疗桌上，手指朝向治疗师，前臂处于旋前位。
- 向着拇指的方向滑动前臂远端。
- 患者用手支撑住倾斜身体，伸腕，同时维持滑动。
- 患者按照要求加压。
- 见图 7.20。

适应证

腕关节负重位，伸展时疼痛或活动受限。

姿势

患者	站位。
治疗部位	手放松放在桌面上，伸腕，手指指向治疗师。
治疗师	站于患者前方。
手接触点	固定手：固定手背，将手维持在桌面上。 滑动手：置于尺骨远端的内侧。

应用指导

- 首先，确定在实施滑动之前，激惹动作持续诱发症状，即此例中的主动负重伸腕。
- 当一手稳定腕和手时，另一手向外侧方滑动尺骨（相当于向内侧方滑动腕骨）。
- 维持滑动，要求患者身体倾斜，用患侧手支撑桌面，同时伸腕。
- 如有需要可对滑动的方向和力进行微调，以确保活动无痛。
- 每次治疗做 3 ～ 5 组，每组重复 6 ～ 10 次。
- 患者可通过倾斜身体倚靠患手，加压。

备注

- 如果向外侧方滑动腕骨没有改善疼痛和活动范围，则调整滑动的方向。
- 患者前臂的旋前 / 旋后位置可能因其临床表现而变化。
- 如果疼痛随着向内侧方滑动腕骨而加重，改为向外侧方滑动。

注释

 st WB R Hand R Wr Med gl MWM E+OP × 6（3）

213

腕负重位伸展时向内侧滑动腕骨的家庭练习

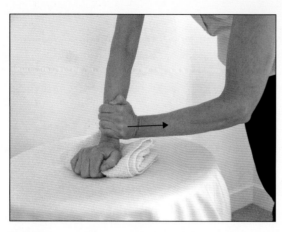

图 7.21

腕负重位伸展时向内侧滑动腕骨的家庭练习

7

- 患者身体倾斜，将手撑在一条折叠的毛巾上，前臂旋前，手屈指。
- 在前臂远端桡侧实施滑动。
- 腕骨要获得相对的向内侧方滑动，可通过向外侧方滑动尺骨。
- 身体靠手支撑，伸腕，并维持滑动。
- 见图 7.21。

适应证

由腕关节的疼痛或僵硬引发的腕负重状态下伸展时出现活动受限，当运用该技术时，症状有显著的改善。

姿势

患者	手休息位置于桌上，伸腕，手指指向治疗师。
治疗部位	伸腕，手指放松状、屈曲，置于毛巾上。
自助式滑动描述	对侧手的手掌置于尺骨远端内侧面，患者在尺骨上进行滑动，同时身体倾斜支撑在被滑动手上。

应用指导

- 患者通过滑动尺骨末端，得到一个相对的腕骨内侧滑动。
- 维持滑动，身体倾斜支撑在手上，伸腕。
- 为了确保训练有效，全程必须无痛。
- 无痛的前提下，每天做 3 ～ 5 组，每组重复 10 次。

备注

贴扎可以有效辅助。

注释

 st WB R Hand R Wr self Med gl MWM E+OP × 6（3）

腕屈伸时内旋腕骨

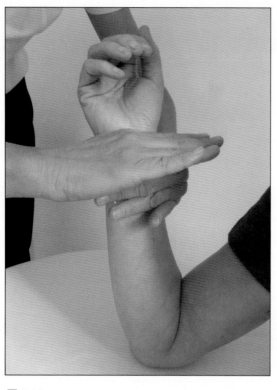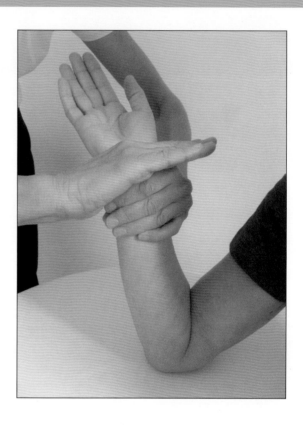

图 7.22

屈伸时内旋腕骨

- 患者坐位，将肘置于治疗桌上。
- 用拇指和示指之间的虎口从桡侧稳定桡骨和尺骨远端。
- 用另一手虎口抓住近侧列腕骨的内侧。
- 内旋近侧列腕骨（旋前）。
- 维持滑动，患者屈腕或伸腕。
- 见图 7.22 和 7.23。

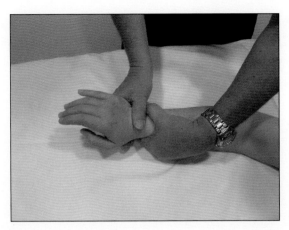

图 7.23

屈伸时内旋腕骨的替换姿势

适应证	
由于腕关节的疼痛或僵硬使腕屈伸活动受限。	

姿势	
患者	坐位。
治疗部位	屈肘，放松置于治疗桌上。
治疗师	站位，面向患者前臂。
手接触点	固定手：虎口置于桡骨远端的桡侧。 滑动手：虎口握住近侧列腕骨的尺内侧面。

应用指导

- 在实施滑动之前，确保逐渐加重的活动会诱发症状。在此例中为主动负重腕伸展。
- 固定尺骨和桡骨的远端。
- 内旋腕骨（旋前）。
- 患者的手尽可能打开以避免限制激惹动作。
- 维持滑动，嘱患者做激惹动作。
- 必要时对滑动的方向和力进行微调以确保活动时无痛。
- 确保活动是无痛的，让患者重复。
- 每次治疗做 3 ～ 5 组，每组重复 6 ～ 10 次。
- 在治疗中可能需要由患者加压，确保通过手均衡施加压力而不是用手指。
- 如果这项技术能帮助患者解决问题，可以进行家庭练习（图 7.24）和贴扎技术（图 7.25 和 7.26）。
- 如果内旋腕骨没有效果，那么可以试一试外旋 MWM。

备注

- 确保固定手和移动手尽可能靠近关节线。如果治疗师手的姿势是正确的，两手是相互碰到的。
- 确保只有虎口、拇指和示指接触患者的腕，以避免限制关节活动范围。

注释

sit R Wr IR MWM F × 6

sit R Wr IR MWM E+OP × 10（3）

替换 / 调整

患者前臂的旋前或旋后位置可能因其临床表现而变化。

可以使用备选的起始位置。将患者的前臂放在治疗桌上，手伸过桌子边缘。像之前一样进行滑动，并让患者重复受限的动作。

腕屈伸时内旋腕骨的家庭练习

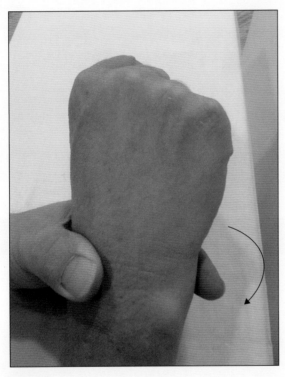

图 7.24
屈伸状态下内旋腕骨的家庭练习

- 患者前臂旋前。
- 将拇指置于桡骨远端，示指抓住腕骨。
- 患者腕内旋（旋前）。
- 维持滑动，患者重复受限或疼痛的活动（腕屈曲或伸展）。
- 见图 7.24。

适应证

由于腕关节的疼痛或僵硬导致腕屈伸受限，治疗师应用该技术后症状有显著的改善。

姿势

患者	坐在桌旁。
治疗部位	肩稍外展，屈肘，前臂旋前放松放在桌面上。对侧手的拇指置于桡骨、尺骨远端靠近腕关节线的后外侧。对侧手的示指置于远离腕关节线的近侧列腕骨的前外侧。
自助式滑动描述	患者固定桡骨和尺骨的远端部分，同时在近侧列腕骨示指滑动来增加内旋（旋前）。

练习指导

- 患者实施内旋（旋前）滑动。
- 维持滑动，患者重复引发受限或疼痛的活动（腕屈曲或伸展）。
- 为了确保训练有效，滑动全程必须是无痛的。
- 在无痛的前提下，每次治疗做 3 ～ 5 组，每组重复 6 ～ 10 次。

备注

贴扎可以有效辅助。

注释

sit R Wr self IR MWM F × 10

sit R Wr self IR MWM E × 10

腕内旋贴扎

见图 7.25 和 7.26。

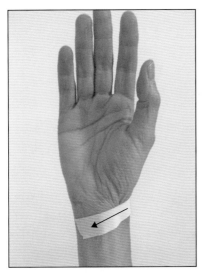

图 7.25
腕内旋贴扎（前面观）

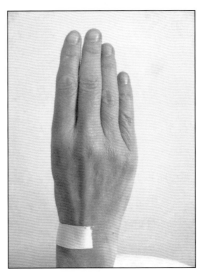

图 7.26
腕内旋贴扎（后面观）

适应证	
腕关节的疼痛或僵硬导致腕屈伸过程中活动受限。当治疗师运用技术时，症状有显著的改善。	
贴扎方向	手腕的后侧面围绕腕部的外侧至前臂远端的前表面。
贴扎应用	跨过近侧列腕骨，在腕的后部开始贴扎。现在进行内旋（旋前）。在腕外侧呈螺旋状缠绕，止于前臂的远端前侧。检查手腕运动是否无痛。必要时对贴扎的方向或张力进行轻微的调整，确保无痛。

应用指导

- 在使用贴扎之前检查皮肤是否过敏。
- 告知患者可能会出现的皮肤刺激。如果出现过敏症状（皮肤瘙痒、灼烧感或其他感觉）立即将贴布移除。
- 使用 1cm 的无弹性贴布。
- 在同一个位置使用 2 层贴布，每层都用相同的张力，以获得最大的效果。

备注

- 为了达到好的张力，建议在近侧列腕骨的后侧贴扎。
- 进行内旋（旋前），患者或助手在腕的外侧呈螺旋贴扎。维持张力，直到贴布止于前臂远端。

注释

 R Wr IR Tape

腕屈伸时外旋腕骨

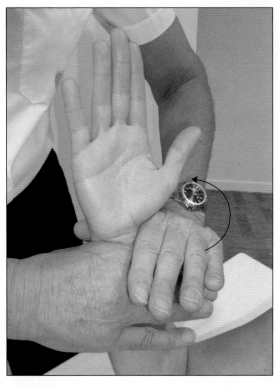

图 7.27

腕屈伸外旋腕骨起始位置

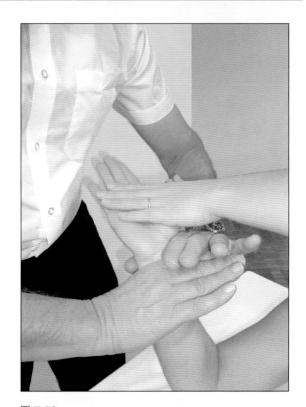

图 7.28

腕伸时外旋腕骨加压

- 患者坐位，肘放松放在治疗桌上。
- 用虎口从尺侧固定桡骨和尺骨的远端。
- 另一手的虎口抓住近侧列腕骨的桡外侧。
- 近侧列腕骨外旋。
- 屈伸腕部并维持滑动。
- 见图 7.27 和 7.28。

适应证

由于腕关节的疼痛或僵硬导致腕屈伸活动受限。

姿势	
患者	坐位。
治疗部位	屈肘，放松放于治疗桌面上。
治疗师	面向患者的前臂，取站位。
手接触点	固定手：虎口从内侧置于桡骨和尺骨远端。 滑动手：虎口抓住近侧列腕骨的外侧。

应用指导

- 在进行滑动前首先确保逐渐加重的活动会诱发症状，在这种情况下是进行主动的腕屈伸。
- 固定桡骨和尺骨远端。
- 外旋腕骨（旋后）。
- 尽可能保持手打开，以避免限制激惹动作。
- 维持滑动，并要求患者进行逐渐加重的活动。
- 必要时对滑动的力和方向进行微调以确保动作无痛。
- 无痛前提下让患者重复动作。
- 每次治疗做 3 ～ 5 组，每组重复 6 ～ 10 次。
- 在活动中可由患者加压。确保是通过手的背面和掌面施力而不是手指。
- 如果通过此技术成功解决问题，接下来可以患者进行家庭练习（图 7.29）和贴扎技术（图 7.30）。
- 如果外旋腕效果不显著，可尝试进行内旋的 MWM。

备注

- 确保固定手和移动手尽可能靠近关节线。如果治疗师手的姿势正确，两手能碰到。
- 确保只有虎口、拇指和示指接触患者的腕，这是为了避免限制关节活动。

注释

sit R Wr ER MWM F × 6

sit R Wr ER MWM E+OP × 10（3）

替代／调整

患者的前臂旋前或旋后位置可能会由于临床表现而不同。

可以换一个起始位置。将患者的前臂放在治疗桌上，手伸过桌子边缘。像之前一样进行滑动，让患者重复受限的活动。

腕屈伸时外旋腕骨的家庭练习

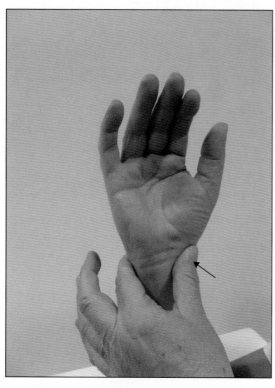

图 7.29

腕屈伸时腕外旋家庭练习

- 患者屈肘 90°，前臂旋前，肘放松地支撑在桌面上。
- 患者的示指稳定桡骨和尺骨，同时用拇指旋转腕。
- 患者在腕骨上施加外旋（旋后）滑动。
- 维持滑动，患者重复受限或疼痛的动作（腕屈伸）。
- 见图 7.29。

由于腕关节的疼痛或僵硬导致腕屈伸活动受限。当运用技术时，症状有明显改善。

姿势

患者	坐在治疗桌旁。
治疗部位	肩稍外展，屈肘，前臂旋前放松地放在桌面上。对侧拇指放在近侧列腕骨的前侧，远离腕关节线。对侧手的示指置于桡骨和尺骨远端的后侧，靠近腕关节线。
自助式滑动描述	患者稳定尺骨和桡骨远端，用拇指滑动来增加近侧列腕骨的外旋（旋后）。

练习指导

- 患者实施外旋滑动。
- 维持滑动，患者重复受限或疼痛的活动（屈伸腕）。
- 为确保治疗有效，活动必须是无痛的。
- 在无痛的前提下，每次治疗做 3 ～ 5 组，每组重复 6 ～ 10 次。

备注

- 贴扎能有效地辅助。
- 可以教患者自助贴扎。

注释

sit R Wr self ER MWM F × 10

sit R Wr self ER MWM E × 10

腕外旋贴扎

见图 7.30。

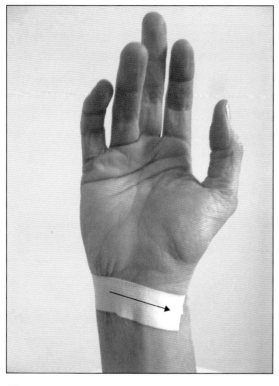
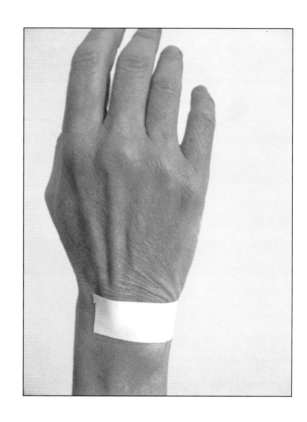

图 7.30
腕外旋贴扎

适应证

由于腕骨间关节的疼痛或僵硬导致的腕屈伸活动受限。运用技术治疗后，有明显改善。

贴扎方向	从腕的后侧包绕到内侧再到前臂远端的前侧表皮。
贴扎应用	从腕的后部开始到近侧列腕骨。现在实施外旋（旋后）。在维持外旋滑动的同时，将贴布螺旋包绕腕的内侧；止于前臂的前侧远端。检查手腕以确保没有疼痛发生。必要时可以对贴布方向或张力进行微调，以确保无痛。

贴扎指导

- 在使用之前检查皮肤是否过敏。
- 告知患者可能发生的皮肤刺激。如果出现过敏症状（皮肤瘙痒、灼烧或其他感觉）应立即将贴布移除。
- 使用 1cm 的无弹性贴布。
- 在同一个位置固定两层贴布。每层贴布保持同样的张力，以获得最大的效果。

备注

- 为了获得好的张力，建议在近侧列腕骨的后侧放置贴布。
- 实施外旋滑动，患者或助手在腕的内侧呈螺旋向贴扎。保持贴布张力直到止于前臂远端。

注释

 R Wr ER Tape

手舟骨非负重位后前向滑动

技术一览

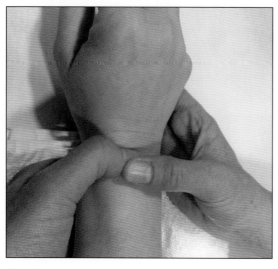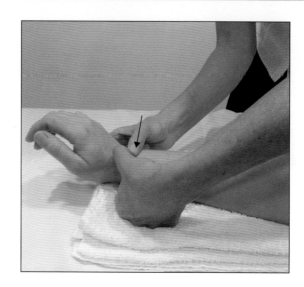

图 7.31

手舟骨非负重位后前向滑动

- 患者坐位，前臂放在治疗桌上。
- 治疗师用一侧拇指末端固定患者桡骨远端前下处。
- 治疗师拇指内侧缘接触患者手舟骨的末端近侧。
- 松动手拇指的指腹位于固定手拇指的外侧边缘。
- 手舟骨的滑动是从后向前的。
- 维持滑动，患者做引起症状的动作（通常是伸腕）。
- 见图 7.31。

适应证

手舟骨局部的疼痛导致伸腕活动受限。

姿势

患者	坐位，前臂旋前，充分放松放在治疗桌上。
治疗师	站位，靠近损伤的腕。
手接触点	固定手：双手手指放在桡骨的远端掌面。 滑动手：拇指末端内侧缘接触患者手舟骨的近侧。 滑动手拇指的指腹叠压在固定手的拇指的侧缘。

应用指导

- 首先确保患者伸腕受限，并且会诱发患者的症状。
- 在手舟骨上实施后前向滑动。
- 维持滑动，让患者重复伸腕动作。
- 必要时对方向和滑动的力量进行微调以确保活动无痛。
- 每次治疗做 3 ～ 5 组，每组重复 6 ～ 10 次。
- 如果疼痛没有因为后前向的滑动改变甚至加重，可以采用前后向滑动。

备注

- 确保整个活动中都在维持滑动，最后返回到起始位置。
- 用拇指的内侧缘接触，以确保滑动尽可能靠近关节线。

注释

sit R Scaphoid Ant gl MWM Wr E × 6

sit R Scaphoid Ant gl MWM Wr F+OP × 10（3）

替代 / 改进

在手舟骨实施的技术没有效果时，治疗师应该考虑在大多角骨上实施相似的手法。

手舟骨在负重位后前向滑动

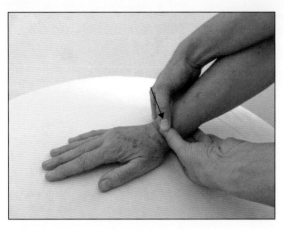

图 7.32

手舟骨非负重位后前向滑动：起始位置

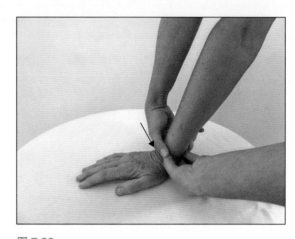

图 7.33

伸腕手舟骨负重位后前向滑动：结束位置

7

- 患者站位，手掌放在治疗桌上。
- 用两手的手指稳定桡骨远端。
- 用拇指后前向滑动手舟骨近端。
- 维持滑动，患者负重位伸腕。
- 见图 7.32 和 7.33。

适应证

负重位腕外侧疼痛。

姿势

患者	站在治疗桌前。
治疗部位	手掌放松放在治疗桌上。
治疗师	站在治疗桌的对侧。
手接触点	固定手：手指环绕前臂远端，抓住桡骨的远端前侧。 滑动手：拇指内缘放在手舟骨的近端。滑动手拇指的指腹叠放在固定手拇指的外缘。

应用指导

- 稳定桡骨远端。
- 对手舟骨进行后前向的滑动。
- 必要时对滑动的方向和力进行微调以确保无痛的运动。
- 维持滑动，要求患者负重进行伸腕动作。
- 在无痛的前提下，每次治疗做 3 ～ 5 组，每组重复 6 ～ 10 次。如果疼痛没有因为后前向滑动改善甚至加重，可以改为前后向的滑动。

备注

当手腕处于中立位或轻度伸展时，在手舟骨上进行滑动。然后要求患者做负重状态下的伸展动作。

注释

st WB R Hand R Scaphoid Ant gl MWM Wr E × 6
st WB R Hand R Scaphoid Ant gl MWM Wr E+OP × 10（3）

7

掌骨的后前向和前后向滑动

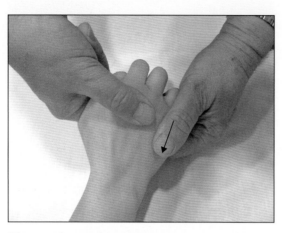

图 7.34

握拳时掌骨后前向滑动

- 患者取舒适坐位，前臂旋前，手放松。
- 治疗师面对患者，握患者手。
- 用一手的示指和拇指固定第三或第四掌骨，用另一手的拇指和示指滑动第四或第五掌骨。
- 前后向或后前向滑动。
- 维持滑动，同时患者握拳。
- 见图 7.34。

适应证

做抓握动作或握拳时，掌骨区出现疼痛

姿势

患者	坐位，屈肘 90°，前臂旋前。
治疗部位	手放松。
治疗师	面向患者。
手接触点	固定手：示指和拇指固定相邻掌骨的近侧。 滑动手：示指和拇指后前向或前后向滑动受影响的掌骨（通常是第四或第五掌骨）。

应用指导

- 在进行滑动前，首先确保激惹动作会诱发症状。
- 用一手的拇指和示指抓住受影响掌骨的近 1/3（如第四或第五掌骨），用另一手拇指和示指稳定相邻的掌骨。
- 在无痛范围内后前向或前后向滑动受影响的掌骨。
- 维持滑动，并让患者重复抓握动作。这个主动运动必须是无痛的。
- 只在活动范围增大或握力大幅增加的情况下选用，每次治疗 3 ~ 5 组，每组重复 6 ~ 10 次。

备注

- 确保固定手和滑动手之间有较多的接触以减轻局部压痛。可以根据需要调整接触的远近。
- 使用海绵橡胶垫减轻接触时的压痛。
- 教患者如何在家中实施动态关节松动：可以用未受影响手的示指和拇指，沿前后向或后前向滑动受影响的掌骨近端。滑行方向取决于在治疗技术中发现的有效方向。
- 如果前后向的滑动没有效果，改为后前向。

注释

sit R 5th on 4th MC Ant gl MWM fist × 6

sit R 4/5th on 3rd MC Ant gl MWM fist × 6（3）

sit R 5th on 4th MC Post gl MWM fist × 10（3）

sit R 4/5th on 3rd MC Post gl MWM fist × 6（3）

指——近节指骨间关节疼痛或活动受限

指骨间关节疼痛或屈曲受限，徒手向外 / 内侧滑动

技术一览

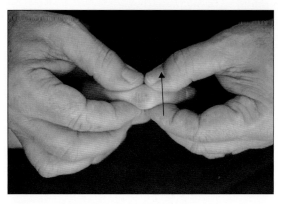 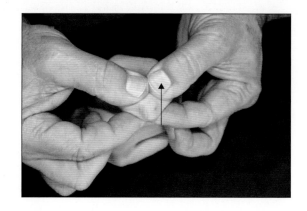

图 7.35

屈曲向外侧滑动

- 用拇指和示指稳定近节指骨的远端。
- 治疗师的另一只手对中节指骨的近端进行无痛范围的外侧滑动。
- 维持滑动，患者缓慢屈曲该关节。
- 当主动活动到末端时，患者在中节指骨施加无痛的压力。
- 见图 7.35。

适应证

近端指间关节疼痛或屈曲受限。

姿势	
患者	坐位
治疗部位	休息放松位，肘或前臂放在治疗桌上。
治疗师	可以选择舒适的坐位或站位。
手接触点	固定手：拇指和示指置于近节指骨末端的内外两侧。 松动手：拇指和示指置于中节指骨近侧末端的内外两侧。

应用指导

- 首先，确保激惹动作（此例中为近端指间关节的屈曲）在实施滑动前会诱发症状。
- 在平行于治疗平面的指间关节上施加横向向外滑动。
- 维持向外侧滑动，同时让患者重复会诱发症状的活动，这个动作必须是无痛的。
- 当活动到终末端时，在无痛的情况下，让患者在中节指骨上施加无痛的压力。
- 每次治疗做 3 ～ 5 组，每组重复 6 ～ 10 次。
- 解除滑动并再次测试诱发症状的动作（通常可在全范围无痛加压）。

备注

- 指导患者主动缓慢地屈指，这样治疗师能在整个动作中维持正确有效的滑动，包括加压，直到回到之前引起疼痛刺激的活动范围。
- 如果向外滑动使症状加重，改为向内侧滑动。
- 如果向外侧滑动减轻但是没有消除症状，微调力的方向直到消除疼痛并恢复全范围活动。
- 如果有需要，向内侧、外侧滑动可以和旋转结合。

注释

sit R Index PIP Lat gl MWM F × 6

sit R Index PIP Lat gl MWM F+OP × 6

sit R Index PIP Med gl MWM F+OP × 10（5）

sit R Index PIP Med gl MWM F+OP × 6（3）

替代 / 调整

治疗师可以使用轻质泡沫垫或其他柔软的材料来帮助抓握或减轻触诊的压痛。

徒手内旋 / 外旋伴屈曲

技术一览

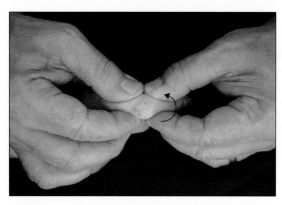 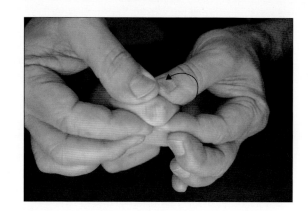

图 7.36

徒手内 / 外旋转伴屈曲

- 首先，在进行滑动前，确保逐渐加重的活动（此例中为指间关节的屈曲）会持续诱发症状。
- 在中节指骨处相对于近节指骨实施内侧旋转。
- 维持向内旋转，让患者重复诱发症状的动作，此时动作应该是无痛的。
- 在到达范围终末端和无痛的情况下，让患者在近节指骨上加压。
- 见图 7.36。

适应证

近端指间关节屈曲疼痛或受限。

可能是内侧和外侧滑动不成功或观察到旋转畸形。

姿势

患者	坐位。
治疗部位	放松休息位，肘或前臂放在治疗桌上。
治疗师	取舒适的坐位或站位。

| 手接触点 | 稳定手：拇指和示指放在近节指骨的远端或骨干的内外两侧。 |
| | 松动手：拇指和示指放在中节指骨的远端或骨干的内外两侧。 |

应用指导

- 首先，在实施滑动前，确保逐渐加重的运动（在这种情况下手指 PIP 关节的屈曲）会持续诱发症状。
- 在中节指骨实施相对于近节指骨的内侧旋转。
- 维持内旋，同时让患者重复诱发症状的动作，此时动作应该是无痛的。
- 当无痛的活动到达范围的终末端时，嘱患者在中节指骨上加压。
- 每次治疗做 3 ~ 5 组，每组重复 6 ~ 10 次。
- 停止滑动并再次测试诱发症状的动作（通常可在全范围无痛加压。）

备注

- 如果内旋加重疼痛，改为外旋。
- 如果内旋部分解决了关节障碍，可以和内侧 / 外侧滑动相结合，并且再次评估。
- 同样，指导患者缓慢移动，这样治疗师就能在整个动作中维持正确有效的滑动，包括加压，直到回到之前引起疼痛刺激的活动范围。

注释

sit R Index PIP IR MWM F × 6

sit R Index PIP IR MWM F+OP × 6

sit R Index PIP ER MWM F+OP × 10（5）

sit R Index PIP ER MWM F+OP × 6（3）

替换 / 调整

- 可以使用轻质泡沫垫或其他柔软的材料帮助抓握或减轻触诊压痛。

自助式内侧或外侧滑动 MWM

- 为实施内侧翻转，患者用示指在关节的近端固定，并用拇指轻轻地在关节的远端部分实施内侧翻转。对于外侧翻转，可用拇指在关节近端固定，用示指进行平缓的翻转。

自助式内旋 / 外旋 MWM 家庭练习

技术一览

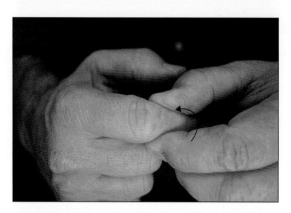

图 7.37

屈曲时旋转

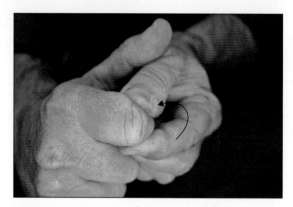

图 7.38

维持旋转，屈曲到活动范围终末端

7

- 在治疗师确定运动无痛的情况下，患者在中节指骨相对于近节指骨实施滑动或旋转滑动。
- 维持移动，患者无痛地重复诱发症状的动作。
- 在活动到终末端范围且无痛的情况下，患者对中节指骨加压。
- 见图 7.37 和 7.38。

适应证

当治疗师实施 MWM 技术后，近节指骨间关节屈曲疼痛或活动受限被很好地控制。

姿势

患者	坐位或站位。
治疗部位	休息位放松。
手接触点	松动手：拇指和示指置于患者中节指骨近端两侧。

应用指导

- 在治疗师确认运动无痛的情况下，患者在中节指骨相对于近节指骨实施滑动或旋转滑动。
- 维持移动，患者无痛地重复诱发症状的动作。
- 在活动到终末端范围且无痛的情况下时，患者对中节指骨加压。
- 每次治疗做 3 ～ 5 组，每组重复 6 ～ 10 次。

备注

- 通常在近节指骨上不需要反向旋转。
- 作为家庭练习和恢复的辅助手段之一，贴扎可以帮助维持正确的位置。

注释

sit R Index PIP self IR MWM F × 6

sit R Index PIP self ER MWM F+OP × 6

sit R Index PIP self Med gl MWM F+OP × 6（3）

sit R Index PIP self Lat gl MWM F+OP × 10（5）

替换 / 调整

自助式内旋 / 外旋 MWM

在近节指骨间关节处实施旋转 MWM，患者用对侧手的前三指抓住中节指骨，向内或向外旋转，同时屈伸关节。

贴扎：内旋 / 外旋

见图 7.39。

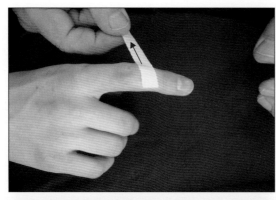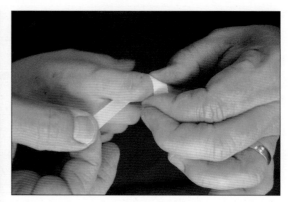
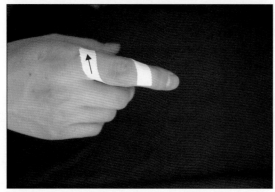

图 7.39
贴扎：内旋 / 外旋

适应证

当治疗师运用 MWM 成功地控制了近节指骨间关节的疼痛或活动受限时，可以用贴扎帮助维持正确位置。

姿势

患者	坐位。
治疗部位	放松姿势，肘或前臂休息位放在治疗桌上。
治疗师	可以取舒适的坐位或站位。
手接触点	松动手：拇指和示指置于中节指骨骨干的两侧。

应用指导

- 首先确保中节指骨相对于近节指骨的内侧旋转能改善运动疼痛。
- 确保关节屈曲处于静止、放松的位置。
- 从远端到近端以一定角度在中节指骨的背侧中轴上贴一条薄贴布。
- 抓住中节指骨骨干两侧的贴布做内旋。
- 用另一只手，将贴布倾斜地拉至包绕近节指骨的腹侧，并固定在皮肤上。
- 再次测试诱发症状的动作，疼痛应该减轻且关节活动度增加。

备注

- 推荐无弹力贴布，从 5cm 到接近 1cm 的宽度均容易撕开。
- 这种贴布一般不需要额外的黏附剂就可以粘在皮肤上，但要确保患者之前没有涂过润肤霜。
- 一条胶带通常就足够用于手指，无须额外固定。

注释

R Index PIP IR Tape
R Index PIP ER Tape

7

临床推理精要

　　手指近端指间关节 MWM 通常遵循与整个身体中的其他铰链型或自由活动关节相同的反应模式，包括膝关节和肘部。横向滑移通常会提供一个最好、最快的反应。尽管 PIP 关节动态关节松动术的效果没有正式研究的文献资料，通过预测推理，医师能够根据患者的临床表现和对 MWM 的直接反应，以及医生之前的临床经验，对患者的预后进行评估。在 MWM 的应用过程中，疼痛和活动范围的即时改变和对 CSIM 的快速评估，促进了对预后作出快速判断。戏剧性的反应还有利于促进患者对治疗的依从性，尤其是自我管理，这是以患者为中心的临床推理的关键要素。

证据等级

对于长期疼痛和残疾的患者，成功应用掌指关节 MWM 有两个案例研究（4.5 周和 28 周）(Folk, 2001; Hsieh et al., 2002)。两个案例的旋转滑动 MWM 反应良好，而不是横向滑动，这可能显示旋转滑行应该是首选尝试。同样，在一组病例（$n = 5$）中，针对交叉综合征每天应用 MWM 贴扎 3 周，可以消除痉挛和肿胀 Ⅳ（Kaneko & Takasaki, 2011）。尽管这些报道呈现的是一个低水平的证据（牛津大学循证医学证据）(Howick, 2010)），但这些病例描述为管理拇指和其余手指的疼痛和功能障碍提供了临床推理的指导。依然需要更高水平的证据来证实这些临床观察结果。

（周晶 译）

参考文献

Colles, A., 2006. On fracture of the carpal extremity of the radius. Edinb. Med. Surg. J. 1814 (10), 181. Clin Orthro RES. 445, 5–7.

Folk, B., 2001. Traumatic thumb injury management using mobilisation with movement. Man. Ther. 6 (3), 178–182.

Howick, J., 2010. Oxford Centre for Evidence-based Medicine Levels of Evidence. Oxford Centre for Evidence-based medicine, Oxford.

Hsieh, C.Y., Vicenzino, B., Yang, C.H., Hu, M.H., Yang, C., 2002. Mulligan's mobilisation with movement for the thumb: A single case report using magnetic resonance imaging to evaluate the positional fault hypothesis. Man. Ther. 7, 44–49.

Kaneko, S., Takasaki, H., 2011. Forearm pain, diagnosed as intersection syndrome, managed by taping: a case series. J. Orthop. Sports Phys. Ther. 41, 514–519.

7

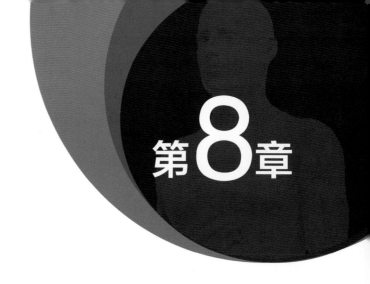

第**8**章

胸椎和胸廓

引言

因为肋骨、相关韧带和相对较薄且硬的椎间盘的作用，与脊柱的其余部分相比，胸椎相对稳固。肋骨通过强壮的辐射状韧带附着到脊柱，将每根肋骨连接到相邻的椎体和椎间盘。每根肋骨都有肋椎关节、肋横突关节，部分肋骨还有肋胸（骨）关节。因此，没有肋骨和胸骨的移动，便没有脊柱的运动。尽管存在这种复杂性，胸廓仍能进行大量运动，并进行旋转、伸展和呼吸的关键运动（Edmondston & Singer，1997）。

胸椎疼痛的确切发病率仍不明确（Edmondston et al.，2007），在一般人群中约占脊柱疼痛病症的 10%（Briggs，Smith，Straker & Bragge，2009）。相比之下，肋骨疼痛不太常见，占临床患者的不到 2%（Hinkley & Drysdale，1995）。尽管与脊柱的其他节段相比，胸椎疼痛的发病率较低，但与此相关的残疾至少与腰椎疼痛障碍一样严重（Occhipinti，Colombini & Grieco，1993）。

胸椎是相对被忽视的脊柱节段，特别是在手法对胸痛功效的研究证据方面。相比之下，越来越多的知识证实了胸椎在肩痛（Mintken et al.，2010；Norlander & Nordgren，1998；Sobel，Kermert，Winters，Arendzen & de Jong，1996）和机械性颈部疼痛（Cross，Kuenze，Grindstaff & Hertel，2011）方面的重要性。

对此的一个解释是胸椎是相互依赖区域（Strunce，Walker，Boyles & Young，2009），参与了肩颈的运动。实际上，Crosbie、Kilbreath 和 Hollmann（2008）报道了在手臂抬高时胸椎运动的强大作用。因此，胸椎缺乏运动可能使肩部和颈部的疼痛症状持续存在，反之亦然。Mulligan 理念的技术非常适合解决胸部的运动障碍，因为它们可以被应用到脊柱中的单个节段或任何肋骨。

Mulligan 理念有可能探索胸椎运动障碍对一系列胸椎和颈椎、肩膀和手臂疼痛的影响，因为可以立即评估效果。这方面的一个例子是用手臂运动技术进行脊柱松动（spinal mobilisation with arm movement，SMWAM）。如上所述，所有方向的肩部运动都会引起胸椎运动（Crosbie et al.，2008）和颈部运动（Takasaki，Hall，Kaneko，Iizawa & Ikemoto，2009）。由此可以立即判断由 SMWAM 技术导致的肩部或颈部运动的改善，并相应地改进技术。有证据表明，脊柱的节段定向松动可改善肩部疼痛和运动障碍（McClatchie et al.，2009）。该技术的价值在于可以立即无痛地判断技术的影响。

从实用的角度来看，Mulligan 理念的技术在胸椎和肋骨中的应用，徒手外力的放置和方向将根据所治疗的胸椎区域而变化。棘突和横突的关系在胸椎不同节段上略有不同。但最近的一项研究表明，对于 T1～T10，横突与上述椎体水平的棘突大致水平（Geelhoed，McGaugh，Brewer & Murphy，2006）。了解小关节的方向将有助于操作者对徒手滑行方向做初步判定。矢状平面中小关节的方向从上胸椎横向平面向上约 60° 增加至下胸椎向上 70°（Williams，Warwick，Dyson & Bannister，1989）。

虽然下文描述了患者、胸廓和治疗师的具体起始位置，但为了适应患者的需求，需要对这些位置进行多次更改。

胸椎

胸椎旋转 SNAG

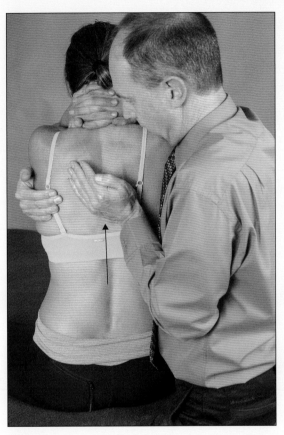

图 8.1
在棘突操作点上进行胸椎旋转 SNAG

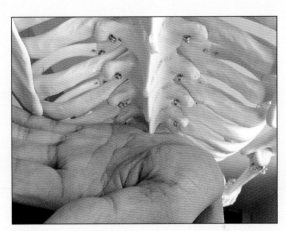

图 8.2
在棘突操作点上进行胸椎旋转 SNAG

- 患者跨坐在治疗床的一端以便稳定骨盆，治疗师站在将要发生旋转的一侧（即受限的方向）。
- 将患者双手放在颈后，以伸展肩胛骨，治疗师的手接触胸椎中段。
- 治疗师的松动手（尺骨边缘）位于中央或旋转受限侧的同侧，另一侧手臂在松动水平之上握持患者胸廓。
- 头向滑动的方向平行于小关节平面。
- 在滑行和旋转之前进行牵引，这是通过治疗师膝关节伸展实现的。
- 见图 8.1 和 8.2 。

胸椎 SNAG
右旋

适应证	

胸椎旋转不足和（或）躯干旋转时出现胸部中线或双侧疼痛。

姿势	
患者	跨坐在治疗床的一端，面向另一端，双手放在颈后，以伸展肩胛骨，治疗师的手接触患者胸椎中段。 患者外展髋关节稳定骨盆，双腿分别放在治疗床两边。
治疗部位	保持胸椎在中立位直立。
治疗师	在单侧症状中站在患者的症状侧。如果是患者双侧均有症状或者中央疼痛，则站在任一侧均可。
手接触点	一侧手臂在要松动的水平面上方围绕患者胸部，手放在被松动节段的上节椎骨水平处的胸壁周围。 松动手的尺侧缘放置在胸椎棘突（图 8.2，中央技术）或横突（图 8.6，单侧技术；应用于同侧或对侧）上，使得头向滑动可以平行于小关节面。

8

应用指导	

- 胸椎 SNAG 可以应用在从 T3 或 T4 直到 T12。
- 治疗师伸直屈曲的双腿即可对患者胸部施加牵引力。
- 确保治疗床的高度允许治疗师伸膝做出牵引动作。
- 患者主动旋转躯干，在相关脊柱节段施加头向滑动并且维持滑动。
- 手在患者胸部于终末端加压，或者由助手进行旋转加压。
- 如果只是需要单纯的轴向旋转，治疗师必须注意不要让患者偏移到胸部侧屈、前屈或后伸的姿势。当治疗师—患者，以及治疗床—治疗师的位置关系不合适时，治疗师便会在过于靠前或靠后的位置施加牵引、滑动和旋转。

备注

- 如果施加松动的部位触痛，可以用一个泡沫塑料垫。
- 如果患者皮肤湿滑，就在松动手和皮肤之间垫一张纸巾。
- 单侧 SNAG 比中央 SNAG 更常用。
- 一些身形较小的治疗师可能无法在明显身形更大的患者身上操作这项技术。
- 不要旋转太多。没有必要将患者旋转到一侧骨盆离开座椅。
- 如果患者左右旋转都存在受限，那么在一次治疗中双侧都会进行 SNAG 操作。两个方向的运动都应该解决。注意不要过度治疗，特别是在第一次治疗时。只要有明显的改善就应停止治疗。
- 治疗后，可能需要在相关节段贴 2 片运动贴布提供支撑。贴布可以连续使用 48 小时（图 8.3）。

注释

sit T6 SNAG Rot R × 3

sit R T6 SNAG Rot R × 6（3）

sit L T6 SNAG Rot R × 6（3）

T6 Horiz Tape

8

• 如果疼痛在急性期或者很严重，使用最小的力来施加头向滑动，然后根据患者反应调整力的大小。通常因为僵硬而导致的受限需要比因疼痛导致的受限施加更大的力。

• 轻微地改变松动力的角度（Mulligan 称其为"建设性调整"）来调节技术与最佳反应之间的微妙平衡。

• 如果脊柱某节段的反应不理想，尝试在上一个或下一个节段进行操作。

• 通常没有必要从中立位到末端全程操作这个技术。如果受限或疼痛是在靠近终末端发生的，那么患者需要旋转到恰好会出现症状的角度，再由此角度开始操作此技术。治疗师更容易控制。

• 如果需要，可以将旋转 SNAG 和活动结合。比如，被治疗的节段可能需要在 SNAG 施加之前先前后屈曲或侧曲才能取得最佳效果。

• 可以在任何方向的 SNAG 上结合呼吸，尤其是旋转方向。呼气作为达到更外侧旋转活动度的方式可以在躯干更进一步向终末端移动时加压。

• 如果患者不能舒适地跨坐在治疗床一端（通常由于髋部受限或者整体活动性差），那么患者可以跨坐在治疗床的一角上。治疗师应该站在床的一边，将患者旋转向自己。由于床边缘使治疗师和患者间存在一定的距离，这样操作对治疗师来说更有挑战性（图 8.4）。

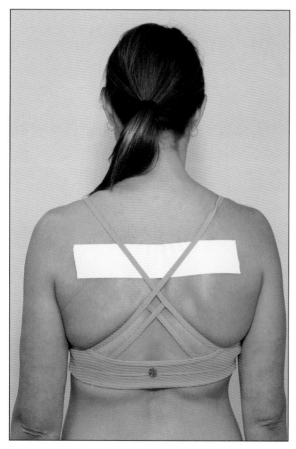

图 8.3

胸椎 SNAG 后用贴布支撑

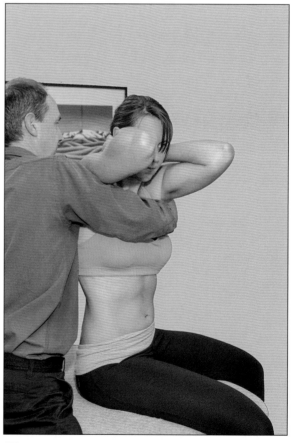

图 8.4

胸椎旋转 SNAG 的另一种起始位置

胸椎伸展 SNAG

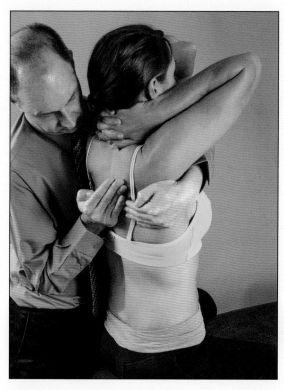

图 8.5

胸椎伸展 SNAG 的棘突作用点

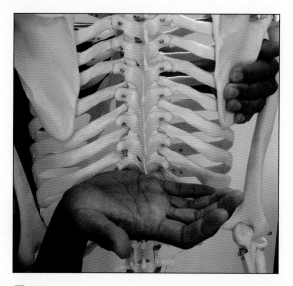

图 8.6

单侧横突作用点

8

- 患者跨坐在治疗床的一端，双手放在颈后，以伸展肩胛骨，使治疗师的手能进入胸椎中部。
- 治疗师站在操作中央 SNAG 最有效率的一侧。如果需要使用单侧技术，就站在症状侧。
- 在滑行前进行牵引，这是通过治疗师膝关节伸展实现的。
- 治疗师的松动手（尺侧缘）在相关脊柱水平施加与小关节平面平行的头向滑动，另一手在松动的节段之上握住胸壁。
- 见图 8.5 和 8.6。

适应证	
胸椎伸展受限	

姿势	
患者	跨坐在治疗床的一端，面向另一端，双手放在颈后，以伸展肩胛骨，治疗师的手接触胸椎中部。 患者的外展髋部稳定骨盆，双腿分别放在治疗床两边。
治疗部位	保持胸椎中立位直立。
治疗师	站在患者身旁。
手接触点	一手臂在要松动的脊柱节段上方围绕患者胸部，手放在被松动节段的上节椎骨水平处的胸壁周围。 另一手的尺侧缘放在胸椎棘突（中央技术）或横突（单侧技术；应用于同侧或对侧）上，使得头向滑动可以平行于小关节平面。

应用指导

- 胸椎 SNAG 可以应用在从 T3 或者 T4 直到 T12。
- 治疗师伸直轻微屈的双腿，即可对患者胸部施加牵引力。
- 确保治疗床的高度允许治疗师伸膝做出牵引动作。
- 随着患者主动伸展躯干，在相关脊柱节段施加头向滑动并且维持滑动。通常不需要太多活动。
- 确保患者的确伸展了脊柱而不是向后靠在治疗师的手腕上。这在人体工程学上不合理并且可能会导致患者不平衡，也对治疗师造成潜在损伤风险。
- 如果治疗师保持身体稳固住患者躯干，屈肘手臂执行头向滑动，则技术更容易执行。
- 环绕胸壁的手在终末端加压，通常不需要太大压力。
- 治疗师必须在患者回到起始位置时依然维持滑动和牵引。

备注

- 如果施加松动的部位有触痛，可以使用一个泡沫塑料垫。
- 如果患者皮肤湿滑，就在松动手和皮肤之间垫一张纸巾。
- 如果在单侧操作该技术，治疗师应该站在操作侧。这样，手的尺侧缘就和肋骨的坡度平行。
- 一些身形较小的治疗师可能无法在明显身形更大的患者身上操作这项技术。对这些治疗师来说，这是最费力的 SNAG 技术。
- 同侧旋转技术是最有效的，很少需要用到伸展 SNAG。
- 治疗以后，可能需要在相关节段贴 2 片运动贴布提供支撑。贴布可以连续使用 48 小时（见图 8.3）。

注释

sit T6 SNAG E × 3
sit R T6 SNAG E × 6（3）
sit L T6 SNAG E × 6（3）

8

替代／调整

- 如果疼痛在急性期或者很严重，使用最小的力来施加头向滑动，然后观察患者反应，根据需要增加力的大小。通常因为僵硬而导致的受限需要比因疼痛导致的受限施加更大的力。
- 轻微地改变松动力的角度（Mulligan 称其为"建设性调整"）来调节技术与最佳反应之间的微妙平衡。
- 如果在脊柱某节段上没有获得想要的反应，尝试在上一个或者下一个节段进行操作。
- 如果患者不能舒适地跨坐在治疗床边上（通常由于髋部受限或者整体活动性差），那么患者可以坐在治疗床一端，双脚放在椅子上。治疗师站在患者身边进行操作（图 8.4）。

胸椎前屈 SNAG

技术一览

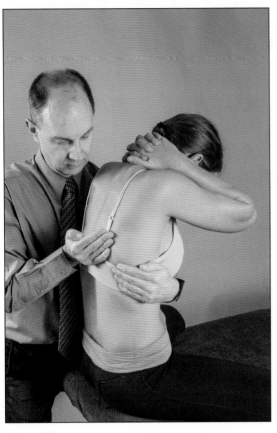

图 8.7
胸椎前屈 SNAG 的棘突作用点：起始位置

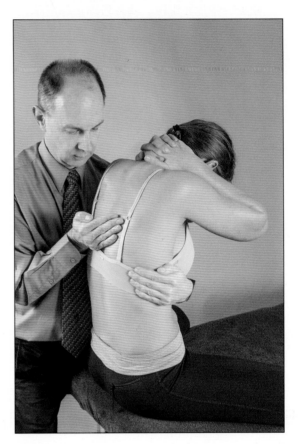

图 8.8
胸椎前屈 SNAG 的棘突作用点：结束位置

- 患者跨坐在治疗床一端，双手放在颈后，以伸展肩胛骨，这样治疗师的手就可以接触到胸椎中部。
- 治疗师站在患者身边，在滑动前治疗师先通过伸膝来施加牵引。这要求在治疗前调整好治疗床的高度。
- 治疗师的松动手（尺侧缘）在相关脊柱水平施加与小关节平面平行的头向滑动，另一侧手臂在松动的节段上握持胸壁。
- 当患者的乳房组织正好在需要治疗节段前方时，治疗师的在前方胸壁上的手臂需要向远端移动。
- 通常治疗师前臂提供了距离支点足够的力矩，不必额外加压。
- 见 图 8.7 和 8.8。

适应证

躯干前屈时出现胸椎屈曲受限和（或）中间或双侧疼痛。

姿势

患者	跨坐在治疗床的一端，面向另一端，双手放在颈后，以伸展肩胛骨，治疗师的手接触患者胸椎中部。 患者外展髋部稳定骨盆，双腿分别放在治疗床两边。
治疗部位	保持胸椎在中立位直立。
治疗师	站在患者身旁。
手接触点	一手臂在要松动的水平面上方围绕患者胸部，手在被松动节段的上节椎骨水平处的胸壁周围。 另一手的尺侧缘放在胸椎棘突（中央技术）或横突（单侧技术；应用于同侧或对侧）上，使得头向滑动可以平行于小关节平面。

操作指导

- 治疗师伸直微屈的双腿即可对患者胸部施加牵引力。
- 确保治疗床的高度允许治疗师伸膝做出牵引动作。
- 随着患者主动屈曲躯干，在相关脊柱节段施加头向滑动并且维持滑动。通常不需要太多活动。
- 通常患者前臂提供了距离支点足够的力矩，不必额外加压。

备注

- 胸椎 SNAG 屈曲可以应用在从 T3 或者 T4 直到 T12。
- 胸椎 SNAG 屈曲技术与其他技术的区别在于，治疗师放在患者躯干的前臂作为支点。因此，前臂需要放在脊柱相关节段正前方作为旋转中心。
- 注意，不是所有情况下治疗师的前臂都放在相关节段正前方，因为可能在治疗一些女性患者（因为柔软的乳房组织）时，手臂需移向治疗阶段的远端。
- 如果患者皮肤湿滑，在松动手和皮肤之间垫一张纸巾。
- 如果施加松动的部位触痛，可以用一个泡沫塑料垫。
- 治疗以后，可能需要在相关节段贴 2 片运动贴布提供支撑。贴布可以连续使用 48 小时（见 图 8.3）。

8

注释

sit T6 SNAG F × 3
sit L T6 SNAG F × 6（3）
sit R T6 SNAG F × 6（3）

替代 / 调整

- 如果在疼痛急性期或者很严重，使用最小的力来施加头向滑动，然后观察患者反应，根据需要增加力量。 通常因为僵硬而导致的受限需要比因疼痛导致的受限施加更大的力。
- 轻微地改变松动力的角度（Mulligan 称其为"建设性调整"）来调节技术与最佳反应之间的微妙平衡。
- 如果在某阶段上没有获得想要的反应，尝试在上一个或者下一个节段进行操作。
- 如果患者不能舒适地跨坐在治疗床边上（通常由于髋部受限或者整体灵活性差），那么患者可以坐在治疗床一端，双脚放在椅子上。治疗师站在患者身边进行操作（图 8.4）。

胸椎侧弯 SNAG

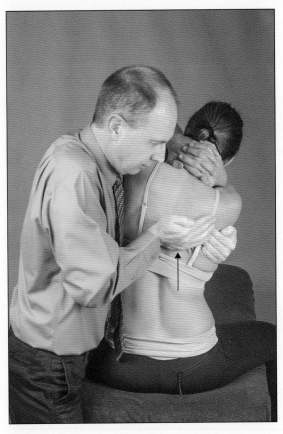

图 8.9
胸椎侧弯 SNAG 的棘突作用点：起始位置

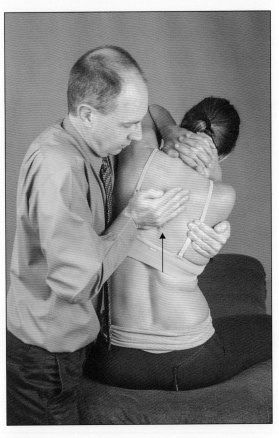

图 8.10
胸椎侧弯 SNAG 的棘突作用点：结束位置

- 患者跨坐在治疗床一端，双手放在颈后，以伸展肩胛骨，这样治疗师的手可接触到胸椎中部。
- 确保治疗床的高度允许治疗师通过伸膝施加牵引。
- 随着患者主动远离治疗师侧弯躯干，治疗师在相关节段施加头向滑动力。
- 通常治疗师非松动手提供了距离支点足够的力矩，不必额外加压。
- 见图 8.9 和 8.10。

适应证	
躯干侧屈时出现胸椎屈曲受限和（或）中间或双侧疼痛。	

姿势	
患者	跨坐在治疗床的一端，面向另一端，双手放在颈后，以伸展肩胛骨，治疗师的手接触胸椎中部。 患者外展髋部稳定骨盆，双腿分别放在治疗床两边。
治疗部位	保持胸椎在中立位直立。
治疗师	站在症状侧。
手接触点	一手臂在要松动的水平面上方围绕患者胸部，手在被松动节段的上节椎骨水平处的胸壁周围。 另一手的尺侧缘放在胸椎棘突（中央技术）或横突（单侧技术；应用于同侧或对侧）上，使得头向滑动可以平行于小关节平面。

应用指导	

- 治疗师伸直微屈的双腿即可对患者胸部施加牵引力。
- 确保治疗床的高度允许治疗师伸膝做出牵引动作。
- 随着患者主动侧曲躯干，在相关脊柱节段施加头向滑动并且维持滑动。
- 通常患者前臂提供了距离支点足够的力矩，不必额外加压。
- 如果只是需要单纯侧屈动作，避免把患者拉或推向胸椎旋转、前屈或伸展位。
- 单侧胸椎 SNAG 比中央 SNAG 更常见，并且旋转通常是最有效的技术。
- 如果要单侧 SNAG，多施加在症状同侧。
- 如果使用了单侧胸椎技术，根据需要尝试加入相关节段的肋骨活动，手的尺侧缘对齐肋骨线。这样做常会产生更好的效果。
- 治疗师必须全程持续牵引和滑动直到患者回到起始位置。不要在中段释放牵引，易导致患者不适。
- 如果应用一个胸椎 SNAG 以后疼痛没有改善，应微调接触点和滑动方向。
- 有时一次成功的 SNAG 治疗以后，可能会在另一个节段出现轻微不适。在该节段做几次轻柔的 SNAG 即可减轻。

8

备注

一些治疗师可能以为患者的体形明显比自身庞大而无法进行此项技术。

注释

sit T6 SNAG LF R × 3

sit R T6 SNAG LF R ×（6）3

sit L T6 SNAG LF R × 3

替代 / 调整

　　侧屈经常作为综合活动性 SNAG 的一部分。如果患者无法跨坐在床尾，则坐在床的一端，脚放在椅子上（图 8.4）。治疗师站在一侧，让患者向远离自己的方向做侧弯。

8

胸廓——肋骨和脊柱

肋骨后侧疼痛的 MWM

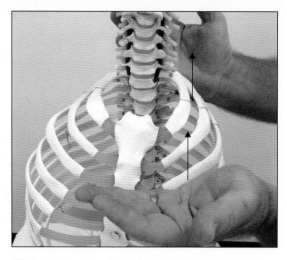

图 8.11

肋骨后侧疼痛的 MWM 中手的姿势

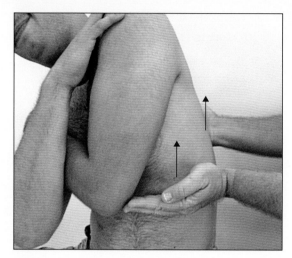

图 8.12

肋骨后侧疼痛的 MWM 伴向右侧屈

8

- 患者跨坐在治疗床的一端，面对另一端。
- 治疗师手的尺侧缘接触受累肋骨后部的下边界。另一侧手位于同一肋骨的侧面。
- 在向肋骨上施加向上（提升）的压力之前，治疗师必须小心地从肋骨下方向上提起松弛的皮肤。
- 双手施力并向上保持压力，同时患者主动进行激惹运动或呼吸，视情况而定。
- 在治疗师双手施力增加时，激惹性运动应该是无痛的。
- 治疗师用手加压时，原来的激惹活动应该无痛。 .
- 见图 8.11 和 8.12。

适应证

伴随胸椎生理活动或者深呼吸而出现的肋骨连接处或后侧疼痛。

姿势

患者	患者跨坐在治疗床的一端，面对另一端。
治疗部位	胸椎直立，双手抱胸或十指交叉放在颈后。
治疗师	站在患者症状侧的后外侧。
手接触点	用手的尺侧缘（右手对着左后侧肋骨）先从下向上提拉皮肤和软组织。 识别疼痛的症状区域。 因为患者的疼痛位于胸廓后侧，所以治疗师的手也应该接触胸廓后侧区域。 用另一手的尺侧缘在患者胸部接触同一根肋骨的外侧。维持软组织的提拉，引导一个向上提升肋骨的力。 维持无痛提升的力，嘱患者做激惹动作或者深呼吸，视情况而定。这个活动现在应该是无痛的。

应用指导

- 在施加滑动之前首先确保激惹活动持续引发症状（例如此例中胸椎生理性活动或深呼吸）。
- 在受累肋骨的下面施加一个向上的滑动力。
- 维持向上的滑动力，嘱患者重复执行激惹动作或做深呼吸。
- 每次治疗 3 ～ 5 组，每组重复 6 ～ 10 次，前提是无痛活动度有实质性改善，并且没有潜在的疼痛反应。
- 治疗师必须在生理性活动全程维持向上的滑动力，包括回到起始的胸部中立姿势。

8

- 确保在肋骨施加向上的滑动力之前松弛的软组织已经被提拉起来，这样有利于接触肋骨，使技术更有效。
- 如果肋骨接触引发不适，可以加一片薄海绵以改善患者的舒适。
- 如果首次尝试没有达到无痛活动，治疗师应该评估该技术在其他相邻肋骨上的效果直到活动无痛。

注释

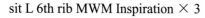

sit L 5th rib MWM LF R × 10（3）

sit L 6th rib MWM Inspiration × 3

sit L 6th rib MWM F × 6

sit R 7th rib MWM E × 6

sit R 5th rib MWM Rot R × 10（3）

8

肋骨前侧疼痛的 MWM

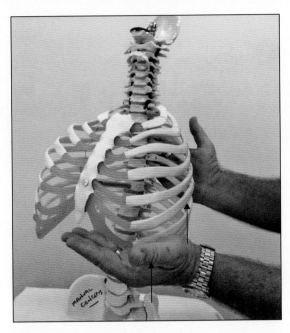

图 8.13

肋骨前侧疼痛的 MWM 中手的姿势

8

- 患者跨坐在治疗床的一端，面对另一端。
- 治疗师手的尺侧缘接触受累肋骨后部的下缘。另一手位于同一肋骨的侧面。
- 在向肋骨上施加向上（提升）压力之前，治疗师必须小心地从肋骨下方向上提起松弛的皮肤。
- 双手施力并保持向上压力，同时患者主动进行激惹运动或呼吸，视情况而定。
- 在治疗师的双手施加过度压力的情况下，激惹活动应该是无痛的。
- 治疗师用手加压时，原来的激惹活动应该无痛。
- 见图 8.13 和 8.14。

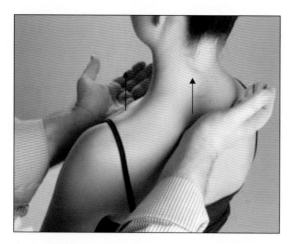

图 8.14A

肋骨前侧疼痛的 MWM

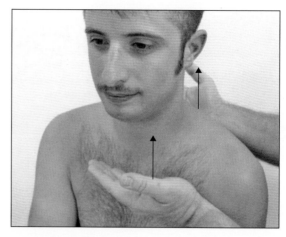

图 8.14B

肋骨前侧疼痛的 MWM（近观）

适应证

伴随胸椎生理活动或者深呼吸而出现的肋骨连接处或前侧疼痛。

姿势

患者	患者跨坐在治疗床的一端，面对另一端。
治疗部位	胸椎直立，双手抱胸或者十指交叉放在颈后。
治疗师	站在患者症状侧的外侧。
手接触点	用手的尺侧缘（右手对着左前侧肋骨）先从下向上提拉皮肤和软组织。 识别疼痛的位置。 因为患者的疼痛位于胸廓前侧，所以治疗师的手也应该接触胸廓前侧区域。 用另一手的尺侧缘在患者胸部接触同一根肋骨的外侧。维持软组织的提拉，引导一个向上提升肋骨的力。 维持无痛提升的力，嘱患者执行激惹动作或做深呼吸，视情况而定。这个活动现在应该是无痛的。

应用指导

- 在施加滑动之前首先确保激惹活动持续引发症状（例如此例中胸椎生理性活动或深呼吸）。
- 在受累肋骨的下方施加一个向上的滑动力。
- 维持向上的滑动力，嘱患者重复执行激惹动作或做深呼吸。
- 每次治疗做 3 ～ 5 组，每组重复 6 ～ 10 次，前提是无痛活动度有实质性改善，并且没有潜在的疼痛反应。
- 治疗师必须在生理性活动全程维持向上的滑动力，包括回到起始的胸部中立姿势。

备注

- 确保在肋骨施加向上的滑动力之前松弛的软组织已经被提拉起来，这样有利于接触肋骨，使技术更有效。
- 如果肋骨接触会引发不适，可以使用一片薄海绵改善患者的舒适度。
- 如果首次尝试没有达到无痛的活动，治疗师应该评估该技术在其他相邻肋骨上的效果直到活动无痛。

注释

sit L 3rd Sternocostal MWM Inspiration × 3

sit L 3rd Sternocostal MWM F × 6

sit L 4th Sternocostal MWM E × 6

sit L 4th Sternocostal MWM Rot R × 10（3）

sit L 4th Sternocostal MWM LF R × 10（3）

8

肋骨外侧疼痛的 MWM

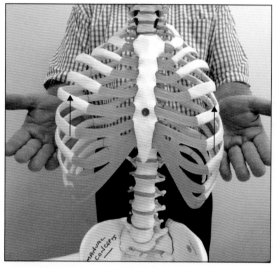

图 8.15A

肋骨外侧疼痛的 MWM 中手的姿势

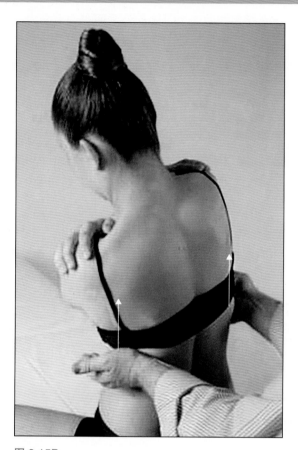

图 8.15B

肋骨外侧疼痛的 MWM

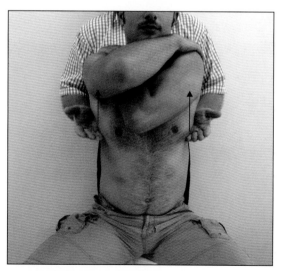

图 8.15C

肋骨外侧疼痛的 MWM （近观）

- 患者跨坐在治疗床的一端，面对另一端。
- 治疗师手的尺侧缘接触受累肋骨后部的下缘。另一手以同样方式放在症状侧对应肋骨上。双手均接触肋骨外侧。
- 在向肋骨施加向上（提升）的压力之前，治疗师必须小心地从肋骨下方向上提起松弛的皮肤。
- 双手施力并向上保持压力，同时患者主动进行激惹运动或呼吸，视情况而定。
- 在治疗师的双手施加过度压力的情况下，激惹性运动应该是无痛的。
- 治疗师用手加压时，原来的激惹活动应该无痛。
- 见图 8.15。

适应证	
伴随胸椎生理活动或深呼吸而出现肋骨连接处或者外侧疼痛。	

姿势	
患者	患者跨坐在治疗床的一端，面对另一端。
治疗部位	胸椎直立，双手抱胸或者十指交叉放在颈后。
治疗师	站在患者有症状侧的后面。
手接触点	滑动手：用手的尺侧缘（右手对着右侧肋骨）先从下往上提拉皮肤和软组织。识别疼痛的区域。因为患者的疼痛位于胸廓外侧，所以治疗师的手也应该接触胸廓外侧区域。 固定手：用左手的尺侧缘放在患者左侧胸部，和右手对称。维持软组织提升，引导向上提升接触肋骨的力（图 8.15C）。 维持无痛提升的力，嘱患者执行激惹动作或者做深呼吸，视情况而定。这个活动现在应该是无痛的。

8

应用指导

- 在施加滑动之前首先确保激惹活动持续引发症状（例如此例中胸椎生理性活动或深呼吸）。
- 在受累肋骨的下面施加一个向上的滑动力。
- 维持向上的滑动力，嘱患者重复执行激惹动作或者做深呼吸。
- 每次治疗做 3~5 组，每组重复 6 ～ 10 次，前提是无痛活动度有实质性改善，并且没有潜在的疼痛反应。
- 治疗师必须在生理性活动全程维持向上的滑动力，包括回到起始的胸部中立姿势。

备注

- 确保在肋骨施加向上的滑动力之前松弛的软组织已经被提拉起来，这样有利于接触肋骨，使手法更有效。
- 如果肋骨接触会引发不适，可以加一片薄海绵，最大程度地改善患者的舒适度。
- 如果首次尝试没有达到无痛的活动，治疗师应该评估该技术在其他相邻肋骨上的效果直到活动无痛。

注释

sit Bilat 6th CV MWM Inspir × 3

sit Bilat 6th CV MWM F × 6

sit Bilat 7th CV MWM Rot R × 6（3）

sit Bilat 7th CV MWM LF L × 10（4）

8

第 1 或第 2 肋椎关节的 MWM

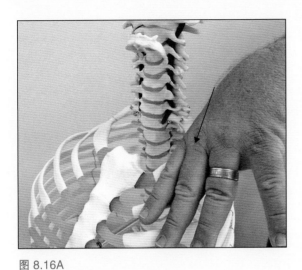

图 8.16A

第 1 肋椎关节 MWM 中手的姿势

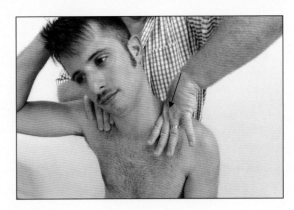

图 8.16B

第 1 肋椎关节 MWM，颈椎向右侧弯

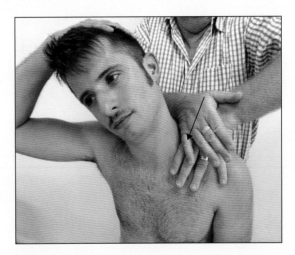

图 8.16C

手的替代位置

- 患者保持头颈中立位坐姿。
- 治疗师在前外侧稳定患者的第 1 或第 2 肋。
- 在向肋骨上施加尾向压力之前，治疗师必须小心地从肋骨下面向颈根部提起松弛的皮肤。
- 随着患者主动向对侧侧屈头部，施加尾向压力。
- 患者自行在主动侧屈末端加压，上述活动在操作中皆应无痛。
- 见图 8.16。

颈部侧屈时对侧颈根部或者上斜方肌部位疼痛。

姿势

患者	坐在椅子上，背部有支撑。
治疗部位	保持颈椎中立位。
治疗师	站在患者身后。
手接触点	固定手／滑动手：用第二掌指关节的桡侧首先从锁骨水平向近端拉出皮肤和软组织。维持软组织提升，重新将力以尾向定向到第 1 或第 2 肋上方。在同一侧使用手——例如治疗师左手接触患者左侧肋骨，以确保有效接触。

应用指导

- 施加滑动前首先确保激惹活动持续引发症状（此例中为颈部侧屈向对侧）。
- 在第 1 或第 2 肋椎关节的上方施加尾向滑动的力。
- 维持尾向滑动力的同时嘱患者重复主动侧屈颈部。
- 每次治疗做 3～5 组，每组重复 6～10 次，前提是无痛侧屈活动度有实质性改善，并且没有潜在的疼痛反应。
- 治疗师必须在侧屈活动全程维持尾向滑动力，包括回到起始的颈部中立姿势。患者可以用对侧手在侧屈时加压。

备注

- 确保在向肋骨施加尾向压力时皮肤和松弛的软组织已被向近端提起。这有利于全范围颈部侧屈。
- 治疗师可以用另一手协助滑动（图 8.16C）。
- 如果尾向滑动接触肋骨导致不适，可加一片薄海绵垫改善患者的舒适度。
- 这项技术可用于患者疼痛的鉴别诊断。如果手法不能缓解疼痛，那么患者的疼痛可能来自其他结构，改用其他不同的 MWM 技术可能是有效的（例如颈椎或者上胸椎 SNAG）。

注释

sit L 1st CV MWM × 6

sit R 2nd CV MWM+OP × 6（3）

多方向疼痛的治疗带牵引技术

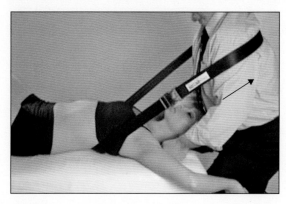

图 8.17
利用治疗带进行胸椎牵引

- 患者仰卧在治疗床上。
- 治疗师将一环形徒手治疗带的一端放在患者胸椎下面环绕勾住激惹节段上一节椎体的棘突，然后将治疗带另一端环绕在治疗师的胸部。
- 抬起患者肩部，使其在头部上方处于放松的位置。
- 治疗带环绕在患者胸部，治疗师身体轻柔地向后靠产生一个牵引效果。
- 维持牵引几秒，应该会减轻患者的疼痛。此技术可以重复多次。
- 见图 8.17。

适应证

休息、单方向或多方向活动或深呼吸时胸部疼痛。

姿势

患者	患者仰卧在治疗床上。
治疗部位	胸椎放松，手臂上举，使肩胛骨远离脊柱。
治疗师	站在治疗床头。
手接触点	将一环形徒手治疗带一端放在患者胸椎下面，环绕勾住激惹节段上一节椎体的棘突，然后将治疗带另一端环绕在治疗师的上胸部。治疗师把手放在治疗床上维持轻微屈肘。治疗师身体可以向后靠产生牵引力作用于患者胸椎。治疗师将手放在床上为牵引力的产生提供了支点。

应用指导

- 在施加滑动之前首先确保激惹动作持续引发症状（例如此例中为生理性胸椎活动或深呼吸）。
- 利用治疗带维持牵引力，并且保持超过 10 秒。
- 持续牵引时，患者应感受到症状缓解。
- 在一次治疗中可重复多次，前提是完成此手法后，无痛的活动范围或呼吸明显改善且没有潜在疼痛反应。

备注

- 可视患者反应改变牵引的时长和角度。此技术可用于 T4 ～ T12。
- 对于一些患者来说，屈髋屈膝可以改善舒适度。

注释

 sup ly T9 belt Tr × 10 sec（6）

多方向疼痛的自助牵引技术

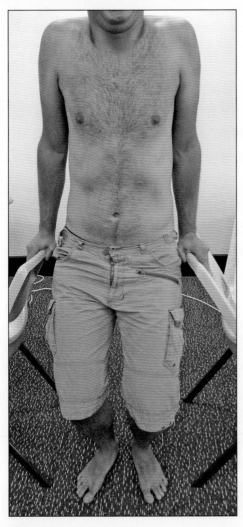

图 8.18

利用椅子进行胸椎自助牵引

- 患者站在两把椅子中间，双足朝前。
- 患者用手分别抓住椅背。
- 缓慢地把重心移到双臂上，维持双臂伸直。
- 放松肩带，全部体重都放在手臂上。
- 维持这个姿势超过 10 秒，重复几次。
- 见图 8.18。

适应证	
休息时，单方向或多方向活动或者深呼吸时胸部疼痛。	

姿势

患者	患者站在两把椅子中间，两把椅子椅背相对摆放。
治疗部位	患者把两只手都放在椅背上方，双脚在地上的位置稍前于肩。 患者缓慢地放松，屈膝，以便于重心移到伸直的双臂上。肩带放松，以放松胸椎，这样牵引效果会传递到胸部。患者应感到疼痛缓解。维持这个姿势，重复几次，在最大程度上缓解疼痛。

应用指导

- 这些技术对患者特别有帮助，因为可以在家或工作场合进行，不必专程到诊室。可用于单向或者多向疼痛的患者（例如任何生理性胸部活动或者深呼吸）。
- 维持自助牵引超过 10 秒。
- 维持牵引时，患者应感觉到疼痛缓解。
- 每组操作重复 6 ～ 10 次，前提是完成此手法后，无痛的活动范围增加或呼吸明显改善且没有潜在疼痛反应。

备注

- 确保双脚位于肩的前方，这样当身体由上肢承重时，胸椎就不会被迫处于伸展位。如果胸椎伸展，可能疼痛会加重，自我牵引的效果就被抵消。
- 如果第一次尝试疼痛没有缓解，患者应把双脚再向前移动一点以便于缓解胸椎疼痛。

注释

 st self chair Tr × 10 sec（3）

临床推理精要

任何健康从业者的首要原则就是不伤害患者。"首先，不要伤害。"相应的，手法治疗的临床推理也必须包含物理检查和治疗中关于不同类别的警觉症状和禁忌证的假设。 疗愈和激惹性是两个重要考量方面，特别是面对脊柱问题时。 当评估胸椎 SNAG 技术的价值并尝试引出正面反应时，如果尝试失败，不要重复超过 4 次，否则患者的症状会因过多重复而加剧。类似地，在胸椎施加 SNAG 时，如果患者正处于急性期或者激惹性高，运用 Mulligan 的"三个原则"（例如最初治疗不要超过 3 次）。如果症状在亚急性期或者激惹性低的慢性期，一次治疗可以进行 3 组操作，每组 6～10 次重复是安全的。但不要过度治疗，特别是首诊时。 只要 CSIM 已经取得显著改善，应停止操作。

证据等级

单一个案描述了此技术对一位 20 岁男性大学生治疗的良好效果。他当时出现不同寻常的左侧胸部急性疼痛，伴随脊柱的倾斜（Horton，2002）。首诊时在 T8 进行了几次 SNAG 操作缓解脊柱倾斜，并且取得成效。之后又用贴布来维持脊柱姿势的改善，结束首诊治疗。24 小时后，该患者再次来诊所，主诉症状已经缓解了 95%。 这是一个一开始就期待有疗效并且的确操作后验证疗效的案例。尽管证据等级只有 4 级，但的确提供了确切的案例描述，有助于操作者运用 MWM 理念。 在胸椎 MWM 领域，没有更高等级的其他证据。

（魏明阳　译）

参考文献

Briggs, A.M., Smith, A.J., Straker, L.M., Bragge, P., 2009. Thoracic spine pain in the general population: prevalence, incidence and associated factors in children, adolescents and adults. A systematic review. BMC Musculoskelet. Disord. 10, 77.

Crosbie, J., Kilbreath, S.L., Hollmann, L., York, S., 2008. Scapulohumeral rhythm and associated spinal motion. Clin. Biomech. (Bristol, Avon) 23, 184–192.

Cross, K.M., Kuenze, C., Grindstaff, T.L., Hertel, J., 2011. Thoracic spine thrust manipulation improves pain, range of motion, and self-reported function in patients with mechanical neck pain: a systematic review. J. Orthop. Sports Phys. Ther. 41, 633–642.

Edmondston, S.J., Aggerholm, M., Elfving, S., Flores, N., Ng, C., Smith, R., et al., 2007. Influence of posture on the range of axial rotation and coupled lateral flexion of the thoracic spine. J. Manipulative Physiol. Ther. 30, 193–199.

Edmondston, S.J., Singer, K.P., 1997. Thoracic spine: anatomical and biomechanical considerations for manual therapy. Man. Ther. 2, 132–143.

Geelhoed, M.A., McGaugh, J., Brewer, P.A., Murphy, D., 2006. A new model to facilitate palpation of the level of the transverse processes of the thoracic spine. J. Orthop. Sports Phys. Ther. 36, 876–881.

Hinkley, H., Drysdale, I., 1995. Audit of 1000 patients attending the clinic of the British College of Naturopathy and Osteopathy. Br. Osteopath. J. XVI, 17–27.

Horton, S.J., 2002. Acute locked thoracic spine: treatment with a modified SNAG. Man. Ther. 17 (2), 103–107.

McClatchie, L., Laprade, J., Martin, S., Jaglal, S.B., Richardson, D., Agur, A., 2009. Mobilizations of the asymptomatic cervical spine can reduce signs of shoulder dysfunction in adults. Man. Ther. 14, 369–374.

Mintken, P.E., Cleland, J.A., Carpenter, K.J., Bieniek, M.L., Keirns, M., Whitman, J.M., 2010. Some factors predict successful short-term outcomes in individuals with shoulder pain receiving cervicothoracic manipulation: a single-arm trial. Phys. Ther. 90, 26–42.

Norlander, S., Nordgren, B., 1998. Clinical symptoms related to musculoskeletal neck-shoulder pain and mobility in the cervico-thoracic spine. Scand. J. Rehabil. Med. 30, 243–251.

Occhipinti, E., Colombini, D., Grieco, A., 1993. Study of distribution and characteristics of spinal disorders using a validated questionnaire in a group of male subjects not exposed to occupational spinal risk factors. Spine (Phila Pa 1976) 18, 1150–1159.

Sobel, J., Kermert, I., Winters, J., Arendzen, J., de Jong, B., 1996. The influence of the mobility in the cervicothoracic spine and the upper ribs (shoulder girlde) on the mobility of the scapulohumeral joint. J. Manipulative Physiol. Ther. 19, 469–474.

Strunce, J.B., Walker, M.J., Boyles, R.E., Young, B.A., 2009. The immediate effects of thoracic spine and rib manipulation on subjects with primary complaints of shoulder pain. J. Man. Manip. Ther. 17, 230–236.

Takasaki, H., Hall, T., Kaneko, S., Iizawa, T., Ikemoto, Y., 2009. Cervical segmental motion induced by shoulder abduction assessed by magnetic resonance imaging. Spine (Phila Pa 1976) 34, E122–E126.

Williams, P.I., Warwick, R., Dyson, M., Bannister, L.H., 1989. Grays Anatomy, thirty-seventh ed. Churchill Livingstone, Edinburgh.

8

第9章

骶髂关节

骶髂关节治疗技术

俯卧位 MWM，相对于骶骨向后滑动一侧骨盆伴躯干伸展

俯卧位 MWM，相对于骶骨向侧方滑动一侧骨盆伴躯干伸展

步行中 MWM，相对于骶骨向后滑动和（或）后旋一侧骨盆

贴扎：相对于骶骨，使一侧骨盆向后滑动和（或）向后旋转

贴扎：相对于骶骨，使一侧骨盆向前滑动和（或）向前旋转

跨步位，相对骶骨后旋一侧骨盆的家庭练习

站立位，后旋一侧骨盆／前旋骶骨辅以适当滑动改善躯干伸展

前旋一侧骨盆改善站立位躯干运动

后旋一侧骨盆／前旋骶骨伴随适当滑动以辅助站立位屈髋

后旋一侧骨盆／前旋骶骨伴随适当滑动以辅助站立位伸髋

引言

骶髂关节（sacroiliac joint，SIJ）是脊柱和下肢之间的载荷有效传递的根本（Vleeming et al.，2012）。虽然骶髂关节活动有限，但已有的关节活动度足以承启腰椎和髋关节的运动。骶髂关节的神经支配完全和关节旁肌肉的神经支配相联，不充分的或者过度的 SIJ 力性闭合结构（force closure，译者注：包括跨过骶髂关节的肌肉、稳定骶髂关节的韧带、胸腰筋膜）会对骨盆功能产生不利影响（Vleeming et al.，2012）。

骶髂关节动态松动术可以用来辨识与治疗力性闭合结构失能的因素。当治疗骶髂关节疼痛、关节活动或者功能性活动受限时，如果关节动态松动术可以无痛完成，并且重复动态关节松动可以"立刻"解决患者的非良性代偿模式，例如"支撑"和"疼痛恐惧"，骶髂关节动态松动术就被认为可以缓解临床症状。

与骨盆结构性闭合（form closure）与力性闭合（force closure）相关的解剖、生物力学与神经肌肉控制机制已在其他文献中充分讨论与阐述（Vleeming et al.，2012）。然而，力性闭合不足或过度只是躯干或股骨 - 骨盆功能障碍的部分表现。为恢复无痛功能而施加的骶髂关节动态松动术的强度和方向可能恰恰为其提供了一种观察视角。

和其他滑液关节一样，骶髂关节旁的组织中有机械刺激感受器和疼痛感受器（Grob et al.，1995；Fortin et al.，1999；Sakamoto 2001；Vilensky et al.，2002；Yin et al.，2003；Szadek et al.，2008，2010）。Vleeming 等（2012）总结道，这些研究的发现显示骶髂关节更外侧的边界接受来自下腰段和上骶段的脊神经后支的支配。

在刺激猪脊髓和臀肌诱发骶髂关节运动的实验中，刺激骶髂关节的机械感受器会改变骨盆和腰椎的运动反应（Indahl et al.，1999，2001，2007）。刺激骶髂关节腹侧，反应主要发生在臀大肌与腰方肌。当刺激关节囊时，最显著的肌肉反应位于多裂肌。这些实验表明，机械和化学刺激，或者说骶髂关节机械感受器和疼痛感受器的刺激可能会改变下背部和骨盆区域的肌肉功能。

尽管骶髂关节的活动是有限的，但其活动的幅度和方向是充分的并且为髋关节的活动提供补充，也影响到腰骶联合的活动（Smidt et al.，1997）。髋关节终末位是完成骶髂关节的全范围关节活动的必要条件（Smidt et al.，1997；Bussey，Bell & Milosavljevic，2009）。骶髂关节动态松动术最常利用髋关节或腰椎的活动范围末端来恢复骶髂关节的活动范围。

根据 Vleeming 等（2012）的观点，创伤或者次级微创伤可能会导致骶髂关节退行性损害，导致关节过度松弛或者压缩性僵硬，而这两种情况都可以由结构性病理改变或神经肌肉病理改变引发。骶髂关节、耻骨联合及相关韧带和神经肌肉结构的过度松弛或紧张都会影响骨盆、髋关节与腰椎之间的"相对灵活度"。

尽管妊娠相关性骨盆带疼痛（pregnancy related pelvic girdle pain，PPGP）的原因仍然不明确，但一种可能是稳定性受损，而稳定性受损则产生于运动控制损害和（或）非良性适应行为（O'Sullivan & Beales，2007；Vleeming et al.，2008；Vermani，Mittal & Weeks，2009；Aldabe，Milosavljevic & Bussey，2012）。如果孕妇的 PPGP 可归因于骶髂关节，则采用动态关节松动手法。四点跪位下，在终末端以内施以轻柔无痛的动态关节松动可能会立刻恢复无痛的关节功能。

Sahrmann（2002）提出，在运动中或维持终末端活动度时，相邻脊柱运动节段或者身体节段异常的"相对灵活度"会导致压力在最灵活节段累积。如果由于骶髂关节、耻骨联合及相关韧带和神经肌肉结构导致的活动受限，那么由此在其他区域产生的相对灵活度的改变可能造成该区域过度载荷，特别是在髋关节和腰椎。过度载荷可能引发下背部与髋部疼痛，尤其是在运动的终末端。骶髂关节的动态松动术会恢复充分的骨盆运动以"卸载"髋周或腰椎的载荷，使运动时不再出现症状（Oliver，2011）。

骶髂关节运动模式的改变已在骨盆带疼痛（pelvic girdle pain，PGP）的个体与控制组的对比中显示出来（Hungerford，Gilleard & Lee，2004）。在站立屈曲测试中，健康控制组的患者表现为负重侧骨盆相对于骶骨旋后。相反，在患 PGP 的个体中，负重侧骨盆相对于骶骨旋前。骶髂关节的动态关节松动术旨在逆转异常的骶髂关节运动模式，恢复正常的神经肌肉募集与关节运动功能。

同一实验组针对肌电爆发的一个横断面研究显示，在屈髋时，支撑腿的腹内斜肌、多裂肌、臀大肌的肌电爆发都有所延迟，而股二头肌却提前（Hungerford，Gilleard & Hodges，2003）。试验结果表明腰椎 - 骨盆稳定性的改变可能会阻碍载荷在骨盆的传递。

为易化载荷顺利传递，施行骶髂关节动态松动术时，一侧骨盆相对于骶骨后旋通常是此手法的主要内容。骶髂关节平面在不同个体间、不同体侧间，以及横断面与冠状面间都有差别（Solonen，1957）。因此，在考虑骶髂关节动态松动术时，以矢状面为参考面确立关节平面的角度显得尤为重要（Figure 16.2 in Vicenzino，Hing，Rivett & Hall，2011），因为关节松动术的力通常是平行或垂直于关节面的（Mulligan 2010；Vicenzino et al.，2011）。如欲在最小阻力下引出最大的活动度，前后向的力线和骶髂关节面应是平行的。

9

俯卧位 MWM，相对于骶骨向后滑动一侧骨盆伴躯干伸展

技术一览

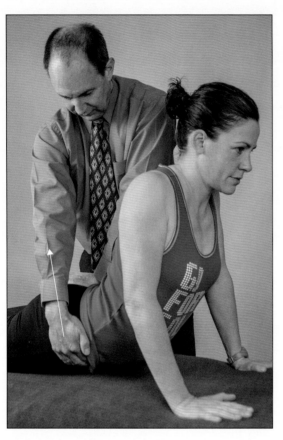

图 9.1

俯卧位，相对于骶骨向后滑动一侧骨盆伴随躯干伸展

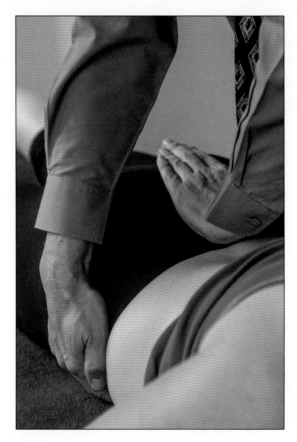

图 9.2

手的放置

- 患者俯卧，双手置于肩膀下（图 9.1 和 9.2）。
- 治疗师站在待松动侧骨盆的对侧。
- 治疗师用一手的尺骨缘固定患者骶骨。
- 治疗师另一手的手指环绕患者髂前上棘，使该侧骨盆相对于骶骨产生后向位移或旋转。
- 接着患者伸展肘关节，俯卧位躯干伸展。

适应证

由骶髂关节原因导致躯干伸展时疼痛或者活动受限。

姿势

患者	俯卧在治疗床上。 双手放置肩下，以准备俯卧位被动伸展。
治疗师	站在待松动的一侧骨盆对侧，正对患者骨盆。
手接触点	固定手：治疗师掌心向下置于患者骶骨，该手尺侧缘直接与患者待松动的骶髂关节相邻，手指朝向尾端。 松动手：治疗师手指在患者受累侧骨盆髂前上棘前侧屈曲。髂前上棘前侧是松动力的着力点。

应用指导

- 固定手施加前向的力以稳定骶骨。
- 松动手对一侧骨盆施加向后滑动或后旋的力。
- 维持上述力，嘱患者做俯卧位伸展运动。
- 如果此操作无痛，则重复 3 组以上，每组 10 次。

备注

- 俯卧位伸展动作可以被动完成，也可以由躯干和骨盆肌主动完成。
- 因髂前上棘内侧区域对痛觉很敏感，注意不要用手指深扣。
- 可以改变一侧骨盆向后滑动的力的方向以获得最好的治疗效果。

注释

 pr ly R SIJ Post gl Inn MWM EIL×10（3）

替代 / 调整

治疗师根据伸展运动中患者的反应调整施加力的大小和方向。

经常性地，松动手在一侧骨盆施加外侧滑动同时内旋（图 9.3）。

微调手法使之更加适用于患者的病情，可以施加滑动、旋转或反向的力。

此手法也可以站立位进行，对骶骨和一侧骨盆同时施加旋转和滑动（Oliver，2011）。

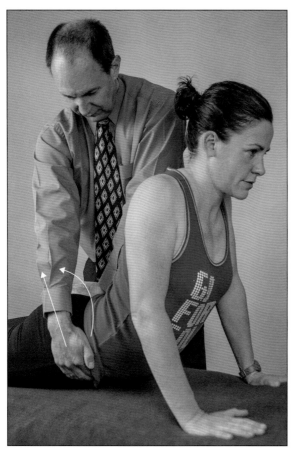

图 9.3
骶髂关节俯卧位 MWM，在后向滑动时施加旋转

俯卧位 MWM，相对于骶骨向侧方滑动一侧骨盆伴躯干伸展

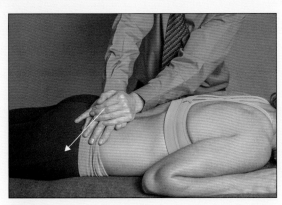

图 9.4

俯卧位 MWM，相对于骶骨向侧方滑动一侧骨盆伴
躯干伸展（起始位置）

- 治疗师将下方手的鱼际置于患者一侧骨盆髂嵴后方的凸起上。
- 此手的掌根产生相对于骶骨外侧滑动或旋转的力。
- 另一手的手掌协助外侧滑动或稳定骨盆的其他部分（图 9.4）。
- 接着患者伸肘，同时俯卧位躯干伸展。

适应证	
由骶髂关节原因导致躯干伸展时疼痛或活动受限。	

姿势	
患者	俯卧在治疗床上。 双手放在肩下方，以备俯卧位被动伸展。
治疗师	站在患者待松动一侧骨盆的对侧，正对患者骨盆。
手接触点	松动手：治疗师下方手的鱼际置于患者一侧髂嵴后方的凸起上，手指朝外，该手掌根对该侧骨盆相对于骶骨产生外侧滑动或旋转的力。 另一手的手掌用来加强松动手，协助外侧滑动或者稳定骨盆其他部分。

应用指导

• 维持上述力，嘱患者做俯卧位伸展运动。
• 每组重复 6 ～ 10 次，每次治疗做 3 ～ 5 组。

备注

• 俯卧位伸展动作可以被动完成也可以由患者利用躯干和骨盆肌主动完成。
• 为了达到最佳治疗效果，可以改变外侧滑动力的方向。
• 改变着力点有时可能有效。
• 可将此手法教给患者，以便居家操作。

注释

 pr ly R SIJ Lat gl Inn MWM EIL×10（3）

替代 / 调整

治疗师根据伸展运动中患者的反应调整施加的力的大小和方向。

外侧滑动通常与内旋结合，由松动手施加于一侧骨盆（图 9.5 和 9.6）。

滑动、旋转或反向力也可以被用来对手法进行微调。

此手法也可以站立位进行，对骶骨和一侧骨盆同时施加旋转和滑动（Oliver，2011）。

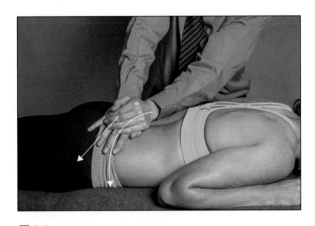

图 9.5
一侧骨盆侧方滑动时施加旋转

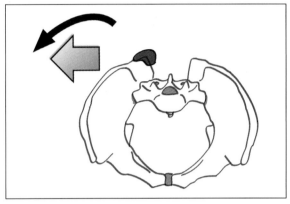

图 9.6
一侧骨盆侧方滑动时施加旋转的机制

步行中 MWM，相对于骶骨向后滑动和（或）后旋一侧骨盆

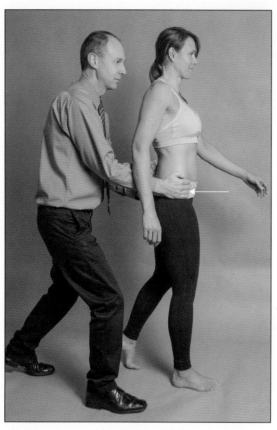

图 9.7A

步行中 MWM，相对于与骶骨向后滑动一侧骨盆

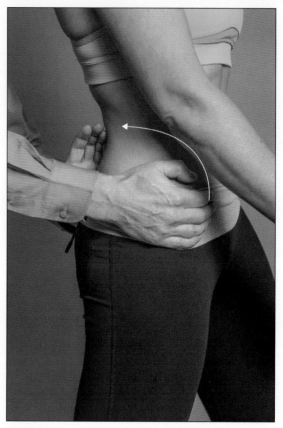

图 9.7B

步行中 MWM，相对于与骶骨向后旋转一侧骨盆：手的放置

- 治疗师将一手的尺侧缘直接放在患者待松动的骶髂关节旁（图 9.7A 和 9.7B）。
- 另一手的手指绕到前方，牵拉该侧骨盆，相对于骶骨产生后向位移或旋转。
- 患者和治疗师一起行走，同时保持此手法。

9

适应证

躯干、骨盆或髋关节存在运动受限与疼痛；由骶髂关节原因导致的步行疼痛。

姿势

患者	站立。
治疗师	站在患者身后。
手接触点	固定手：治疗师一手尺侧缘置于患者骶骨，与受累骶髂关节紧密接触。 松动手：另一手的手指环绕髂前上棘前面，向后牵拉该侧骨盆，使其相对于骶骨后向滑动和（或）旋转。 如果右骶髂关节待松动，治疗师的右手置于患者右侧骨盆，左手置于骶骨。

应用指导

- 稳定手的尺侧施加前向力以稳定骶骨。
- 在理想情况下，力线应与骶髂关节平面平行（Oliver, 2011）。
- 治疗师松动手于患者一侧骨盆施以后向滑动或旋转的力。
- 患者与治疗师同时行走，持续施加上述力。
- 如果此前步行时疼痛，在治疗时持续施加适宜的力时，疼痛应该消失。
- 行走 30 秒或更长时间后，再次测试治疗前有症状的躯干或髋关节运动。
- 行走融合动态松动治疗可以重复进行，直到前述症状显著改善。

备注

注意不要用手指深扣，因髂前上棘内侧区域对痛觉很敏感。为了达到最佳治疗效果，可以改变后向滑动力的方向。

注释

st R SIJ Post gl Inn MWM walk 30sec

st R SIJ Post gl/Post Rot Inn MWM walk 30sec

替代 / 调整

如果条件允许，应要求患者在跑步机上行走，同时治疗师站在履带侧维持关节松动。

贴扎：相对于骶骨，使一侧骨盆向后滑动和（或）向后旋转

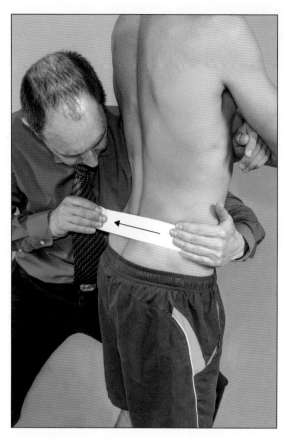

图 9.8

贴扎一侧骨盆，使其相对于骶骨向后滑动或旋转

- 在髂前上棘贴一段运动贴布（图 9.8）。
- 治疗师将一手放在髂前上棘的贴布上，在恰当的方向上滑动或旋转。
- 贴布从髂前上棘点内侧出发，沿着可以显著改善症状的力线的方向，向外侧环绕骨盆止于骶骨。

9

适应证

躯干、骨盆或髋关节运动疼痛与受限，其症状可以被一侧骨盆相对于骶骨后向滑动或旋转改善。

姿势

患者	站立位。
治疗师	在需要贴扎的骶髂关节对侧，站立或跪位。

应用指导

- 贴布应沿着能显著改善症状的力线方向粘贴。
- 先贴 50mm 宽无弹力的 Fixomull 贴布（译者注：hypafix fixation tape，黏性致密网纱状，用以保护皮肤），从髂前上棘点内侧起，延伸到骨盆的外侧，止于骶骨。
- 再贴两层 38mm 宽无弹力运动贴布（rigid sports tape）。贴布的第一部分在髂前上棘处无张力。治疗师把一手放在贴布上，绕髂前上棘在恰当方向施加滑动或旋转的力。
- 然后以骶骨为锚点，另一手拉紧贴布，包绕骨盆。
- 治疗师在贴的时候，患者可能需要把手放在墙上以支撑体重。
- 贴扎造成皮肤褶皱往往不可避免，注意在任何情况下，如贴布张力增加的点可能压迫下层潜在的骨和软组织，应尽量减少褶皱。
- 在贴扎前检查皮肤状态。
- 提醒患者贴扎可能造成皮肤刺激。
- 如果皮肤过敏（瘙痒、烧灼或其他不适感）应移除贴布。

备注

贴扎的目的并不完全在于相对于骶骨强行后向移位或旋转一侧骨盆。贴扎产生的限制可以控制或预防不当的旋前或者移位。

注释

R SIJ Post gl Inn tape

R SIJ Post Rot Inn tape

替代 / 调整

　　如果站着难以贴扎，可让患者俯卧。贴布最开始是贴在髂前上棘前面并且均匀向下接触皮肤。然后治疗师一手绕到髂前上棘前面，放在贴布上沿着合适的方向牵拉一侧骨盆，同时另一手在贴布上产生张力，随即将其贴于骨盆和骶骨上。

　　和骶髂关节动态松动术一样，为了产生最佳治疗效果，可以改变一侧骨盆相对于骶骨后向滑动和旋转的力的方向。

贴扎：相对于骶骨，使一侧骨盆向前滑动和（或）向前旋转

技术一览

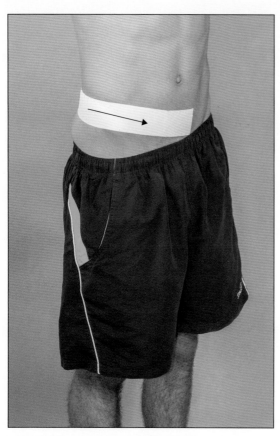

图 9.9

贴扎一侧骨盆使其相对于骶骨前向滑动和（或）旋转

- 患者站立位，治疗师在待贴扎的骶髂关节对侧，站立或跪位（图 9.9）。
- 将一段无张力的运动贴布贴在髂嵴后侧。
- 治疗师一手绕过患者腰部起稳定作用，另一手掌根放在患者髂嵴后部在恰当方向施加后向滑动或旋转的力。
- 助手在贴布上施加张力，将贴布贴于患者下腹壁，然后止于脐下中线。

适应证

躯干、骨盆或髋关节运动疼痛与受限，其症状可以被一侧骨盆相对于骶骨前向滑动或旋转改善。

姿势

患者	站立位。
治疗师	在需要贴扎的骶髂关节对侧，站立或跪位。

应用指导

- 如有助手来贴贴布，治疗师维持骨盆在正确位置，可以更有效地贴扎。
- 贴布应沿着能显著改善症状的力线方向。
- 先贴 50mm 宽的低致敏性无弹力贴布（无拉力）。
- 再贴 38mm 宽的无弹力运动贴布。运动贴布应不加拉力地贴在髂嵴后面。
- 治疗师站或跪在待贴扎的骶髂关节对侧，一手绕过患者腰部起稳定作用，另一手的掌根在患者髂嵴后侧沿恰当方向施加前向滑动或旋转的力。
- 助手在运动贴布上施加拉力并且贴在低致敏性贴布上方。
- 在贴的时候，患者可能需要把手放在墙上以支撑身体。
- 贴扎造成皮肤的褶皱往往不可避免，注意在任何情况下，贴布张力增加的点可能压迫下层的骨和软组织，应尽量减少褶皱。
- 在贴扎前检查皮肤状态。
- 提醒患者贴扎可能造成皮肤刺激。
- 如果皮肤过敏（瘙痒、烧灼或其他不适感）应移除贴布。

备注

贴扎的目的并不完全在于相对于骶骨强行移位或旋转一侧骨盆。贴扎产生的限制可以控制或预防不当的旋后或者移位。

注释

R SIJ Ant gl Inn Tape

R SIJ Ant Rot Inn Tape

跨步位，相对骶骨后旋一侧骨盆的家庭练习

技术一览

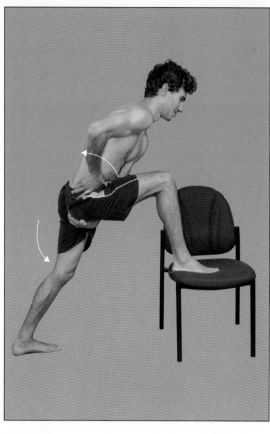

图 9.10
骶髂关节自助式 MWM，一侧骨盆向后旋转的家庭练习

- 患者对侧手穿过大腿内侧交叉置于屈髋侧（受累侧）的坐骨结节下（图 9.10）。
- 另一手的第一指蹼放在受累侧的髂前上棘，手指向后环绕骨盆外侧。
- 患者牵拉坐骨结节向前，推髂前上棘向后，后向滑动或旋转一侧骨盆。
- 患者前倾屈髋，躯干屈曲也可能会增加活动范围终末端压力。

适应证

躯干、骨盆或髋关节运动疼痛与活动受限，其症状可以被一侧骨盆相对于骶骨前向滑动或旋转改善。

姿势

患者	站立，受累侧的足底置于椅子上或低一点的底座上。
治疗部位	躯干直立，骨盆放松。
患者手的位置	以右侧骶髂关节为例，左手越过左侧大腿内侧向后下方置于右侧坐骨结节下。右手的第一指蹼放在右侧髂前上棘，手指向后环绕骨盆外侧。

应用指导

- 患者向前牵拉右侧坐骨结节，向后推动髂前上棘，使右侧骨盆产生适当的滑动或旋转。
- 在保持松动的同时，患者躯干前倾以屈右髋，如有需要也可以屈曲躯干来增加终末端压力。
- 患者须维持松动力直到恢复起始位置。
- 末端维持 3 ～ 5 秒可以很大程度上提高手法效果。
- 每组重复 6 次，每天做 2 ～ 3 组。

备注

- 此手法对于治疗师的骶髂关节动态松动术后的后续治疗很有效。
- 手放在髂前上棘是为了防止髋关节达到终末端屈曲。这可以帮助保护关节，并且协助骶髂关节的定位和松动。

注释

 step st R Foot on chair R SIJ self Post Rot/Post gl Inn MWM Hip F × 6

替代 / 调整

如果重点在髋关节和骶髂关节运动，患者应维持脊柱正中位。

如果有迹象表明需要脊柱屈曲，可以鼓励患者在屈髋同时屈曲脊柱。

站立位后旋一侧骨盆／前旋骶骨辅以适度滑动，改善躯干伸展

技术一览

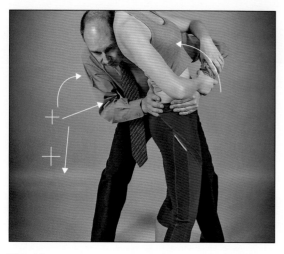

图 9.11

站立位 SIJ MWM，后旋一侧骨盆／前旋骶骨

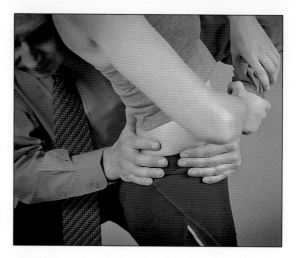

图 9.12

躯干伸展 SIJ MWM 手的放置

- 治疗师前方手置于患者受累侧的髂前上棘，后方手放在患者骶骨上，尽可能接近受累侧的骶髂关节（图 9.11 和 9.12）。
- 治疗师将手放在受累侧的骶髂关节上，施加适当的松动力。
- 患者握住治疗师的前臂，然后动态伸展脊柱。
- 当伸展脊柱时，治疗师的头、颈和肩膀上部可以为患者提供指引。

适应证

由骶髂关节的原因导致躯干和（或）髋部伸展或骨盆后倾时疼痛或活动受限。

姿势

患者	站立位，受累侧的足底置于椅子上或低一点的底座上。
治疗师	站在患者待治疗侧的对侧。
手的位置	以右侧骶髂关节为例，治疗师左手越过右髂前上棘前方。右手掌根放在患者骶骨上，尽可能接近右侧骶髂关节。

应用指导

- 在此例中，治疗师将左手放在右髂前上棘上，对右侧骨盆施加旋后和后向滑动的力。右手掌根放在患者骶骨上对其施加前向旋转和前向滑动的力。
- 施加的力应与骶髂关节治疗面平行。
- 如果关节平面和矢状面略微倾斜，骶骨上的手应施加前外侧的力，髂前上棘上的手应施加向内侧的力，与骶髂关节平面平行。
- 可以嘱患者握住治疗师左前臂以获支撑，然后动态伸展脊柱。
- 在脊柱伸展时，治疗师的左侧头颈和肩上部可以同患者的后背接触以做轻柔的引导。
- 在此动作中，嘱患者避免伸展颈椎。
- 为避免治疗师应力过大，确保治疗效果，患者应在伸展脊柱时骨盆后倾而不是仅躯干向后倾。
- 治疗师可用手帮助引导患者骨盆后倾。
- 适时要求患者"放低尾骨并且伸腰"会有效。
- 脊柱应达到全范围无痛的伸展。
- 每组 6 ～ 10 次，每次治疗 3 ～ 5 组。

9

备注

- 躯干的重力和杠杆可以提供足够的终末端加压。
- 任何旋转和滑动的结合力应该同时施加在骶骨和一侧骨盆上，包括对受累骶髂关节的压迫或牵引。
- 和动态关节松动术一样，旋转和滑动结合的使用及力度的大小都应产生无痛的运动或功能活动。
- 如果施加在髂前上棘内侧方向的力改善了动态直腿抬高反应（active straight leg raising，ASLR；Mens et al.1999），那么这个力也经常用于提高骶髂关节动态松动术的疗效。患者可以将手放在两侧髂前上棘并且向中间挤压两侧骨盆。然后治疗师把一手放在患者待治疗侧骨盆的手上，施加旋转或滑动。相反，如果力的方向沿髂嵴后外侧（靠近髂后上棘）向内，可以改善 ASLR，那么这个力可以在骶髂关节动态松动术中被采用。
- 躯干任何方向的疼痛和活动受限都可以采用骶髂关节动态松动。如果这个受限的运动是躯干屈曲和骨盆前倾（图 9.13），那么患者应该屈膝，使用椅背来支撑。
- 可根据患者对治疗的反应改变骶骨的着力点。
- 如有必要，应贴扎一侧骨盆，使其旋后或旋前、旋内或旋外。
- 如果患者体格较大，治疗师可以在患者受累侧骨盆的同侧施加此手法。
- 如果相对于治疗师患者体格较小，治疗师可以坐在椅子扶手上。
- 如果很难改善躯干伸展，躯干屈曲体位的骶髂关节松动术可能有助于恢复躯干伸展，即使躯干屈曲并没有疼痛或活动受限。

注释

st R SIJ Post Rot Inn+Ant Rot/Ant gl/Inf gl Sx MWM Trunk E × 6（3）

st R SIJ Post Rot Inn+Ant Rot/Ant gl/Inf gl Sx MWM Trunk F × 6（3）

4 point kneel R SIJ Post Rot Inn+Ant Rot Sx MWM Trunk E × 6（3）

替代／调整

此手法可在坐位或四点跪位进行（图 9.14）。

四点跪位是妊娠期患者的理想体位，治疗师应站在受累侧的骨盆同侧（图 9.15）。

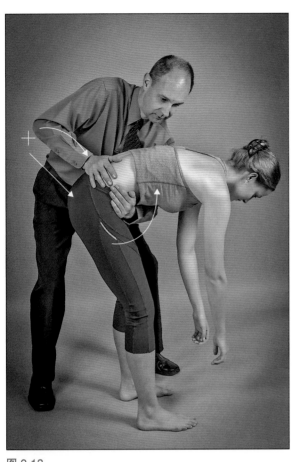

图 9.13

站立位骶髂关节 MWM， 一侧骨盆向后及向前旋转 / 向前滑动骶骨以辅助躯干屈曲

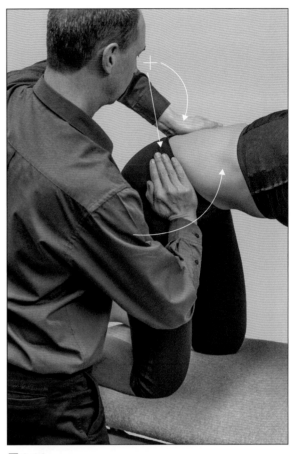

图 9.14

对于妊娠期患者，四点跪位的手放置方法

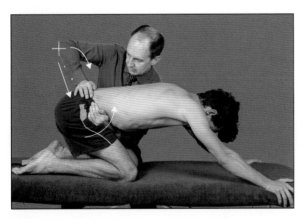

图 9.15

四点跪位骶髂关节 MWM，向后旋转 / 滑动一侧髂骨，并向前旋转骶骨，以辅助四点跪位下的屈髋

9

前旋一侧骨盆改善站立位躯干运动

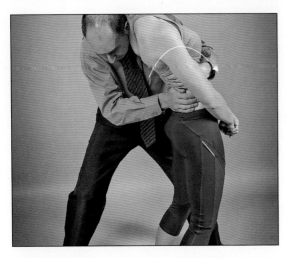

图 9.16A

站立位 SIJ MWM 前旋一侧骨盆改善躯干伸展

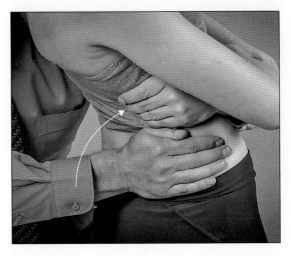

图 9.16B

站立位 SIJ MWM 前旋一侧骨盆改善躯干伸展手的放置

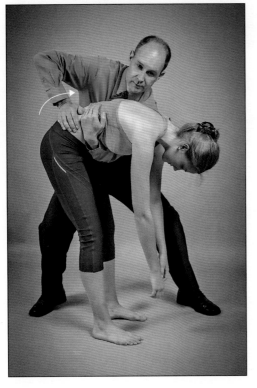

图 9.17

站立位 SIJ MWM 前旋一侧骨盆改善躯干屈曲

- 治疗师站在或跪在患者被治疗的骶髂关节对侧（图 9.16A，9.16B 和 9.17）。
- 治疗师用前臂环绕患者骨盆前部与下腹部，以便于手包绕被治疗侧的腰部。
- 治疗师的另一手包绕髂嵴后侧，用以施加对该侧骨盆旋前的力。
- 如欲使躯干伸展、骨盆后倾，应嘱患者伸展脊柱同时握住治疗师的前臂以获支撑。
- 如欲使躯干屈曲、骨盆前倾，应嘱患者屈膝且屈曲脊柱，利用椅背来支撑。

适应证

由于骶髂关节的躯干伸展或骨盆后倾引起的疼痛或活动受限。

由于骶髂关节的躯干伸展或骨盆前倾引起的疼痛或活动受限。

姿势

患者	站立位。
治疗师	站或跪在患者待治疗侧的对侧，面向患者骨盆的稍后方向。
手的位置	以右侧骶髂关节为例，治疗师左前臂越过前侧骨盆和下腹部以使手包绕患者右侧腰部。 治疗师右手包绕患者右侧髂嵴后侧，然后对其施加旋前的力。

应用指导

- 手臂放在下腹部在治疗中用来控制躯干。
- 右手放在髂嵴后部对其施加旋前的力。
- 如欲使躯干伸展、骨盆后倾，应嘱患者伸展脊柱同时握住治疗师的前臂以获支撑。
- 如欲使躯干屈曲骨盆前倾，应嘱患者屈膝且屈曲脊柱，利用椅背来支撑。
- 终末端姿势应维持 1～2 秒，然后患者回到中立位。
- 在整个操作中，维持力的大小和方向。

9

备注

- 躯干的重力和杠杆可以提供足够的终末端加压。
- 通常重复 2 ～ 3 次即可达到想要的效果。
- 在此手法中，左右骶髂关节完全的动态松动并不一定是必需的，但是治疗师放在患者下腹部的前臂有助于将力集中在患者的骶髂关节上。
- 躯干任何方向的疼痛和活动受限（可归咎于骶髂关节）都可以采用此手法。

注释

 st R SIJ Ant Rot Inn MWM Trunk F × 3

9

后旋一侧骨盆／前旋骶骨辅以适当滑动以屈髋

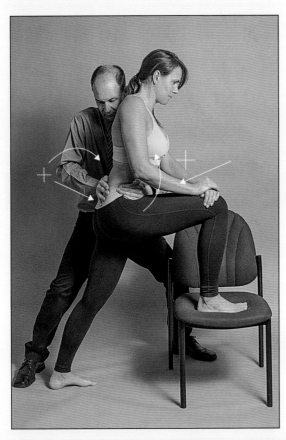

图 9.18

跨步站立位骶髂关节 MWM，一侧骨盆后旋／后侧滑动，以及骶骨前旋／前侧滑动以辅助屈髋

- 治疗师的远侧前臂放在患者受累侧的髂前上棘前部，近侧手掌根放在患者骶骨上并尽可能地接近受累侧的骶髂关节（图 9.18）。
- 治疗师用手对患者受累侧的骶髂关节施加适当的力。
- 治疗师维持松动力，嘱患者向前弓步以屈髋。

适应证

髋关节及骨盆的屈曲疼痛或活动受限，且可源于骶髂关节。

姿势

患者	站立位，受累侧的足底放在椅子或柱子上，双手放在该侧膝关节上。
治疗师	站在患者待治疗侧的对侧。
手的位置	以右侧骶髂关节为例，治疗师左手放在患者右骶髂关节前部，右手掌根放在骶骨上，尽可能接近右骶髂关节。

应用指导

- 治疗师对右侧骨盆和骶骨施加适宜的力进行旋转和位移。
- 在此例中，后旋和后向滑动的力是放在髂前上棘的左手施加在右侧骨盆的，前向旋转和前向滑动的力是由放在骶骨右侧的右手掌根施加的。
- 这些力和骶髂关节面平行。
- 嘱患者向前弓步，屈右髋。
- 终末端姿势应维持 1 ～ 2 秒，然后患者回到起始位。
- 治疗师可用手引导患者骨盆移动，确保正确的运动。
- 治疗后应达到全范围无痛的屈髋。
- 每组 6 ～ 10 次，每次治疗 3 ～ 5 组。

备注

- 如果患者需要额外支撑，患者应该将离治疗师最近的手臂放在治疗师的肩上。
- 治疗师可以通过骨盆上的手施加合力以在终末端加压。
- 患者躯干屈曲可以提供额外的终末端加压。
- 治疗师放在髂前上棘的手用来防止髋关节达到屈髋终末端。这样做可以保护关节，并且有助于运动集中在骶髂关节。
- 如果调整椅子或柱子，可以微调此手法的起始位。
- 终末端维持 3 ～ 5 秒可以明显提高此手法的疗效。

注释

 st R foot on chair R SIJ Post Rot Inn+Ant Rot Sx MWM Hip F×6（3）

替代 / 调整

如果重点在于髋关节和骶髂关节的运动，患者应维持中立位。

如果有迹象表明需要做脊柱屈曲，应嘱患者屈曲脊柱同时屈髋。

如果患者骨盆较宽，或者治疗师发现难以在骶髂关节对侧施力，治疗师应站在待治疗的骶髂关节同侧（图 9.19）。

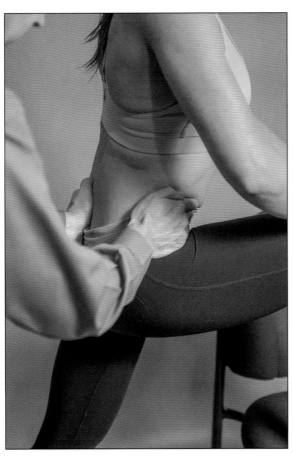

图 9.19

站立跨步位 SIJ MWM 以辅助屈髋，治疗师站在患者骨盆被松动侧

后旋一侧骨盆／前旋骶骨辅以适当滑动以伸髋

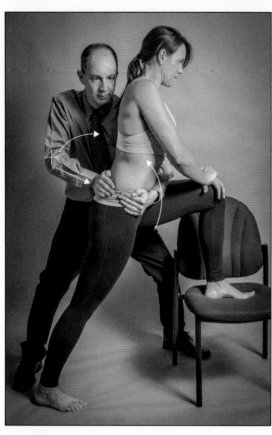

图 9.20

站立跨步位 SIJ MWM，一侧骨盆后旋，骶骨旋前或
前方滑动以辅助伸髋

- 治疗师的远侧前臂放在患者受累侧的髂前上棘前部，近侧手掌根放在骶骨上，尽可能地接近受累
  侧的骶髂关节（图 9.20）。
- 治疗师用手在患者受累侧的骶髂关节治疗平面施加适当的力。
- 治疗师维持松动力，嘱患者向前弓步以伸髋。

适应证

髋关节及骨盆的伸展疼痛或活动受限，可归咎于骶髂关节。

姿势

患者	站立位，非受累侧的足底放在椅子或柱子上，双手放在该侧膝关节上。
治疗师	站在患者待治疗侧的对侧。
手的位置	以右侧骶髂关节为例，治疗师左手放在患者右侧骶髂关节前方，右手掌根放在骶骨上，尽可能地接近右侧骶髂关节。

应用指导

- 治疗师对患者右侧骨盆和骶骨施加适宜的力以进行旋转和位移。
- 在此例中，后向旋转和后向滑动的力是放在髂前上棘的左手施加在右侧骨盆上的，前向旋转和前向滑动的力是由放在骶骨右侧的右手掌根施加的。
- 这些力和骶髂关节面平行。
- 嘱患者向前弓步，伸展右髋，同时维持脊柱中立位。
- 终末端姿势应维持 1 ～ 2 秒，然后患者回到起始位。
- 治疗师可用手引导患者骨盆以确保正确的运动。
- 应达到全范围无痛的伸髋。
- 每组 6 ～ 10 次，每次治疗 3 ～ 5 组。

备注

- 如果患者需要额外支撑，患者应该将离治疗师最近的手臂放在治疗师的肩上。
- 治疗师可以通过骨盆上的手施加合力以在终末端加压。
- 如果需要调整柱子或椅子的高度，可以微调此手法的起始位。
- 终末端维持 3 ～ 5 秒可以明显提高此手法的疗效。

注释

 st L foot on chair R SIJ Post Rot Inn+Ant Rot/Ant gl Sx MWM Hip E × 6（3）

替代 / 调整

如果患者骨盆较宽，或者治疗师发现难以在骶髂关节对侧施力，治疗师应站在患者待治疗的骶髂关节同侧（图 9.21）。

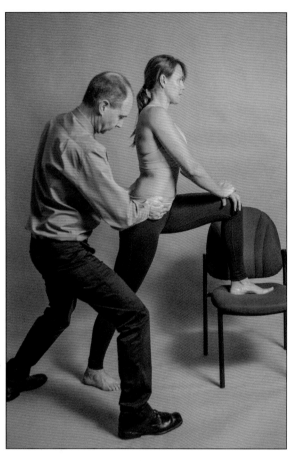

图 9.21
站立跨步位 SIJ MWM 辅助伸髋，治疗师站在患者骨盆被松动侧

临床推理精要

在临床推理过程中,临床医师必须谨记 SIJ 功能紊乱可能不仅引发局部骨盆疼痛,其传递到远端结构的压力也会引发其他相关疼痛。相对灵活度的改变(由于关节活动度的改变)或者肌肉功能(由于 SIJ 传入感受的改变)可能会影响骨盆的应力传导,尤其是潜在地导致邻近脊柱及髋关节的异常应力。这可能会在腰椎和髋关节引发疼痛。常见的临床案例是,受限的 SIJ 运动导致屈髋时髋关节的过度运动,进而导致髋关节前侧疼痛。类似的情况也会出现在腰椎——因为失去了终末端缓冲。理解症状之间的生物力学关系可以帮助恰当地针对原发病因进行治疗,并且避免临床推理诊断的基本错误。

证据等级

目前未见报道 SIJ MWM 的疗效的临床试验报道。

2011 年 Vicenzino 等报道了 1 例关于 SIJ MWM 疗效的案例研究。

(魏明阳 译)

参考文献

Aldabe, D., Milosavljevic, S., Bussey, M., 2012. Is pregnancy related pelvic girdle pain associated with altered kinematic, kinetic and motor control of the pelvis? A systematic review. Eur Spine J. 21 (9), 1777–1787.

Bussey, M.D., Bell, M.L., Milosavljevic, S., 2009. The influence of hip abduction and external rotation on sacroiliac motion. Man Ther. 14 (5), 520–525.

Fortin, J.D., Kissling, R.O., O'Connor, B.L., Vilensky, J.A., 1999. Sacroiliac joint innervation and pain. Am J Orthop. 28 (12), 687–690.

Grob, K.R., Neuhuber, W.L., Kissling, R.O., 1995. Innervation of the sacroiliac joint of the human. Z. Rheumatol. 54, 117–122.

Hungerford, B., Gilleard, W., Hodges, P.W., 2003. Evidence of altered lumbo-pelvic muscle recruitment in the presence of sacroiliac joint pain. Spine 28 (14), 1593–1600.

Hungerford, B., Gilleard, W., Lee, D., 2004. Altered patterns of pelvic bone motion determined in subjects with posterior pelvic pain using skin markers. Clin Biomech. 19, 456–464.

Indahl, A., Holm, S., 2007. The sacroiliac joint: Sensory-motor control and pain. In: Vleeming, A., Mooney, V., Stoekart, R. (Eds.), Movement, Stability & Lumbopelvic Pain. Churchill Livingstone Elsevier, Edinburgh, pp. 101–111.

Indahl, A., Kaigle, A., Reikeras, O., Holm, S., 1999. Sacroiliac joint involvement in activation of the porcine gluteal and musculature. J Spin Disord. 12, 325–330.

Indahl, A., Kaigle, A., Reikeras, O., Holm, S., 2001. Pain and muscle responses of the sacroiliac joint. 4th Interdisciplinary World Congress on Low Back & Pelvic Pain. Montreal, pp. 134–136.

Mens, J.M., Vleeming, A., Snijders, C.J., Stam, H.J., Ginai, A.Z., 1999. The active straight leg raising test and mobility of the pelvic joints. Eur. Spine J. 8 (6), 468–473. PubMed PMID: 10664304.

Mulligan, B.R., 2010. Manual Therapy 'Nags', Snags', 'MWMs' etc, sixth ed. Plane View Services, Wellington, New Zealand.

O'Sullivan, P.B., Beales, B.J., 2007. Diagnosis and classification of pelvic girdle pain disorders — Part 1: A mechanism based approach within a biopsychosocial framework. Man Ther. 12, 86–97.

Oliver, M., 2011. Restoration of trunk extension twenty-three years after iatrogenic injury. In: Vicenzino, B., Hing, W., Rivett, D., Hall, T. (Eds.), Mobilisation with Movement: the Art and Science. Elsevier Publishing, Sydney, pp. 179–191.

Sahrmann, S.A., 2002. Diagnosis and Treatment of Movement Impairment Syndromes, Mosby, St Louis.

Sakamoto, N., 2001. An electrophysiologic study of mechanoreceptors in the sacroiliac joint and adjacent tissues. Spine 26 (20), E468–E471.

9

Smidt, G.L., Wei, S-H., McQuade, K., Barakatt, E., Sun, T., Stanford, W., 1997. Sacroiliac motion for extreme hip positions. A fresh cadaver study. Spine 22 (18), 2073–2082.

Solonen, K.A., 1957. The sacroiliac joint in the light of anatomical roengenological and clinical studies. Acta Orthop. Scand. Suppl. 27, 1–127.

Szadek, K.M., Hoogland, P.V., Zuurmond, W.W., De Lange, J.J., Perez, R.S., 2008. Nociceptive nerve fibers in the sacroiliac joint in humans. Reg Anesth Pain Med. 33 (1), 36–43.

Szadek, K.M., Hoogland, P.V., Zuurmond, W.W., De Lange, J.J., Perez, R.S., 2010. Possible nociceptive structures in the sacroiliac joint cartilage: an immunohistochemical study. Clin Anat. 23, 192–198.

Vermani, E., Mittal, R., Weeks, A., 2009. Pelvic girdle pain and low back pain in pregnancy: a review. Pain Pract. 10 (1), 60–71.

Vilensky, J.A., O'Connor, B.L., Fortin, J.D., Merkel, G.J., Jimenez, A.M., Scofield, B.A., et al., 2002. Histologic Analysis of Neural Elements in the Human Sacroiliac Joint. Spine 27 (11), 1202–1207.

Vicenzino, B., Hing, W.A., Rivett, D., Hall, T., 2011. Mobilisation with Movement: the Art and the Science. Elsevier, Sydney.

Vleeming, A., Albert, H.B., Östgaard, H.C., Sturesson, B., Stuge, B., 2008. European guidelines for the diagnosis and treatment of pelvic girdle pain. Eur. Spine J. 17 (6), 794–819.

Vleeming, A., Schuenke, M.D., Masi, A.T., Carreiro, J.E., Danneels, L., Willard, F.H., 2012. The sacroiliac joint: an overview of its anatomy, function and potential clinical implications. J Anat. 221 (6), 537–567.

Yin, W., Willard, F., Carreiro, J., Dreyfuss, P., 2003. Sensory stimulation-guided sacroiliac joint radiofrequency neurotomy: technique based on neuroanatomy of the dorsal sacral plexus. Spine 28, 2419–2425.

9

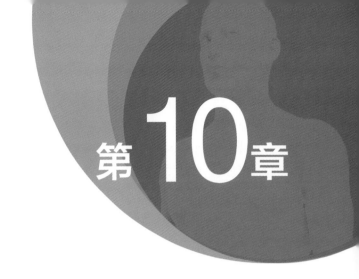

腰　椎

引言

　　腰椎疼痛可能涉及任何相关神经支配的结构，但是本质上，下背痛（low back pain，LBP）产生于筋膜、关节（小关节、椎间盘和支持韧带）或神经脑脊膜结构（Bogduk，2012）。在 Mulligan 理念里，下背痛可以通过一系列 [SNAGs、SMWLM（spinal mobilization with leg movement）等] 的手法来进行治疗，使用得当就会获得很好的疗效。但对于经验不足的操作者而言，选取正确的手法比较困难。临床经验表明，腰椎的动态松动手法可以根据其对不同疼痛症状的反应性大致上分成 3 类：①局部后背、臀部疼痛；②大腿后侧，膝关节近端的下背牵涉痛；③放射至膝关节远端或大腿前侧的下背牵涉痛。

　　腰椎 SNAG（持续小关节滑动）手法（图 10.1 ～ 10.5）更适用于局部、臀部疼痛，但其有效性并不要求疼痛一定要和某个具体的结构相关。Mulligan 假定 SNAG 可能对椎间盘及小关节面产生的疼痛都有效（Mulligan，2010）。此推测的解释可能是小关节的活动度减少会使椎间盘扭曲。腰椎运动节段是 3 个关节的联合——中央的椎间盘及两边后侧方的小关节。特定腰椎节段出现的正常运动必须要求每个关节都有足够的运动。 例如，在腰椎屈曲时，如果小关节上下相对的关节面不能充分地沿着彼此滑动，便会导致过度的"楔入"效应，并且压迫前方椎间盘。这种异常的运动模式导致纤维环断裂，进而导致或者加剧疼痛。 SNAG 被认为可以改善小关节面的滑动和位移，由此减轻椎间盘的"楔入"效应。然而，没有研究调查 SNAG 有效的生物力学机制。据一项研究报道，来自 L5 棘突后外侧的压力会引发 L5 / S1 运动节段的位移和屈曲（Lee & Evans，1997）。SNAG 的生物力学作用可能由此手法的头侧滑动得以提高，并且有一些概念性证据的支持（Allison et al.，1998）。

　　一项研究发现，腰椎 SNAG 可以提高关节活动度，但对于一个小样本 LBP 人群并不能改善疼痛（Konstantinou et al.，2007）。在没有症状的患者中，腰椎屈曲 SNAG 和对照组对比结果显示，前者不能改变其生物力学机制（Moutzouri et al.，2008）或引出交感兴奋作用（Moutzouri et al.，2012）。可是，这个研究结果并不能和 LBP 的患者相联系。因为在 LBP 的患者中，可能由于疼痛和运动受限的存在而产生不同的效果。

　　第二和第三个分类是涉及腿部的牵涉痛。在这种情况中，找到一个引发疼痛的运动很重要。特征性地，静态或者股神经动态测试是有症状的，可以作为 CSIM（患者特定损伤量度）的基础。动态松动术旨在直接提高动态神经运动，并且通过直接（SMWLM）或间接地（Gate 手法、屈腿抬高或牵引直腿抬高）影响疼痛源头的运动节段以缓解疼痛。这些手法也有助于提高腘绳肌和股直肌的延展性。这些手法的证据在本章最后给出。

10

腰椎 SNAG：中央或单侧腰椎局部疼痛和（或）伸展运动受限

- 患者坐在治疗床上。
- 患者将手掌置于前侧大腿上。
- 治疗师站在患者身后稍偏外侧。
- 将治疗带环绕在患者骨盆和治疗师的大腿上部。
- 治疗师把一手放在桌子上进行支撑。
- 接触手的尺侧缘置于棘突或横突下。
- 见图 10.1 ～ 10.5。

中央和单侧 SANG：坐位，使用治疗带辅助腰椎伸展

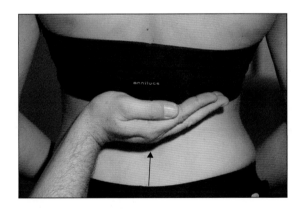

图 10.1
腰椎中央 SNAG 中手的放置（后面观）

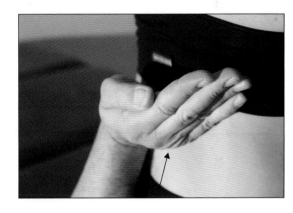

图 10.2
腰椎中央 SNAG 中手的放置（侧面观）

10

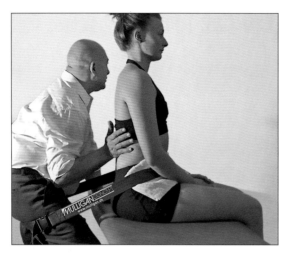

图 10.3

利用治疗带的单侧腰椎 SNAG：起始位置

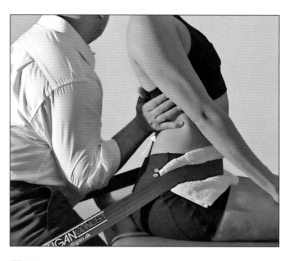

图 10.4

利用治疗带的单侧腰椎 SNAG：伸展结束位置

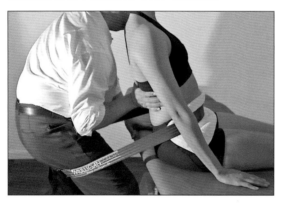

图 10.5

利用治疗带的单侧腰椎伸展错误的姿势

适应证

坐位时，腰椎局部疼痛，LBP 或活动受限

姿势

患者	坐在治疗床上，双手置于双侧大腿上。
治疗部位	腰椎正中位。
治疗师	站在患者背后稍向侧边。 屈膝，肘置于体侧。治疗带环绕患者骨盆前方和治疗师的髋关节（图 10.3）。使用毛巾可改善患者舒适度。
手接触点	固定手：放在桌子上寻求支撑。 滑动手：小鱼际凸起置于受累平面上一节或下一节椎体的棘突或横突下。

应用指导

- 首先确保在施加滑动之前，加重的活动持续引发激惹症状（即此例中的伸展，图 10.4）。
- 嘱患者拱背，但是避免从髋部开始后倾（图 10.5 展示了错误的姿势）。
- 拱背会使操作中的腰部疼痛最小化。施加一个足够大的头向滑动力，在进行下一步之前应该无痛。对于单侧疼痛的患者，单侧 SNAG 通常有效；对于双侧疼痛患者，中央 SNAG 通常更有效。
- 当患者伸展腰椎，保持滑动，直至感受到疼痛或活动受限，并且维持滑动直至回到起始位。
- 如果在运动过程中持续疼痛，调整椎体平面、滑动方向和（或）力的大小。
- 注意腰椎伸展，骨盆旋前需要由治疗师的身体运动进行调整。治疗师应该在伸展时略微向前移动，反之亦然，以此来稳定治疗带的张力，避免限制运动。

备注

- 操作完成后，评估反向运动——坐位屈髋，确保松动没有使之前的无痛运动恶化。这种情况偶尔发生，一旦发生，应尝试患者坐位下屈伸的全范围松动，或者换一个姿势，如四点跪位（图 10.12）。嘱患者在伸展时手仍置于大腿上，以使伸展最大化。
- 如果伸展 SNAG 不能改善活动度，则尝试在伸展后立即进行屈曲 SNAG。
- 如不能达到终末端活动无痛时，考虑改变接触椎体的平面和方向、松动的方向、运动的速度及起始位置。

10

sit L4 belt SNAG E×3

sit R L4 belt SNAG E×6（3）

pr ly L4 SNAG EIL×6

sit L4 self belt SNAG E×10

st L4 self fist SNAG E×10

替代／调整

原则上，治疗师应根据引起患者症状的姿势和运动选择 SNAG 手法。然而，当疼痛和受限加重时，我们倾向于选择坐位进行 SNAG。如已达到坐位全范围的活动度，此手法可以进阶到站位进行（图 10.10）。如果患者坐位时没有疼痛或活动受限，应优先考虑站位 SNAG。其他原因也会影响松动姿势的选择：如治疗师和患者之间的相对体型（高、低或大、小），治疗师在施行 SNAG 时的偏好与技能，信心与专业等级及特殊的并发损伤（骨盆、髋或膝病变可能妨碍在四点跪位进行 SNAG）

对于单侧 L5/S1 节段，为达到所需的滑动应采用不同的抓握方式（图 10.9）。拇指的内侧缘用来接触 L5 的横突。对侧拇指可用于加强沿小关节平面的滑动力。此手法在四点跪位应用最容易（图 10.16）。

上述坐位姿势是坐位松动的基本姿势，但基于治疗师的信心和技术等其他原因，治疗师可以采取几种替换的起始位置，比如四点跪位或俯卧位（图 10.6～10.14）。

利用自助 SNAG 带或者其他窄的治疗带，患者可以在坐位完成自助治疗。患者在棘突或上一节椎体位置钩住治疗带，然后双手抓住治疗带。双肘最大限度地屈曲，将治疗带沿着小关节面的方向垂直放置。维持治疗带的张力，患者在恰当方向上运动脊柱（即屈曲和伸展，图 10.7）。整个运动过程应无痛。患者也可以用拳头施加滑动（图 10.8）。

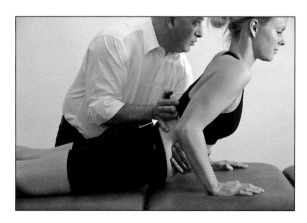

图 10.6A

俯卧位腰椎伸展 SNAG：中等活动范围

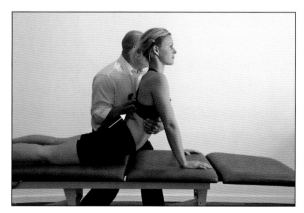

图 10.6B

俯卧位腰椎伸展 SNAG：终末端活动范围

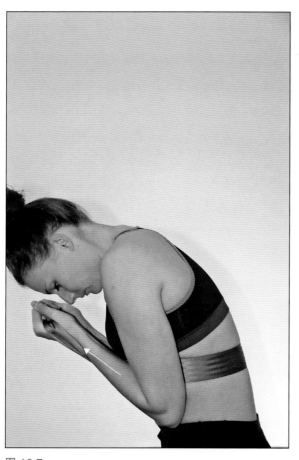

图 10.7
利用治疗带辅助腰椎屈伸的中央腰椎自助式 SNAG

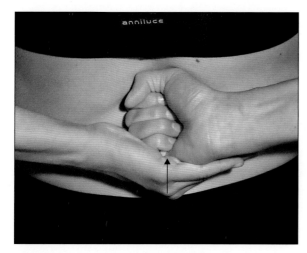

图 10.8
利用拳头进行中央腰椎自助式 SNAG

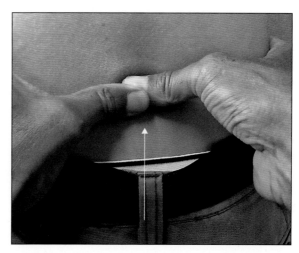

图 10.9
进行 L5/S1 SNAG 时手指的放置

腰椎 SNAG：站立位，中央或单侧局部腰椎疼痛或活动受限

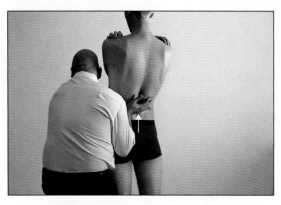

图 10.10

站立位中央腰椎 SNAG

- 患者站立。
- 治疗师站在患者身旁，左手绕过患者骨盆前方。
- 假设 L4、L5 是目标节段，接触手的尺缘放在 L4 棘突上（图 10.2）。
- 患者做动态的目标动作（即屈伸或侧屈）。
- 见图 10.10。

10

站立位中央或单侧 SNAG：腰椎屈曲

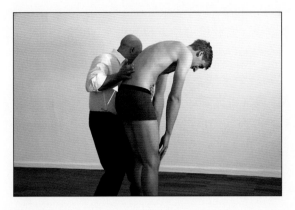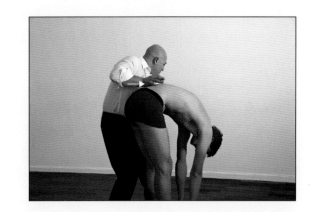

图 10.11

站立位单侧腰椎屈曲下进行 SNAG

• 见图 10.10 和 10.11。

适应证	
站立位时，腰椎局部疼痛、LBP 或活动受限	

姿势	
患者	站立位，可以站在治疗床旁边，一手置于床面寻求支撑。 膝关节微屈。
治疗部位	腰椎正中位。
治疗师	站在患者身边，屈膝，肘部紧贴在患者体侧。
手接触点	固定手：接触骨盆前侧。 滑动手：小鱼际凸起置于受累平面上一节或下一节椎体的棘突或横突下。

10

应用指导

- 首先确保在施加滑动之前，加重的活动持续能激惹症状（即此例中站立位屈曲）。嘱患者保持向前轻微屈膝。
- 施加一个足够力度的头向滑动力，在进行下一步之前应该无痛。对于单侧疼痛的患者，单侧 SNAG 通常有效；对于双侧疼痛的患者，中央 SNAG 通常更有效。
- 当患者伸展腰椎，保持滑动，直至感受到疼痛或活动受限，并且维持滑动直至回到起始位。
- 如果在运动过程中持续疼痛，调整椎体平面、滑动方向和（或）力的大小。
- 注意，腰椎屈曲和骨盆旋后需要治疗师的身体运动进行调整。治疗师应该在伸展时略微向后移动，反之亦然，以此来稳定治疗带的张力，避免患者失去重心向前跌倒。
- 第一组只做 3 次，然后重复 3 ～ 5 组，每组重复 6 ～ 10 次。

备注

- 操作完成后，评估反向运动——站位伸髋，确保松动没有使之前的无痛运动恶化。这种情况偶尔发生，一旦发生，应尝试患者坐位在屈伸的全范围内进行松动，或者换一个不同的姿势，比如四点跪位（图 10.12）。嘱患者在伸展时手仍置于大腿上，以使伸展最大化。
- 嘱患者屈肘以获最大范围的腰椎屈曲。
- 如不能达到无痛的终末端活动，考虑改变接触椎体的水平方向、松动的方向、运动的速度及起始位置。

注释

st L4 SNAG E × 3

st L L4 SNAG F × 6（3）

st R L4 SNAG F/E × 10（3）

10

替代 / 调整

在坐位或俯卧位观察腰椎，讨论腰椎姿势和其他因素对 SNAG 技术选择的影响。

四点跪位（狮位）SNAG

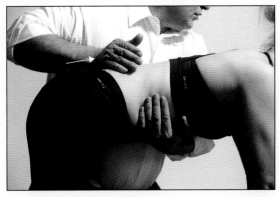

图 10.12

四点跪位下中央腰椎屈曲或伸展的 SNAG 起始位置

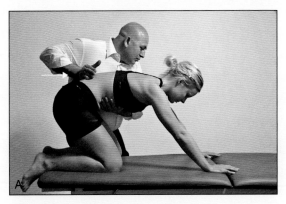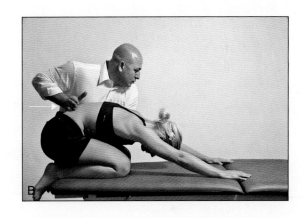

图 10.13

四点跪位下腰椎屈曲 SNAG

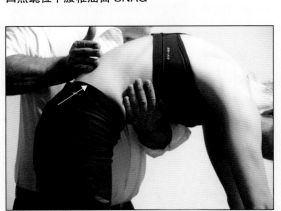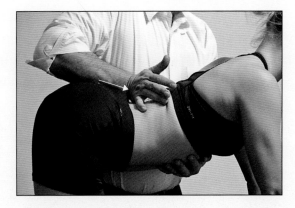

图 10.14

四点跪位下腰椎屈曲 SNAG 特写

图 10.15

四点跪位下腰椎伸展 SNAG

10

- 患者四点跪位，靠近治疗床的边缘，脚放在床外面，双膝分开（图 10.12）。
- 治疗师站在床旁，面对患者头侧。
- 治疗师的手环绕患者的腹部以提供反作用力和保持稳定。
- 接触手小鱼际引导受累节段椎体的棘突或横突。
- 着力点在 L5（中央 SNAG 放在棘突，而单侧 SNAG 则放在横突）
- 见图 10.12 ～ 10.15。

适应证
腰椎屈曲或伸展时，腰椎局部疼痛、LBP 或活动受限。

姿势	
患者	四点跪位，靠近治疗床的边缘，脚放在床外面，双膝分开。
治疗部位	腰椎正中位。
治疗师	治疗师面对患者头侧，站在床旁。
手接触点	固定手：一只手臂环绕患者腹部。 滑动手：小鱼际放在目标节段的棘突或横突。

应用指导

- 首先确保在施加滑动之前，加重的活动能持续引发激惹症状（此例中四点跪位的伸展和屈曲）。
- 引导患者拱背以轻柔地分开棘突，使滑动手可以很好地接触到棘突。
- 施加一个足够大的头向滑动力，在进行下一步之前应该无痛。对于单侧疼痛的患者，单侧 SNAG 通常有效；对于双侧疼痛患者，中央 SNAG 通常更有效。
- 当患者坐回到足跟（为使脊柱屈曲）上时，维持滑动力，直到感受到疼痛或功能受限，并且维持滑动力直到恢复初始姿势。伸展时要求患者放空背部，骨盆旋前。
- 如果在运动过程中持续疼痛，试着调整椎体平面、滑动方向和（或）力的大小。
- 鼓励患者达到全范围关节活动度。
- 第一组只做 3 次，然后重复 3 ～ 5 组，每组重复 6 ～ 10 次。

10

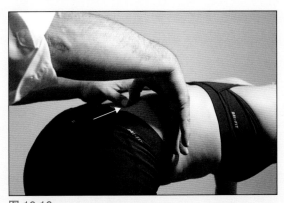

图 10.16

单侧 L5/S1 四点跪位时另一种手的放置方式

备注

对于只有 L5/S1 问题的单侧 SNAG，接触到 L5 的横突通常比较难，因为髂嵴的遮挡。在这种情况下，接触手拇指的尺侧以对侧拇指指腹为衬垫，交叠在一起，放在横突上，施以更强的滑动力。施行此手法时，应站在治疗床的尾端。滑动力沿着小关节面的方向（图 10.16）。

注释

4 point kneel L L4 SNAG F×6（3）

4 point kneel L4 SNAG E×3

4 point kneel R L4 SNAG E×10（3）

10

替代 / 调整

四点跪位的 SNAG 是一个理想的起始位置，治疗师可以在第一组治疗时尝试进阶到站位或者坐位的 SNAG。

临床推理精要

LBP 与其他下背部、骨盆、髋关节功能异常相关的症状依然在临床诊断与治疗上存在很大挑战。基于临床经验，SNAG 可以为 LBP 在大部分临床表现中提供有价值的诊断和治疗工具。

下背部是一个很复杂的区域。由于时间的累积，LBP 的表现或相关的功能障碍在不同患者身上可以表现不同。当确定是神经肌肉的问题后，在大部分的 LBP 患者中，应首先采取 SNAG 进行治疗，因为它可以直接地把大部分有问题的运动（CISM，client specific impairment measure；患者特定损伤量度）与实际潜在的治疗相联系。而且，当采用 SNAG 治疗时患者的 CSIM 会立即显现，因为它也是一个相对来说安全无痛的操作。

相似地，骨盆或髋关节的动态松动术可以在几分钟之内判断出这些区域是否与整体症状表现有关，为临床推理诊断提供了潜在有用的信息。事实上，同一个 LBP 症状，同时涉及多个节段是很罕见的。因此 MWM 和 SNAG 并用可以快速帮助临床医师判断症状的本质和每个部位牵涉的程度。

LBP 症状需要 2 ～ 3 次治疗才能决定 SNAG 是否有效。有效时，治疗师须考虑相关的家庭运动项目，需调整的活动，以及其他可以稳固或强化治疗效果的建议。当施行腰椎 SNAG 时，如症状恶化或活动度未有改善，说明需要更进一步评估或者认为 SNAG 没有疗效。对于脊椎移位及类似的情况，临床经验是应避免立即在目标节段及其相邻上下节段进行 SNAG，在更远节段施加 SNAG 似乎会使症状缓解。当患者表现出急性腰椎移位，可以采用麦肯基疗法，四点跪位的 SNAG 也可能对该问题有效。

10

腰椎疼痛伴腿部症状

直腿抬高（SLR）引发膝关节远端症状

双腿旋转（Gate 手法）

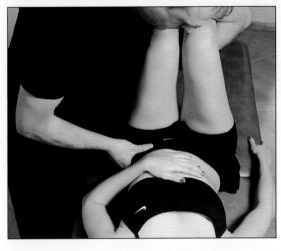

图 10.17

双腿旋转（Gate 手法）起始位置（上面观）

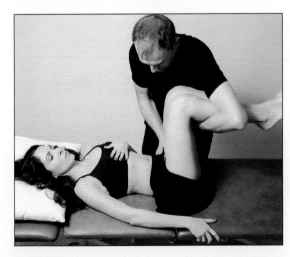

图 10.18

双腿旋转（Gate 手法）起始位置（侧面观）

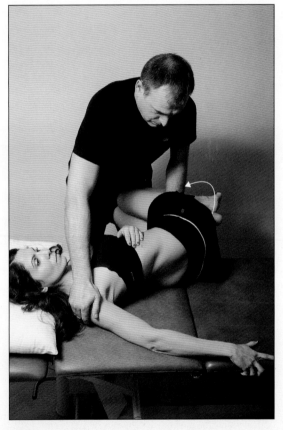

图 10.19

左侧骨盆旋转下的双腿旋转（Gate 手法）

10

- 患者仰卧抱膝，双髋屈曲超过 90°，屈膝。治疗师支撑患者骨盆／腿。
- 膝关节被推到 SLR 受限侧，在无痛情况下，尽可能远地旋转骨盆和躯干。
- 如果引发疼痛，改变骨盆或腰椎的姿势（屈曲／伸展）；维持 20 秒然后无痛地回复初始位置。再次在仰卧位评估 SLR。
- 见图 10.17 ～ 10.19。

适应证

SLR 测试时出现大腿后侧、臀部或后背痛。

姿势

患者	患者仰卧，头部垫枕，对侧手握住治疗桌边以稳定。
治疗部位	躯干下部屈曲（髋关节和膝关节屈曲超过 90°）。
治疗师	治疗师站在患者症状侧骨盆旁边，垂直患者身体方向。
手接触点	头侧手：稳定患者躯干。 尾侧手：治疗师尾侧的手臂支撑患者的腿保持 90° 屈髋屈膝。

应用指导

- 首先确保在施加滑动之前，加重的活动持续引发激惹症状（即此例中的 SLR）。
- 患者保持屈髋屈膝，通过向治疗师一侧旋转膝关节，进而被动向症状侧旋转躯干。治疗师屈膝以继续支撑患者，达到全范围的被动躯干旋转。
- 如果躯干旋转时引发疼痛，应改变屈髋姿势以找到一个关键性的突破位做更大范围的躯干无痛运动。
- 一旦达到活动终末端，维持 20 秒。小心地回到初始位，确保整个运动无痛。
- 第 1 组只做 3 次，后续治疗组都要多于 5 次。再评估患者的 SLR。

10

备注

- 如果在实施手法的过程中出现疼痛，稍微改变屈髋姿势可能会缓解疼痛，并且允许更大范围的旋转。可以多做几次以求全范围的关节活动然后回到初始位置。
- 此手法应该流畅轻缓，避免对敏感的腰椎组织产生过度应力。
- 更加敏感的 LBP 患者会担心引发疼痛，并且肌肉过分活跃与防卫。 在此情况下，让患者自己测试 SLR 的幅度，自己轻柔地在小范围的关节活动度内做此手法。 回到起始位并且重新测试 SLR。如果活动度有可见改善，患者对于下一次重复手法就没有畏惧了。

注释

sup ly L Gate $\times$ 20sec（3）

替代 / 调整

在活动度较好的患者中，可能必须要稳定患者的下肋部以使旋转集中在躯干下部。

另外，通过牵拉骨盆旋转可以产生更大的压力。当患者在终末姿势放松时，躯干可以更大角度旋转。

10

SLR 引发膝关节近端症状

双腿旋转（Gate 手法）——自助治疗

技术一览

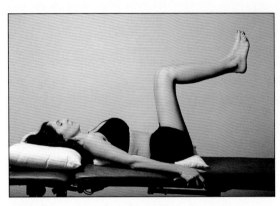

图 10.20

双腿旋转（Gate 手法）自助治疗起始位置

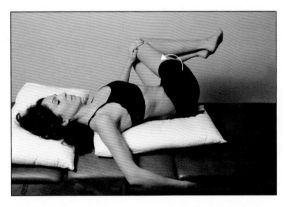
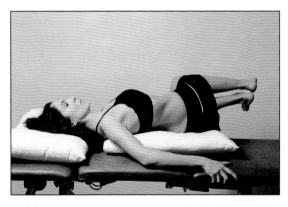

图 10.21

左侧骨盆旋转下的双腿旋转（Gate 手法）自助治疗，避免压力过度

- 患者仰卧位屈髋屈膝 90°。
- 患者一只手拉住治疗桌边以保持稳定，然后在另一手的支持下动态旋转躯干。
- 如果引发疼痛，改变髋关节或下背部屈曲角度。维持终末端姿势 20 秒。
- 谨慎地回到起始位置，确保整个动作无痛。
- 见图 10.20 和 10.21。

10

适应证

SLR 测试时出现大腿后侧、臀部或后背疼痛，并且在治疗师采用 Gate 手法后有明显改善。

姿势

患者	患者仰卧，头部垫枕，对侧手握住治疗桌边以保持稳定。另一手支撑腿部。
治疗部位	躯干下部屈曲（髋关节和膝关节屈曲超过 90°）。

应用指导

- 患者一手拉住治疗桌边以保持稳定，然后在另一手的支持下动态旋转躯干。
- 如果引发疼痛，改变髋关节或下背部屈曲角度。维持终末端姿势 20 秒。
- 谨慎地回到起始位置，确保整个动作无痛。
- 每天 3 次，每次重复 3 次。患者可自行斟酌频率。

备注

- 宽床可以给患者提供更好的支撑感。
- 对于活动性较好的患者，躺在 1 ～ 2 个枕头上使脊柱运动范围更大。
- 对于身体僵硬的患者，在体侧放 1 ～ 2 个枕头可以帮助他们在终末端放松腿部。建议患者缓慢运动，确保最大限度的舒适。

注释

sup ly L self Gate × 20sec（3）

sup ly L Self Gate+OP × 20sec（3）

10

替代 / 调整

四点跪位（狮位）动作（图 10.6 和 10.7）可以替换 Gate 动作。

狮位动作——自助治疗

技术一览

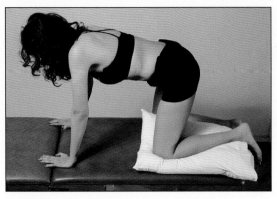

图 10.22

狮位自助治疗，左侧膝关节置于枕头上：起始位置

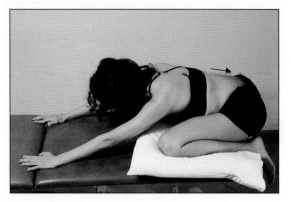

图 10.23

狮位自助治疗，左侧膝关节置于枕头上：结束位置

- 患者四点跪位。
- 将 1 个枕头放置在症状侧的膝关节下，躯干下部旋转。
- 患者骨盆靠近足部，引出更低的躯干旋转，同 Gate 动作方式。
- 见图 10.22 和 10.23。

适应证

SLR 测试时出现大腿后侧、臀部或后背疼痛，并且在治疗师采用 Gate 手法后有明显改善。

姿势

患者	患者四点跪位，膝关节分开，踝关节在床外以保证舒适度。
治疗部位	疼痛侧的膝关节下放一个枕头。

应用指导

• 枕头在患者躯干下部引发了一个代偿性旋转。

• 然后患者骨盆靠近足部，引出更低的躯干旋转，同 Gate 动作方式。

备注

上述手法结合了腰椎的屈曲和旋转。理论上这种结合可以打开患者症状侧腰椎的椎间孔。

注释

4 point kneel L Kn pad self Lion × 10

4 point kneel L Kn pad self Lion × 20sec（3）

替代 / 调整

狮位动作（图 10.22 和 10.23）可以替换 Gate 动作。

临床推理精要

理论上可以假设狮位自助治疗动作结合了腰椎屈曲和旋转，可能会帮助打开患者症状侧的椎间孔。这个姿势下的髋关节全范围屈曲也会易化受累节段无痛的单侧神经根远端滑动。我们也可以更进一步假设，这会改善神经内回位（intra-neural return）和相关毛细血管循环，可能会降低神经结构的压力和敏感性。

尽管我们假设了病变组织，同时假设了特定手法的潜在机制与效果，可以帮助引导试验方向，但是临床上这样以组织为基础的推理可能会助长疼痛管理的思维定式的形成（Jones & Rivett, 2004）。这样会导致临床推理错误，仅把管理目标限制在特定的组织上。进一步建议临床医师不去识别特定的损伤组织然后直接治疗损伤组织，而是密切观察患者的症状，再评估相关损伤（如运用 CSIM）。

10

屈膝抬腿（bent leg raise，BLR）

技术一览

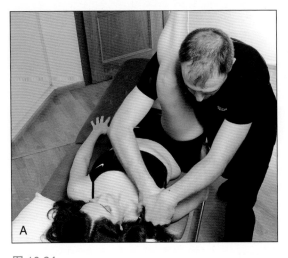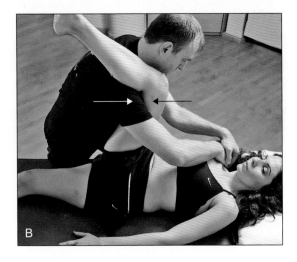

图 10.24

起始位置

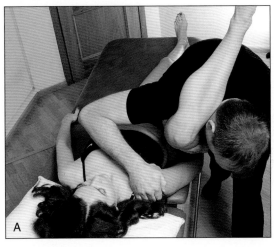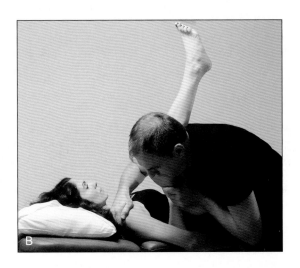

图 10.25

应用此手法同时施加牵引力

- 患者仰卧在治疗桌边缘，有症状的髋关节和膝关节屈曲，放在治疗师肩上。
- 患者往下压髋关节，治疗师肩膀给出反作用力，将髋关节屈曲推向更大角度，施以 3 ～ 5 秒大强度腘绳肌等长收缩。
- 可以通过股骨施加牵引，以帮助在肌肉收缩之间获得更大活动度。
- 见图 10.24 和 10.25。

适应证

直腿抬高（straight leg raise，SLR）测试时出现大腿后侧、臀部或后背疼痛。

姿势

患者	患者仰卧，靠近治疗桌边缘。
治疗部位	有症状的髋关节和膝关节屈曲，放在治疗师肩上。
治疗师	治疗师迈步站姿，膝关节轻微屈曲，邻近患者有症状的一侧，朝向患者头部。
手接触点	治疗师把患者有症状侧屈曲的膝关节放在治疗师肩上。

应用指导

- 首先确保在施加滑动之前，加重的活动会持续激惹症状（即此例中的 SLR）。
- 沿股骨对髋关节施加持续的长轴牵引。
- 嘱患者在治疗师肩膀上抵抗阻力伸髋，进行 5 秒的腘绳肌等长收缩。然后患者放松，髋关节被动运动到一个新的终末端。重复此过程直到达到最大的髋关节屈曲范围。
- 维持终末端姿势几秒，然后回到起始位置。
- 第 1 组只做 3 次。
- 再评估患者的 SLR。

备注

- 每次嘱患者收缩，治疗师都应把手放在患者肩上以施加更有效的阻力。
- 如果屈髋时患者感觉疼痛，轻轻地外展或外旋髋关节，或屈膝以协助达到更大的活动度。
- 对于此手法中收缩期和放松期的时长是有争议的。基于临床经验，最佳收缩时间应该是 5 ～ 10 秒。

注释

sup ly R BLR × 3

10

替代 / 调整

患者可以采用 BLR 手法进行家庭练习（图 10.26）。

SLR 引发膝关节远端症状

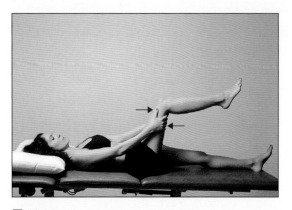

图 10.26

屈膝抬腿 BLR 自助式治疗：起始位置

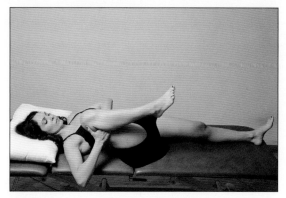

图 10.27

屈膝抬腿 BLR 自助治疗：结束位置

- 患者仰卧。
- 有症状侧的髋关节和膝关节保持屈曲位。
- 患者双手握在大腿下部。
- 做腘绳肌的等长收缩然后休息。
- 患者移动腿部，尽可能更大程度地屈髋（伴随一些外展）。
- 图 10.26 和 10.27。

10

适应证

SLR 测试时出现大腿后侧、臀部或后背疼痛，并且在治疗师采用 BLR 手法后有明显改善。

姿势

患者	仰卧位。
治疗部位	双手抓住大腿下部的后侧，屈膝。另一条腿在床上伸展。

应用指导

- 患者把有症状的腿拉向胸部（伴随一些外展），有不适即停止。
- 必要时可以进行 10 秒的腘绳肌等长收缩。在放松期，患者把大腿更进一步拉向胸部。这个动作可能会导致沿着股骨的长轴牵引，重复这个循环直到达到髋关节全范围屈曲。重复此训练每天 3 组，每组 3 次。频率由患者自行斟酌。

备注

如果患者在运动中感到疼痛，他们可以调整外展或外旋的角度或屈膝。

注释

sup ly R self BLR × 3

4 point kneel R Kn forw Lion × 10sec（3）

替代 / 调整

狮位运动（图 10.22）可以替换 BLR 运动。患者四点跪位，双膝分开，足部置于床外保证舒适，症状侧髋关节比对侧屈曲更多以模拟 BLR 动作。当患者降低骨盆接近足部时，维持牵拉，在症状侧实行 BLR 手法。

患者做此动作时会有显著的缓解。如果他们感觉这个动作是有效的（当然患者都想摆脱疼痛），他们可以维持牵拉，在一天中多次重复这个练习。

10

SLR 牵伸

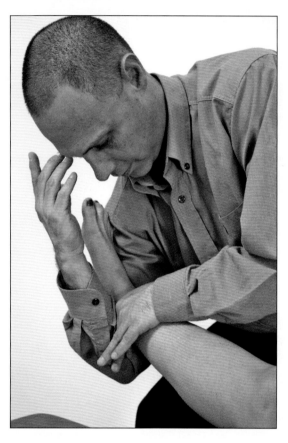

图 10.28
SLR 牵伸：起始位置

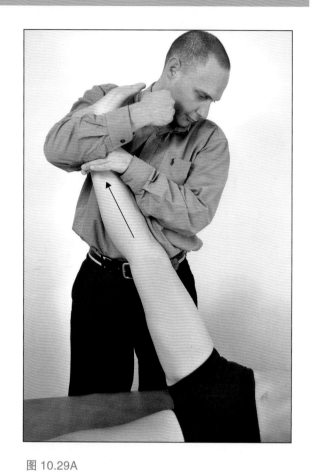

图 10.29A
SLR 牵伸：结束位置

10

• 患者仰卧位。

• 当腿部进入 SLR 时，施加长轴牵伸。

• 见图 10.28 和 10.29。

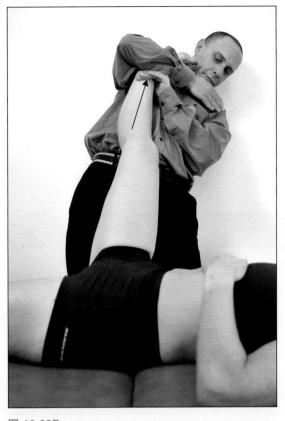

图 10.29B

牵伸同时外展外旋

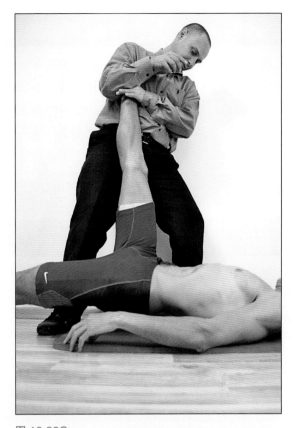

图 10.29C

如果患者比较高，可让其仰卧在地面或者垫子上

适应证	
SLR 测试（不伸直膝关节）时出现大腿后侧、臀部或后背疼痛。 紧张的腘绳肌或"慢性腘绳肌劳损"。	

姿势	
患者	患者仰卧在一个非常低的平面或地板上。
治疗部位	腿接近 SLR 的受限位。
治疗师	治疗师站在患者有症状的一侧，膝关节屈曲，朝向患者头部。
手接触点	患者的踝关节搭在治疗师的肘窝上，治疗师的另一手放在患者小腿前侧。

10

应用指导

- 首先确保在施加滑动之前，加重的活动会持续激惹症状（即此例中的 SLR）。
- 治疗师通过伸展膝关节，身体后倾，沿股骨对髋关节施加持续的长轴牵引。
- 在保持滑动的同时，被动移动患者腿到无痛的 SLR 活动范围。
- 如果引发疼痛，试着将患者髋关节稍微外展或外旋、内旋来缓解疼痛，同时重复 SLR 的运动。
- 第一组只做 3 次，后续治疗可以每组重复 6 ~ 10 次。
- 在活动度终末端维持 10 秒以上的牵拉。
- 在减少长轴牵引力之前回到正中位。

备注

- 疼痛应该位于大腿后侧并且不低于膝关节，该手法才会有效。
- 如果患者很高，应让患者躺在地板或垫子上（图 10.29C）。
- 在整个操作中维持滑动力直到回到正中位。
- 如果症状加重，可以将牵引力改为压力。
- 此手法也可以用来治疗慢性下背痛，臀部疼痛，大腿后侧疼痛的 SLR 受限患者。

注释

 sup ly R Tr SLR × 10 sec（3）

替代 / 调整

如果患者高于治疗师，患者应躺在地板上进行操作。

对慢性 LBP 的患者，可以改变身体上部的起始位置，比如躯干或头部屈曲，模拟坍塌。

10

临床推理精要

当患者的腘绳肌长度影响到训练时，可以采用此手法。 临床经验表明，腘绳肌相关的坐骨结节疼痛经常被误诊为肌腱炎，并且有时可由牵拉引发。这种情况下该手法很有用。在这些患者中，牵引 SLR 与离心应力相结合会十分有效。如果症状持续，那么临床医生应该考虑应用骶髂关节 MWM（第 9 章）或者 SMWLM（图 10.30）。

脊柱松动伴下肢运动（SMWLM）

SLR 引发膝关节远端症状

侧卧位 SLR SMWLM

技术一览

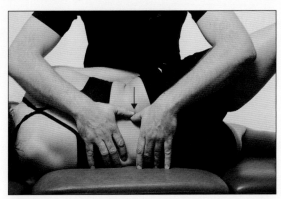

图 10.30
侧卧位 SMWLM：治疗师手的位置

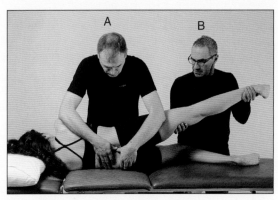

图 10.31
侧卧位 SMWLM

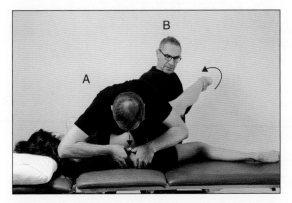

图 10.32
侧卧位 SMWLM 配合 SLR 并增加活动范围

- 此手法需要 2 名治疗师，A 和 B。 治疗师 A 是主导者。
- 患者侧卧位，症状侧腿在上，靠近治疗床边缘。治疗师 B 支撑患者症状侧的腿，使其伸展并轻微外展。治疗师 A 在受累节段的棘突施加并维持一个朝向地面的横向滑动力。
- 患者在治疗师 B 的协助下动态移动腿进行 SLR。仰卧位再评估 SLR。
- 见图 10.30 ~ 10.32。

适应证

SLR 测试时出现膝关节以下的腿部疼痛或其他症状。

姿势

患者	患者侧卧位，症状侧腿在上，靠近治疗床边缘。
治疗部位	健侧屈髋 45°，症状侧髋关节伸展伴约 10° 外展。
治疗师	此手法需要两名治疗师，A 和 B。 治疗师 A 面对患者骨盆，躯干下部前倾。 治疗师 B 站在尾端，面向患者足部。
手接触点	治疗师 A 把两拇指交叠放在 L4 或 L5 的棘突外侧以增强力度。 治疗师 B 支撑患者的症状侧腿。

应用指导

- 首先确保在施加滑动之前，加重的活动能持续激惹症状（即此例中的 SLR）。
- 治疗师 A 在受累节段压迫棘突侧边，施加一个强横向滑动力。通常在 L4 或者 L5。
- 维持这个滑动力，在治疗师 B 的辅助下，患者动态进行 SLR，确保整个动作没有引发症状。
- 重复 3 次，仰卧位重新评估 SLR。
- 在后续就诊中，随着患者症状的改善，治疗师 B 可以在不引发症状的情况下，施加 SLR 活动范围的过度压力。同样也不能引发症状。
- 如果患者有 L5/S1 损伤，就选择 L5 的棘突进行操作。

备注

- 用海绵胶垫来最小化椎体接触点的不适。
- 如果首次在 L5 进行操作没有改善 SLR 范围，就尝试松动 L4 或 L3 椎体。

注释

L s ly R L4 SMWLM SLR+A × 3
L s ly R L5 SMWLM SLR+A+OP（A）× 3

替代 / 调整

此手法也可以在没有助手的情况下操作。患者自己主动活动症状侧腿进行 SLR。

调整：用枕头支撑患者的腿，同样屈髋 90°、外展 10°，患者主动伸膝，同时治疗师施加横向滑动。

俯卧位 SMWLM 改善 SLR（单侧 SNAG）

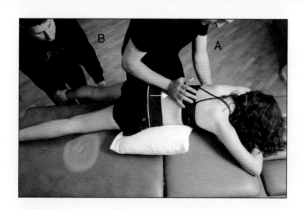

图 10.33
俯卧位单侧腰椎 SMWLM 配合直腿抬高

- 这个手法需要 2 名治疗师，A 和 B，A 是主导者。
- 患者俯卧，稍微向治疗床边倾斜骨盆，症状腿（髋膝伸展）由站在症状侧治疗床尾端的治疗师 B 支撑。
- 治疗师 A 站在症状侧，在受累节段椎体的棘突上施加向上的滑动。
- 治疗师 B 同时移动症状侧的腿进行 SLR（朝向地面）。俯卧位重新评估 SLR。
- 见图 10.33。

适应证	
SLR 测试时出现膝关节以下的腿部疼痛或其他症状	

姿势	
患者	患者俯卧位，腹部垫枕。
治疗部位	症状腿在床边，髋关节轻微外展，伸膝。
治疗师	此手法需要两名治疗师，A 和 B。 治疗师 A 靠近患者骨盆，跨步站姿，朝向患者头部。 治疗师 B 靠近症状侧腿的踝关节，跨步站姿，面向患者的头。
手接触点	治疗师 A 一手的小鱼际放在受累节段的棘突或横突上。另一手支撑在治疗床上。 治疗师 B 支撑患者的症状侧腿，保持伸膝，髋关节轻微外展。

- 首先确保在施加滑动之前，加重的活动持续引发激惹症状（即此例中的 SLR）。
- 需要治疗师与患者之间有良好的协作。
- 治疗师 A 在受累节段的棘突或横突上施加 SNAG 手法。
- SNAG 松动应该全程持续。如果没有引发症状，治疗师 B 同时降低患者的症状侧腿（朝向地面）。
- 重复 3 次，然后重新在仰卧位评估 SLR。
- 在后续治疗中，每组重复不要超过 6 次。

备注

- 用海绵胶垫来最小化椎体接触点的不适。此手法对于 L4/L5 和 L5/S1 尤其有效。

注释

pr ly L L4 SNAG SMWLM SLR+A × 3

pr ly L L4 SNAG SMWLM SLR+A+OP（A）× 3

替代 / 调整

- 如果全范围的 SLR 不会引发症状，治疗师 B 可以在 SLR 施加过度压力。
- 更进一步的治疗，这个手法可以在坐位坍塌（slump）姿势进行。在此姿势下，神经脑膜牵拉会在更大的张力下进行，增加了此运动的激惹性。

10

坍塌体位 SMWLM 改善 SLR（单侧 SNAG）

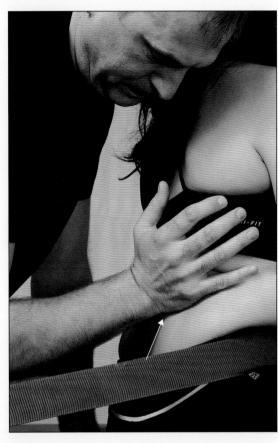

图 10.34
坍塌体位 SMWLM 配合直腿抬高：治疗师手的放置方法

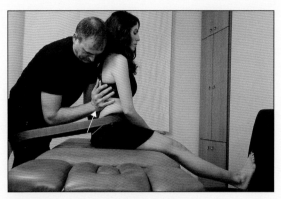

图 10.35
坍塌体位 SMWLM 配合直腿抬高

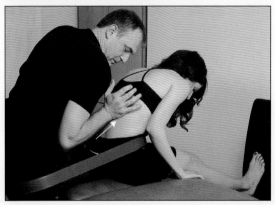

图 10.36
坍塌体位 SMWLM 配合直腿抬高且腰椎屈曲

10

- 患者坐在治疗床一边，症状侧的腿屈膝，脚放在前面的椅子上。 治疗师站在患者症状侧旁边，在受累节段的椎体横突施加 SNAG。
- 如没有诱发症状，患者腿部固定，躯干屈曲。
- 见图 10.34 ～ 10.36。

适应证

SLR 测试时出现膝关节以下的腿部疼痛或其他症状

姿势

患者	患者坐在治疗床边缘。
治疗部位	受累侧的脚放在椅子上，膝关节稍屈曲，髋关节屈曲 90°，踝关节略跖屈。
治疗师	治疗师跨步站立在患者症状侧的后外侧。
手 / 治疗带 接触点	治疗手小鱼际放在受累节段的横突上。 对侧胳膊放在治疗床上。用一条治疗带环绕患者的髂前上棘和治疗师的髋部，将患者的骨盆稳定在治疗床上。

应用指导

- 首先确保在施加滑动之前，加重的活动会持续激惹症状（即此例中的 SLR 或坍塌体位）。
- 需要治疗师与患者之间良好的协作。
- 在受累节段的横突上施加 SNAG 手法（如 L4/L5 损伤就放在 L4）。
- SNAG 松动应该全程持续。 患者腿和骨盆稳定，屈曲躯干。保持膝关节在运动中姿势不变。
- 重复 3 次，然后重新在仰卧位评估 SLR 或坐位进行坍塌试验评估。
- 在后续治疗中，每组手法重复不要超过 6 次。

备注

- 高度可调的治疗床有助于在 SNAG 之前调整正确的姿势。此手法对 L4/L5 和 L5/S1 的损伤尤为有效。
- 如果受累节段在 L5/S1，治疗师可以用两拇指的桡侧相互叠加来施加 SNAG。其他手指环绕患者骨盆和躯干后侧。
- 可以用海绵胶最小化椎体接触点的不适。

注释

 sit R foot on chair R L4 SNAG SMWLM Slump × 3

替代 / 调整

此手法可以通过改变伸膝或屈颈进阶。

10

股神经测试引发大腿前侧症状

侧卧位股神经 SMWLM

技术一览

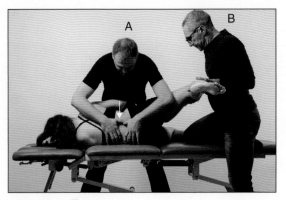

图 10.37

侧卧位股神经 SMWLM

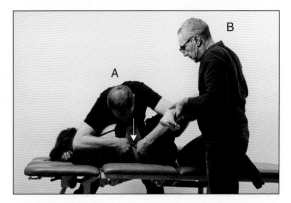

图 10.38

侧卧位股神经 SMWLM，治疗师使患者被动伸髋

- 此手法需要 2 名治疗师，A 和 B。
- 患者侧卧位，靠近治疗床边缘，症状侧腿在上。 治疗师 A 在受累节段的棘突施加朝向地面的横向滑动。
- 治疗师 B 支撑位症状侧腿屈膝 90°，同时配合治疗师 A 的滑动伸髋 。
- 见图 10.37 和 10.38。

适应证

股神经动态神经试验引发的腹股沟和大腿前侧疼痛。

姿势

患者	侧卧，靠近治疗床边缘，症状侧大腿在上。
治疗部位	患者对侧髋关节和膝关节屈曲 45°，症状侧腿屈膝 90°，髋关节轻微屈曲、外展。

治疗师	此手法需要两位治疗师，A 和 B。
	治疗师 A 面对患者骨盆，躯干下部前倾。
	治疗师 B 站在治疗床尾端，面向患者的足部。
手接触点	治疗师 A 在受累节段的棘突上交叠放置拇指。
	治疗师 B 支撑症状侧腿。

应用指导

- 首先确保在施加滑动之前，加重的活动持续引发激惹症状［即此例中的 PKB（prone knee bent），俯卧位屈膝］。
- 治疗师 A 在受累节段的横突外侧施加压力，造成较强的横向滑动，特别是在 L2 或 L3。
- 治疗师 A 维持滑动的同时，治疗师 B 协助患者伸髋屈膝，确保全程无痛。
- 重复 3 次，重新俯卧位测量 PKB。
- 在后续的治疗中，随着患者症状的改善，治疗师 B 可以在不引发症状的情况下在 PKB 范围施加过度压力。
- 如果患者有 L2 或 L3 损伤，应选择 L2 椎体进行操作。

备注

- 用海绵胶垫减轻棘突接触点的不适。
- 如果最开始松动 L2 没有改善活动度，应尝试松动 L3 或 L4。如果主动伸髋的肌肉收缩妨碍了治疗师接触棘突，应被动伸髋。
- SMWLM 的疼痛或其他症状，可产生于股神经动态神经试验（如 PKB 或侧位股骨坍塌）。此手法适用于 LBP 或者沿股神经走行分布的症状，如腹股沟、髋区和大腿及膝关节前侧。

注释

L s ly R L2 SMWLM PKB+A × 3

L s ly R L2 SMWLM PKB+A+OP（A）× 3

替代 / 调整

此手法的进阶可在俯卧位进行。

俯卧位 SNAG SMWLM

技术一览

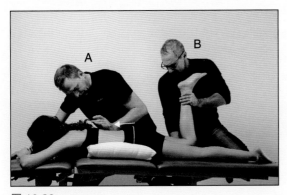

图 10.39

俯卧位 SANG SMWLM

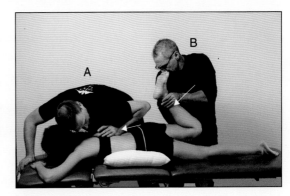

图 10.40

俯卧位屈膝 SNAG SMWLM

- 这个手法需要 2 名治疗师，A 和 B。
- 患者俯卧位，靠近治疗桌边缘。
- 站在治疗床尾端的治疗师 B 症状侧腿被动屈膝 90°，治疗师 A 站在症状侧，在受累节段的横突或棘突施加 SNAG。
- 如果无痛，治疗师 B 协助患者屈膝至终末端（足跟接触臀部）。
- 见图 10.39 和 10.40。

适应证

股神经动态神经试验引发的腹股沟和大腿前侧疼痛。

姿势

患者	俯卧位，靠近治疗床边缘，腹部垫一个枕头。
治疗部位	症状侧腿靠近治疗床边缘，屈膝至接近引发症状或受限部位。

10

治疗师	此手法需要两位治疗师，A 和 B。
	治疗师 A 靠近患者症状侧骨盆，跨步位站姿，面向患者头部。
	治疗师 B 站在治疗床尾端，靠近患者症状侧踝关节，跨步站姿，面向患者头部。
手接触点	治疗师 A 把一手的小鱼际放在患者受累节段的横突或棘突上，另一手抓握治疗床以固定。
	治疗师 B 一手握住患者胫骨远端，同时另一手臂支撑股骨远端。

应用指导

- 首先确保在施加滑动之前，加重的活动持续引发激惹症状（即此例中的 PKB）。
- 治疗师 A 在受累节段的单侧横突外侧施加 SNAG。
- 应全程维持 SNAG。
- 如没有引发症状，治疗师 B 屈曲患者膝关节。
- 重复 3 次，重新仰卧位测量 SLR。
- 在后续治疗中，每组最多重复 6 次。
- 再测试 PKB。

备注

- 确保患者膝关节没有问题。
- 用海绵胶垫来减轻椎体接触点的不适。
- 有时患者需要在腹部垫多个枕头才能感觉舒适。
- 此手法尤其适用于 L2/3、L3/4 或 L4/5 椎体平面。

注释

pr ly R L3 SNAG SMWLM PKB+A × 3

pr ly R L2 SNAG SMWLM PKB+A+OP（A）× 6

替代 / 调整

对活动性较好的患者来说，在其大腿下垫枕头会增加髋关节伸展。更近一步，此手法也可以在站立位操作（图 10.41）。

站立位 SNAG SMWLM 改善 PKB

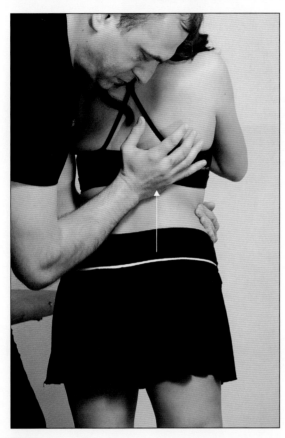

图 10.41

为改善 PKB 进行的站立位 SNAG SMWLM

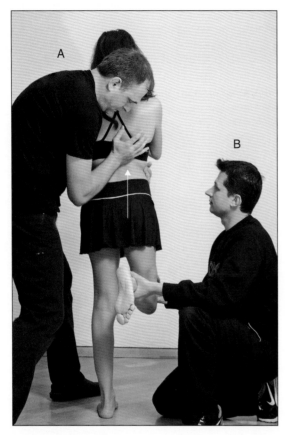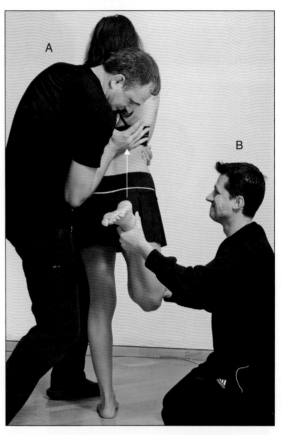

图 10.42

为改善 PKB 进行的站立位 SNAG SMWLM：起始位置和结束位置

- 这个手法需要 2 名治疗师，A 和 B。
- 患者站立。
- 治疗师 A 站在患者身侧，在受累节段施加中央或单侧 SNAG。
- 同时，治疗师 B 协助患者屈膝伸髋。
- 见图 10.41 和 10.42。

适应证

股神经动态神经试验引发的腹股沟和大腿前侧疼痛。

姿势	
患者	站立，双腿分开与肩同宽。患者健侧手臂放在椅子上支撑身体。
治疗师	治疗师 A 站在患者健侧后外侧，跨步位站姿，略屈膝。 治疗师 B 站在症状侧，托着患者的腿。
手接触点	治疗师 A 将一侧前臂放在患者腹部，另一手的小鱼际压在受累节段的棘突或横突上。 治疗师 B 握住股骨和胫骨远端。

应用指导

- 首先确保在施加滑动之前，加重的活动持续引发激惹症状（即此例中的 PKB）。
- 治疗师 A 在受累节段的单侧横突外侧施加 SNAG。
- 应全程维持 SNAG。
- 如没有症状，治疗师 B 屈曲患者膝关节。
- 重复 3 次，重新仰卧位测量 SLR。
- 在后续治疗中，每组最多重复 6 次。
- 再测试 PKB。

备注

- 确保患者没有膝关节问题。
- 用海绵胶垫来减轻椎体接触点的不适。
- 有时患者需要在腹部垫多个枕头才能感觉舒适。
- 此手法尤其适用于 L2/L3、L3/L4 或 L4/L5 椎体平面。

注释

 st R L2 SNAG SMWLM PKB+A $\times$ 3

10

证据等级

有 3 个设置了安慰组的对照试验研究腰椎 SNAG 手法（Konstantinou et al., 2007；Moutzouri et al., 2008；Moutzouri et al., 2012），但只有一个试验（Konstantinou et al., 2007）对象是有症状的人群。在这个试验中，动态松动术对改善腰椎活动度有显著效果，但疼痛没有改善。

尽管没有研究报道 SMWLM 的疗效，但有一些研究已经调查了 BLR 和 TSLR，在改善下背相关腿部疼痛（Hall et al., 2006a；Hall et al., 2006b）或提高肌肉长度（Hall et al., 2001；Nijskens et al., 2013）方面的作用并报道有显著疗效。在 Nijskens 等人（2013）的控制试验中，也发现了动态松动术后的灵活度比 30 秒静态牵拉后的灵活度有显著改善。即使不进行家庭训练，这些改善也可以维持 1 周的时间。

（魏明阳　译）

参考文献

Allison, G.T., Edmondston, S.J., Roe, C.P., Reid, S.E., Toy, D.A., Lundgren, H.E., 1998. Influence of load orientation on the posteroanterior stiffness of the lumbar spine. J. Manipulative Physiol. Ther. 21, 534–538.

Bogduk, N., 2012. Clinical Anatomy of the Lumbar Spine, fifth ed. Churchill Livingstone, Melbourne.

Hall, T.M., Beyerlein, C., Hansson, U., Lim, H., Odermark, M., Sainsbury, D., 2006b. Mulligan traction straight leg raise: A pilot study to investigate effects on range of motion in patients with low back pain. J Man Manip Ther. 14, 95–100.

Hall, T., Cach, A., McNee, C., Riches, J., Walsh, J., 2001. Effects of the Mulligan traction straight leg raise technique on range of movement. J Man Manip Ther. 9, 128–133.

Hall, T., Hardt, S., Schafer, A., Wallin, L., 2006a. Mulligan bent leg raise technique — a preliminary randomised trial of immediate effects after a single intervention. Man. Ther. 11, 130–135.

Jones, M., Rivett, D. (Eds.), 2004. Clinical Reasoning for Manual Therapists. Butterworth-Heinemann, Edinburgh, New York.

Konstantinou, K., Foster, N., Rushton, A., Baxter, D., Wright, C., Breen, A., 2007. Flexion mobilisations with movement techniques: the immediate effects on range of movement and pain in subjects with low back pain. J. Manipulative Physiol. Ther. 30, 178–185.

Lee, R., Evans, J., 1997. An in vivo stdy of the intervertebral movements induced by posteroanterior mobilisation. Clin. Biomech. (Bristol, Avon) 12, 400–408.

McKenzie, R., May, S., 2003. The Lumbar Spine Mechanical Diagnosis and Therapy, second ed. Spinal Publications, New Zealand.

Moutzouri, M., Billis, E., Strimpakos, N., Kottika, P., Oldham, J.A., 2008. The effects of the Mulligan Sustained Natural Apophyseal Glide (SNAG) mobilisation in the lumbar flexion range of asymptomatic subjects as measured by the Zebris CMS20 3-D motion analysis system. BMC Musculoskelet. Disord. 9, 131.

Moutzouri, M., Perry, J., Billis, E., 2012. Investigation of the effects of a centrally applied lumbar sustained natural apophyseal glide mobilisation on lower limb sympathetic nervous system activity in asymptomatic subjects. J. Manipulative Physiol. Ther. 35, 286–294.

Mulligan, B., 2010. Manual Therapy — 'NAGS', 'SNAGS', MWMS' etc, sixth ed. Plane View Services, Wellington.

Nijskens, S., Hing, W., Steele, M., 2013. The effect of Mulligan's bent leg raise. Australian Physiotherapy Association Conference, Melbourne.

10

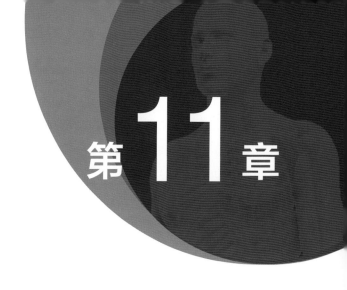

第 **11** 章

髋关节

引言

髋关节是人体最大的滑膜关节之一，它的结构非常完美，在支持身体重量的同时还可以完成大范围的活动（ROM）。股骨与髋的关节面高度吻合，股骨的球状末端与窝状的髋臼在骨盆区域形成了一个球窝关节。球窝关节被滑膜囊密封，同时被坚固的韧带和肌肉紧紧固定住。不同于身体其他多数的关节，髋关节面紧密、相互成形的特性减少了髋关节移位的潜在可能（Loubert, Zipple, Klobucher, Marquardt & Opolka, 2013）。因此，对髋关节动态关节松动术滑动技术（MWM）的选择具有一定的影响。

骨关节炎是一种常见、典型的局部退行性关节病变，可引起肌肉骨骼疼痛与失能（Bennell, 2013）。在 2007 年，8％的澳大利亚人患有骨关节炎，由于人口老龄化、久坐不动的生活方式及肥胖率的上升，预计在 2050 年此数据将上升至 11％。因此，骨关节炎是一种新兴的公共健康问题（Bennell & Hinman, 2011）。据一综述所述，髋关节骨关节炎的发病率因定义差异而不同，据估计高达 45％（Pereira et al., 2011）。

髋关节骨关节炎的特征性改变包括关节软骨脱落、关节间隙变窄、软骨下骨硬化、骨赘形成、包膜挛缩和纤维化（Sokolove & Lepus, 2013）。这些变化往往会导致疼痛、活动障碍、肌力下降，日常活动能力受限（Steultjens, Dekker, van Baar, Oostendorp & Bijlsma, 2000）及降低生活质量（Salaffi, Carotti, Stancati & Grassi, 2005）。髋关节骨关节炎患者功能受限严重，主要表现为疼痛，随着疾病的进展而变得更加持久、更加受限。在通常情况下，患者会主诉在进行如散步、爬楼梯、开车及一般性的家务等日常活动时功能受限（Guccione et al., 1994）。除此之外，患者还会表现出较严重的焦虑和抑郁（Murphy, Sacks, Brady, Hootman & Chapman, 2012）。

手法治疗是治疗髋关节骨关节炎的常用方法，一位爱尔兰物理治疗师报道，96％的治疗师在处理这种疾病时会使用手法治疗（French, 2007）。最近的一篇叙述性评论确定了一些随机对照试验（RCT），这些结果支持使用人工疗法治疗髋关节骨关节炎（Bennell, 2013）。有趣的是，这一评论中说手法治疗比运动疗法更有效，而且在手法治疗中增加运动练习可降低后一种治疗方式的有效性，因此，建议只使用一种治疗方法。在一项临床试验中，经过 29 周的随访，发现手法治疗仍保持了有效性（Hoeksma, Dekker, Ronday & Heering, 2004）。这一证据为临床医师在治疗髋关节骨关节炎时使用 Mulligan 技术提供了一些证据。

影响髋关节的其他病变包括股骨髋臼撞击综合征，盂唇撕裂，滑囊病变，髋关节外展、内收肌的肌腱病变和肌肉撕裂等。髋关节旋转及屈曲运动的受限被认为是髋关节疾病的临床指征（Ellenbecker et al., 2007）。因此，应进行双侧髋关节活动范围测量，以明确需处理的前期损伤、手法治疗管理和运动表现的提高，以预防损伤发生。最近的一个病例系列地报道了在多种治疗方法（手法治疗及运动治疗）的干预下，一名髋臼盂唇撕裂患者的疼痛及失能获得大幅改善（Yazbek, Ovanessian, Martin & Fukuda, 2011）。

Mulligan 理念非常适合一系列髋关节紊乱疾病的治疗。随着病情的改善，这些技术可以从在非负重位下实施到完全负重位下实施。本章将介绍此技术改善髋关节在不同方向及位置下的关节活动度，以及改善周围肌肉的长度及髋关节的控制。因此，这些技术在改善髋关节肌肉失衡及运动障碍和疼痛等方面都很有效。虽然没有专门针对 Mulligan 技术对髋关节紊乱影响的研究，但临床无对照的证据表明该技

11

术治疗髋关节紊乱有较为明显的疗效。动态关节松动术（MWM）的改进机制包括组织和神经生理作用及心理上的影响（Vicenzino et al.，2011）。

仰卧位向外分离牵引 MWM 改善髋关节屈曲

技术一览

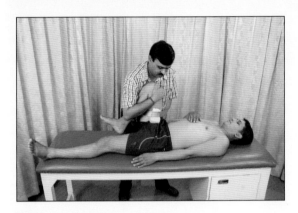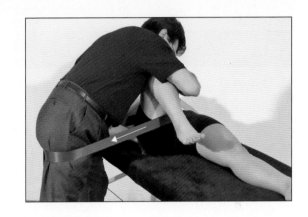

图 11.1

仰卧位屈髋向外侧滑动 MWM

- 患者仰卧于治疗床边缘，靠近治疗师，髋关节屈曲 90°，膝关节屈曲，髋关节自然旋转。
- 治疗师的手在髂骨处固定骨盆，并用胸骨固定股骨远端。
- 治疗带一端绕在患者大腿近端（在治疗带与患者接触的一端放置折叠的毛巾或海绵胶垫），另一端环绕在治疗师骨盆上。
- 持续向外牵引，患者主动屈髋，如有需要治疗师可予以辅助。加压，然后回到起始位置。
- 见图 11.1。

适应证

由疼痛或僵硬引起的仰卧位下髋关节屈曲受限。

姿势

患者	尽可能仰卧在靠近治疗师一侧的治疗床边缘。

治疗部位	屈髋 90°，髋关节自然旋转并外展，屈膝 120°
治疗师	靠近患者患侧髋关节站立，膝关节微屈。
手 / 治疗带接触点	将治疗带一端环绕于治疗师的骨盆处，另一端尽可能靠近患者的大腿内侧近端。治疗带平置于患者大腿表面。 近端固定手：手掌充分固定患者髂骨，靠近大转子。 远端固定手：手握住股骨远端，肘部接触小腿远端内侧。治疗师用胸骨抵住患者的膝关节外侧面。

应用指导

- 首先确保在滑动关节之前，不断加重的活动持续引发激惹症状（此例中为屈髋）。
- 使用治疗带在患者髋关节处施加一向外分离牵引的力，治疗师用近端手在患者髂骨处稳定骨盆，用胸骨防止患者髋外展。
- 在使用治疗带维持向外分离牵拉力的同时，嘱患者主动屈髋。
- 每组 6 ～ 10 次，每次做 3 ～ 5 组，前提是屈髋角度持续增加时无疼痛出现。
- 在达到全范围屈曲时治疗师用手臂在患者小腿远端加压。

备注

在治疗中不要在髋关节上施压，避免引起疼痛加剧。

- 同样，不要内收髋关节，这可能将压力施加于关节前方。
- 如果不能实现无痛运动，则可调整治疗带分离牵引的角度和力的方向。
- 将折叠的毛巾或海绵放于治疗带与患者大腿接触处。

注释

sup ly R Hip belt MWM F × 6（3）

sup ly R Hip belt MWM F+OP × 10（5）

11

替代 / 调整

如果需要，可在站立负重位（图 11.8）或四点跪位下进阶（图 11.13）。

仰卧位向外分离牵引 MWM 改善髋关节内旋

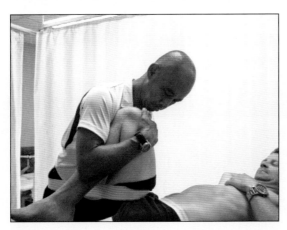

图 11.2

仰卧位髋内旋的 MWM

- 患者仰卧于治疗床边缘，靠近治疗师，髋关节屈曲 90°，膝关节屈曲，髋关节自然旋转。
- 治疗师的手在患者髂骨处固定骨盆，并用胸骨固定患者股骨远端。
- 将治疗带环绕在患者大腿近端和治疗师骨盆上。
- 持续向外牵引治疗带，患者主动旋转髋关节，如有需要治疗师可予以辅助。加压，然后回到起始位置。
- 见图 11.2。

适应证
由疼痛或僵硬引起的仰卧位下髋关节内旋受限。

姿势	
患者	仰卧在靠近治疗师一侧的治疗床边缘。
治疗部位	屈髋 90°，髋关节中立位旋转并外展，屈膝 120°。
治疗师	靠近患侧髋关节站立，膝关节微屈。

11

手 / 治疗带接触点	将治疗带一端环绕于治疗师的骨盆处，另一端尽可能舒服地靠近患者大腿内侧。治疗带平置于患者大腿表面。
	近端固定手：手置于治疗带内侧，手掌充分固定患者髂骨，靠近大转子。
	远端固定手：手握住患者股骨远端，肘部接触患者小腿远端内侧。治疗师用胸骨抓住患者的膝关节外侧面。

应用指导

- 首先确保在滑动关节之前，不断加重的活动持续引发激惹症状（此例中为屈髋）。
- 使用手法治疗带在患者髋关节处施加一向外分离牵引的力，治疗师用近端手在患者髂骨处稳定骨盆，用胸骨固定防止患者髋外展。
- 在使用治疗带维持向外分离牵拉力的同时，嘱患者主动内旋髋关节。
- 每组重复 6 ～ 10 次，每次 3 ～ 5 组，前提是髋关节角度持续增加时无疼痛出现。
- 在达到全范围髋旋转时治疗师利用手臂远端在患者小腿远端加压。

备注

在治疗中不要通过在股骨上施力而在髋关节上施压，因为这会引起疼痛加剧。

- 同样，不要内收髋关节，避免髋关节前内侧受压。
- 如果不能实现无痛运动，则可调整治疗带分离牵引的角度和力的方向。
- 将折叠的毛巾或海绵放于治疗带与患者大腿接触处。

注释

sup ly R Hip belt MWM IR $\times$ 6（3）

sup ly R Hip belt MWM IR+OP $\times$ 10（5）

11

替代 / 调整

如需要，可在站立负重位下进阶（图 11.15）。

仰卧位侧向牵引 MWM 改善髋关节外旋

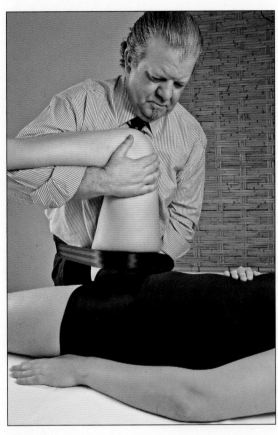

图 11.3

仰卧位髋外旋 MWM

- 患者仰卧于治疗床边缘，靠近治疗师，髋关节屈曲 90°，膝关节屈曲，髋关节自然旋转。
- 治疗师的手在治疗带内于患者髂骨处固定骨盆，并用胸骨固定患者股骨远端，同时治疗师的远端手环握住患者踝关节以支撑小腿重量。
- 用治疗带环绕患者大腿最近端（腹股沟处）和治疗师的骨盆。
- 持续向外牵引，患者在治疗师帮助下主动旋转髋关节，必要时以小腿远端作为杠杆来完成。加压，然后回到起始位置。
- 见图 11.3。

11

适应证

由疼痛或僵硬引起的仰卧位下髋关节外旋受限。

姿势

患者	尽可能仰卧在治疗师一侧的治疗床边缘。
治疗部位	屈髋 90°，髋关节自然旋转并外展，屈膝 90°。
治疗师	靠近患者患侧髋关节站立，膝关节微屈。
手 / 治疗带接触点	将治疗带一端环绕于治疗师的骨盆处，另一端尽可能舒适地靠近患者大腿内侧。治疗带平置于大腿近端表面，贴近腹股沟。 近端固定手：在治疗带内侧，手掌充分固定患者髂骨，手掌近端贴近大转子。 远端固定手：治疗师手握住患者小腿远端，用胸骨抵住患者膝关节外侧面以防止髋外展。

应用指导

- 首先确保在分离牵引之前，持续加重的活动会引发激惹症状（此例中为髋关节外旋）。
- 使用手法治疗带在患者髋关节处施加一向外分离牵引的力，近端手在患者髂骨处稳定骨，治疗师用胸骨抵住患者膝关节外侧面以防止患者髋外展。
- 在使用治疗带持续向外分离牵拉力的同时，嘱患者主动外旋髋关节。治疗师可以将患者小腿作为杠杆进行辅助。
- 每组重复 6～10 次，每次 3～5 组，前提是髋关节外旋角度持续增加时无痛出现。
- 当患者可达到全范围的髋关节旋转时，治疗师可在患者小腿远端加压。

备注

在治疗中不要通过在股骨上施加力而在髋关节上施压，因为这会引起疼痛加重。

- 同样，避免内收髋关节。
- 如果不能实现无痛运动，则可调整治疗带分离牵引的角度和力的方向。
- 将折叠的毛巾或海绵胶放于治疗带接触患者大腿处。

注释

sup ly R Hip belt MWM ER × 6（3）

sup ly R Hip belt MWM ER+OP × 10（5）

替代 / 调整

如有需要，可在负重位下进阶。

负重位使用治疗带侧方牵引改善髋关节伸展

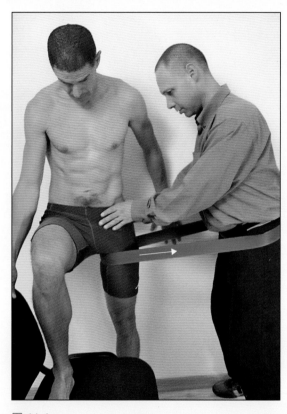

图 11.4

负重位使用治疗带侧方牵引改善髋关节伸展

- 患者面向椅子站立，健侧腿远离治疗师。向前屈健侧髋，脚踩在椅子上。
- 患侧腿于髋关节中立位。
- 治疗师用双手在外侧稳定骨盆，使用治疗带进行髋关节侧向分离牵引。
- 维持分离牵引，患者向前移动骨盆使患侧髋关节伸展。
- 见图 11.4。

11

站立位下髋关节伸展疼痛或活动受限。

姿势	
患者	面向椅子站立，健侧腿向前，脚踩在椅子上。
治疗部位	患侧腿于中立位，承担大部分体重。可用手扶椅背以保持稳定（图 11.4）。
治疗师	治疗师站在患者侧面，靠近患侧髋关节。治疗师膝关节微屈，身体可在侧方移动，双手从外侧稳定患者骨盆。
手／治疗带接触点	将治疗带一端环绕于治疗师的骨盆或大腿处，另一端环绕患者大腿近端。治疗带尽可能舒服的置于患者腹股沟处。

应用指导

- 确保在分离牵引之前，持续加重的活动会引发激惹症状（此病例中为髋关节伸展）。
- 治疗师通过使用治疗带利用身体重量向后拉来进行一侧分离牵引。在治疗带与身体接触处放置海绵胶可使患者感到舒适。
- 患者通过将重心前移向前运动来伸展髋关节。
- 在移除侧向分离牵引力前嘱患者回到起始位置。
- 治疗师移动骨盆以保持与牵引力间的力线，从而与患者的前后运动相协调。
- 每组重复 6 ～ 10 次，每次 3 ～ 5 组，在实施 MWM 时无伸展活动范围疼痛，同时无潜在疼痛反应发生。

备注

- 在实施侧向牵引前，确保治疗带平行于地面，并平置于患者大腿上。
- 如果疼痛不能完全消除，可以通过改变牵引力，或调整治疗带的角度，或外旋、内旋患者患侧髋关节来调整分散牵引力；也可以通过改变腹侧或背侧治疗带的角度或使患者患侧髋关节内旋或外旋来进行调整。
- 在任何一次治疗中，引起的阳性反应不能超过 4 次。因为治疗中如果超过 4 次则证明不能减轻疼痛，继续操作将会起到适得其反的作用。
- 在实施治疗前，考虑患者正常髋关节休息位（如果健侧髋关节稍有屈曲或旋转，那么建议从此位置开始）。
- 若治疗带滑至患者大腿，则建议使用"8"字形缠绕技术（图 11.5）。

注释

st R Foot on chair L Hip belt MWM E × 6

st R Foot on chair L Hip belt MWM E × 10（3）

st R lunge L Hip belt MWM E × 6（3）

st R Foot on chair L Hip belt MWM Trunk E × 6

st R foot on chair res R hip ab L Hip belt MWM E × 6

替代 / 调整

　　另一种起始位置是在弓步站立时，患侧腿放在较后方（即髋关节充分伸展）。通过髋关节充分伸展和肩关节后移，以及根据是否有激惹疼痛来内旋或外旋髋关节以达到进阶（图 11.6）。利用滑轮、负重或弹力带来使对侧激活 / 阻力稳定在 MWM 中增加肌肉收缩及控制也有临床疗效（图 11.7）。

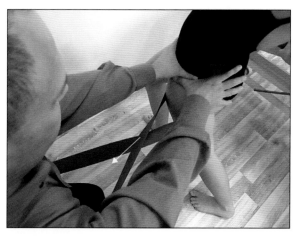

图 11.5

向外侧牵引——治疗带的替代位置

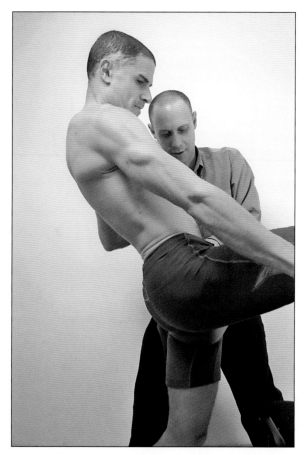

图 11.6

向外侧牵引，患者的替代姿势，向肩膀后方倾斜

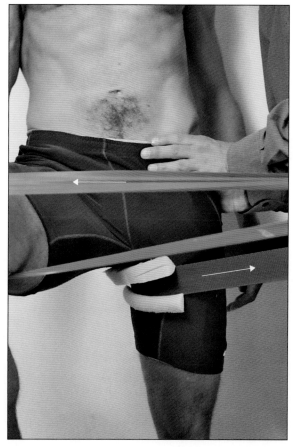

图 11.7

用治疗带向外侧牵引改善伸髋，同时激活对侧的髋外展肌群

负重位侧向牵引 MWM 改善髋关节屈曲

技术一览

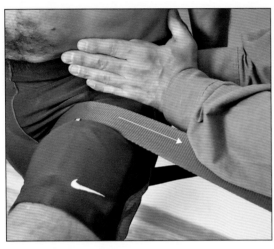

图 11.8A
负重位患者箭步蹲，侧向牵引 MWM 改善髋关节屈曲：
起始位置近观

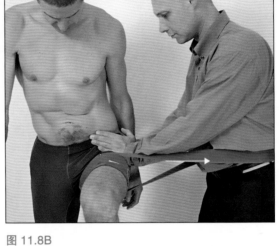

图 11.8B
负重位患者箭步蹲，侧向牵引 MWM 改善髋关节屈曲：
起始位置

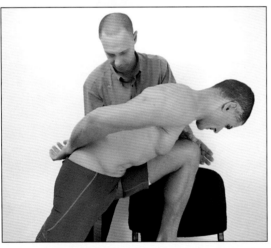

图 11.9
负重位患者箭步蹲，侧向牵引 MWM 改善髋关节屈曲

- 患者面向椅子站立，患侧腿在前，将脚放在椅子上，髋关节屈曲。
- 健腿站立在地面，髋关节中立位。
- 治疗师用治疗带对患者髋关节进行横向牵引，同时用双手在两侧固定患者骨盆。
- 牵引维持时，患者向前移动骨盆，使患侧髋屈曲。
- 见图 11.8 和 11.9。

适应证

站立位下髋关节屈曲疼痛或活动受限。

姿势

患者	面向椅子站立，患侧腿向前，将脚放在椅子上。
治疗部位	患侧腿承担大部分体重，开始于中立位。可手扶椅背以保持稳定。
治疗师	治疗师站在患者侧面，膝关节微屈，使身体可在侧方移动，双手从外侧稳定患者骨盆。
手 / 治疗带接触点	将治疗带一端环绕于治疗师的骨盆或大腿处，另一端环绕患者大腿近端。治疗带置于患者腹股沟处保证舒适性。

应用指导

- 首先确保在滑动之前，持续加重的活动会引发激惹症状（如此病例中的髋关节屈曲）。
- 嘱患者增加在椅子上的患侧肢体的负荷。
- 治疗师通过治疗带利用身体重量向后拉来施加一个侧向分离牵引力，在治疗带与身体接触处放置海绵胶可使患者感到舒适（图 11.10）。
- MWM 松动全程持续牵引力。
- 患者通过前移重心调整髋关节屈曲。
- 在移除侧向分离牵引力前嘱患者回到起始位置。
- 治疗师的骨盆与患者骨盆相互协调运动来保持牵引的恒定方向。
- 每组重复 6 ~ 10 次，每次 3 ~ 5 组，但前提是屈曲时进行 MWM 时无痛出现。

备注

- 在进行侧向分离牵引前，确保治疗带平行于地面，并平放于患者大腿上。
- 如果疼痛不能完全消除，可以通过改变牵引的力，或调整治疗带的角度，或外旋、内旋患侧髋关节来调整分散牵引力。
- 治疗师也可以通过改变腹侧或背侧治疗带的角度或使患侧髋关节内旋或外旋来进行调整（图 11.11）。
- 在任何一次治疗中，引起的阳性反应不能超过 4 次；如果超过 4 次则证明不能减轻疼痛，继续操作将会起到适得其反的作用。
- 在实施治疗前，考虑患者正常髋关节休息位（如果健侧髋关节稍有屈曲或旋转，那么建议从此位置开始）。
- 若治疗带滑至患者大腿，则建议使用 "8" 字形缠绕技术。

注释

st L Foot on chair L Hip belt MWM F × 6

st L Foot on chair L Hip belt MWM F+LX F × 10（3）

4 point kneel R Hip belt MWM F× 6（3）

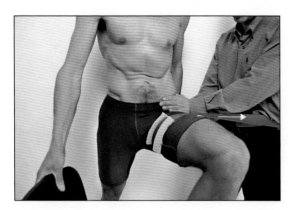

图 11.10

四点跪位下利用治疗带改善髋屈曲

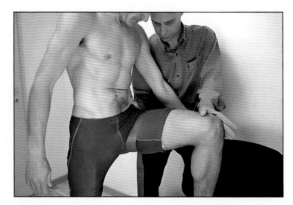

图 11.11

利用治疗带进行外侧牵引以改善髋屈曲，另一种治疗师手的放置方法以引导屈曲动作

替代 / 调整

在髋关节屈曲角度进一步增加时可进阶，通过前移肩部（使骨盆在股骨上前屈）来增加负荷，并根据患者引起疼痛的动作，水平移动髋关节至内收或外展位。

也可将以上技术改在四点跪位下完成（图 11.12）。这种姿势可以使不同程度的髋旋转和屈曲变得更容易，但需要患者有良好的膝关节屈曲角度。此姿势常用于在髋关节运动至各方向时主诉疼痛或功能受限的患者，如自行车运动员或曲棍球运动员。

同样，如之前所提到的在负重下伸髋，可利用治疗带来提升或促进肌肉的稳定性，如当髋旋转肌失衡较为明显时或改善治疗效果、治疗进阶时。

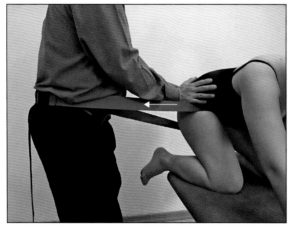

图 11.12

四点跪位屈髋利用治疗带进行侧向牵引

负重位侧向牵引 MWM 改善髋关节内旋、外旋

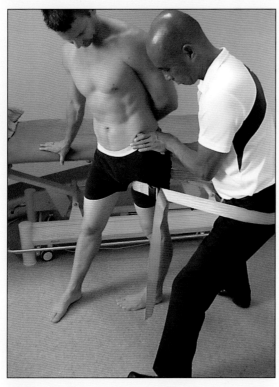

图 11.13

站立位，髋关节内旋外旋的 MWM

- 患者站立位，手扶椅背或用治疗床做支撑，患腿单腿站立。
- 用治疗带水平环绕于患者大腿近端和治疗师的骨盆上。
- 治疗师用双手固定骨盆外侧。
- 维持侧向牵引力，患者主动做髋关节内旋、外旋动作，如有需要治疗师可进行辅助。
- 加压，然后回到起始位置。
- 见图 11.13。

11

适应证

由于疼痛或僵硬引起的站立位下髋关节内旋、外旋受限。

姿势

患者	站立位，手扶椅背或治疗床以保持稳定。
治疗部位	髋关节伸展或旋转到受限或疼痛的位置。
治疗师	站在患者患侧，膝关节微屈。
手 / 治疗带接触点	将治疗带一端环绕于治疗师的骨盆或大腿的近端，另一端并尽可能舒适地靠近患者的大腿内侧。治疗带平置于接近患者腹股沟处。 固定手：治疗师用手充分固定髂骨或骨盆外侧，接近患者股骨大转子。

应用指导

- 首先确保关节滑动之前，持续加重的活动能够引发激惹症状（如在此病例中站立位下的髋关节内旋或外旋）。
- 横向牵引髋关节，治疗师的手在患者髂骨或骨盆的外侧面上稳定骨盆。
- 在使用治疗带保持横向牵引力的同时，让患者通过转动身体远离和靠近负重腿而主动内旋或外旋髋关节。
- 每组重复 6 ～ 10 次，每次 3 ～ 5 组，但前提是髋关节无痛旋转范围增加。
- 利用患者骨盆作为杠杆进行加压。

备注

- 如果不能实现无痛运动，则改变治疗带的角度和施力角度。
- 将折叠毛巾或大片海绵胶置于治疗带与患者大腿接触处，使接触面柔软。

注释

st L Hip belt MWM IR × 6

st L Hip belt MWM ER+OP（therapist）× 10（3）

11

仰卧位侧向牵引髋关节 MWM 改善髋关节内收、外展

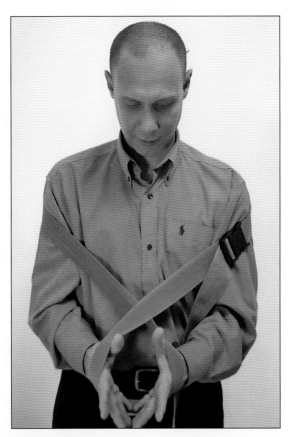

图 11.14
治疗带的准备

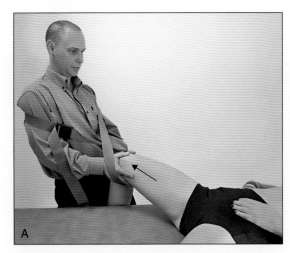

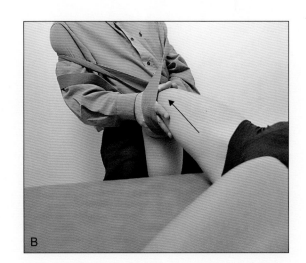

图 11.15
仰卧位，髋关节外展 MWM 伴长轴牵引

- 患者仰卧位。
- 对侧腿外展屈膝，小腿置于治疗床边缘下垂。
- 治疗侧髋关节微屈，处于关节松弛位。
- 用治疗带沿股骨线进行长轴牵引。
- 维持牵引，并带动髋关节做外展或内收。
- 见图 11.14 和 11.15。

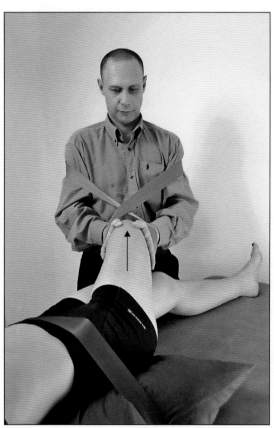

图 11.16

仰卧位，髋关节内收 MWM 伴长轴牵引

适应证

因疼痛或肌肉紧张导致髋外展或内收受限。

姿势

患者	患者仰卧位，小腿置于治疗床边缘下垂。
治疗姿势	被治疗侧髋关节处于松弛位，膝关节屈曲（图 11.16）。
治疗师	治疗师站在患者患侧，靠近患者膝关节。
手 / 治疗带接触点	将治疗带一端以"8"字形缠绕于治疗师的肩上，并用手握位另一端。 用治疗带围绕患者大腿，治疗师的手固定于患者大腿近端，身体接近患者膝关节，将治疗带绕在手上。

应用指导

- 首先确保在滑动前，持续加重的活动会引发激惹症状，或使活动范围受限（此例为髋关节外展或内收）。
- 治疗师一手在患者膝关节上方握住大腿远端，另一手将治疗带一端环绕在手上。
- 通过向后拉治疗带，沿大腿施加纵向牵拉的力，在治疗带处放置海绵胶以减少接触点的不适。维持牵拉时，移动患者髋关节做外展或内收。
- 每组做 6 ～ 10 次。在每次牵拉至最大关节活动度并持续 10 秒以上。如果操作正确，在对侧肢体（非牵拉侧肢体）可有牵拉感。
- 在减小纵向牵拉力之前回到中立位。

备注

- 如果疼痛没有完全消除，可以通过调整髋关节屈曲和（或）外旋（髋关节松弛位）来调整。
- 外展或内收可与合并屈曲或伸展及旋转来模仿患者的功能性需求。

注释

sup ly R Hip Adductors belt Tr × 10sec（6）

sup ly R Hip Abductors belt Tr × 10sec（10）

sup ly Bilat Hip Adductors belt Tr+A × 10sec（10）

sit Bilat Hip Adductors belt Tr+A × 10sec（10）

替代 / 调整

可以通过增加髋外展或内收来进阶，或调整髋关节屈曲和旋转来达到最大关节活动度。

如果治疗师发现很难稳定患者的骨盆，可使用另外一条治疗带环绕在患者骨盆及治疗床上。

这项技术可以由两名治疗师在患者两髋同时进行（图 11.17 和 11.18）。

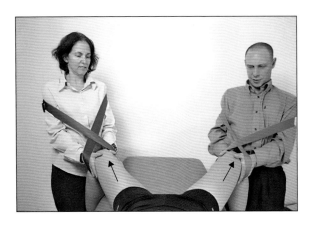

图 11.17

改善髋内收肌紧张的双侧髋关节外展 MWM

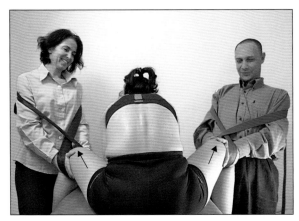

图 11.18

坐位双侧髋关节外展

俯卧位股直肌牵引（1 名治疗师）

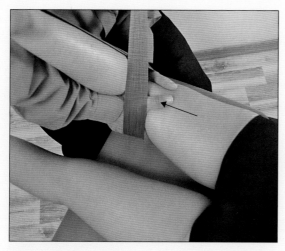

图 11.19
治疗带牵引伴髋关节伸展：股直肌牵引（上面观）

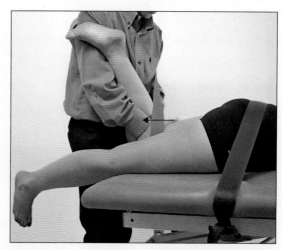

图 11.20
治疗带牵引伴髋关节伸展：股直肌牵引（侧面观）

- 患者俯卧位，膝关节屈曲。
- 在大腿远端使用治疗带沿大腿长轴进行纵向牵引。
- 髋关节移动至伸展。
- 见图 11.19 和 11.20。

适应证

伸髋时疼痛，或股直肌紧张。

姿势

患者	患者俯卧，膝关节放在治疗床的末端。
治疗部位	膝关节屈曲，髋关节伸展（图 11.20）。
治疗师	治疗师站在患者患侧。
手 / 治疗带接触点	治疗带呈"8"字形环绕，一端绕过治疗师肩，另一端用手一起环绕患者大腿远端。

应用指导

- 首先确保在滑动前，持续加重的活动会引发激惹症状，或股直肌持续紧张使活动范围受限（即髋关节伸展合并屈膝）。
- 治疗师一手抓住患者膝关节上方的大腿远端，另一手将治疗带一端环绕在手上。
- 通过向后拉治疗带，沿大腿施加纵向牵拉力，在治疗带与患者大腿接触处放置海绵胶以减轻接触点的不适。
- 维持牵拉时，移动患者髋关节至伸展，保持膝关节屈曲。
- 重复 6 ～ 10 次。每次牵拉至最大关节活动度并持续 10 秒以上。
- 在减小纵向牵拉力之前回到中立位。

备注

如果疼痛没有完全消除，可以通过增加髋旋转或改变力的角度来调整。

注释

pr ly L Rectus Femoris belt Tr × 10sec（6）

pr ly L Rectus Femoris belt Tr+OP（belt）× 10sec（6）

sup ly L Rectus Femoris belt Tr × 10sec（6）

替代 / 调整

增加一条治疗带将患者骨盆固定在治疗床上。如有需要，可在患者的腹部放一个枕头，以减少过度前凸。

另外，对于身体柔韧性较好的患者，可在其踝关节处加一条治疗带，并由患者自己加压至膝关节屈曲（图 11.21）。

另一个起始位置是患者仰卧将骨盆置于治疗床尾端，健侧腿屈曲（图 11.22）。被治疗腿垂于治疗床下（如托马斯试验）。用治疗带稳定骨盆。在此位置下，牵引可较为容易地调整至内收或外展及旋转。

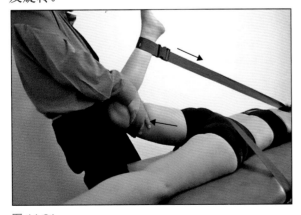

图 11.21

俯卧位股直肌 MWM，患者手持治疗带进行加压

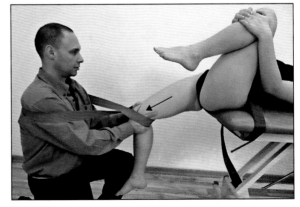

图 11.22

仰卧位股直肌 MWM

侧卧位下股直肌牵引（2 名治疗师操作）

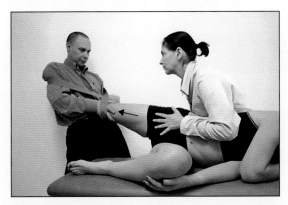

图 11.23

用治疗带长轴牵引股直肌和髋屈肌

- 此技术需要一名治疗师及一名助理。
- 患者侧卧位，患侧腿置于上方。
- 患侧腿伸髋、屈膝，并由治疗师托住。治疗师利用治疗带对患侧腿做纵轴牵引，同时伸展髋关节。
- 助手固定患者的骨盆。
- 见图 11.23。

适应证

髋关节伸展并牵拉髋屈肌时引发肌肉紧张或激惹症状。

姿势

患者	侧卧位，患侧在上方。
治疗部位	患者用手抓住下方大腿（健侧）以保持稳定。 患侧髋关节微屈，屈膝约 60°。
治疗师	治疗师跨步站在患者身后。

11

手 / 治疗带接触点	治疗师采用"8"字形缠绕治疗带，一只手握住患者的大腿部。治疗师将患者远侧的腿夹在手臂下以控制膝关节屈曲。 治疗师助手跨步站在后面并靠近患者骨盆。使用双手帮助稳定患者骨盆（图11.23）。

应用指导

- 首先确保在应用此技术前，加重的活动会持续引起症状（在此例中即俯卧位屈膝（PKB））。
- 治疗师通过向后倾斜，沿着股骨长轴牵拉治疗带。
- 治疗师助手保持患者的骨盆稳定。
- 治疗师维持牵引力，如果没有诱发症状，则被动移动患者髋关节至伸展位。
- 在第一次治疗重复 3 次以上。
- 在随后的治疗中，根据患者的反应，治疗 6 ～ 10 次。

备注

- 伸展可以结合外展或内收和旋转来模仿患者的功能需求。
- 如果这种技术不能改善关节活动度和症状，考虑使用 PKB 用 SMWLM（见第 10 章）。

注释

L s ly R Rectus Femoris belt Tr+A × 3

替代 / 调整

该技术也可在俯卧位下进行。患者俯卧在治疗床的末端（图 11.20 和 11.21）。

11

临床推理精要

Mulligan（1989）最初注意到，MWM 可以有效治疗明显的软组织损伤，典型的例子为急性踝关节韧带扭伤。越来越多的证据表明，腓骨远端（见第 14 章）和肘外侧髁痛应用 MWM 的有效表现为 MWM 诊疗提供了大量科学证据（见第 6 章）。虽然研究较少，但临床经验也表明，MWM 应用于确诊的髋关节软组织损伤是有临床意义的。例如，在仰卧位下行髋关节 MWM 改善外展或内收来治疗复发性的内收肌损伤。

如果临床医师不能保持开放的心态接受非支持性的临床线索，也不考虑患者临床表现的特殊性，包括机体的缺陷，那么临床推理则可能得出错误的诊断。除了常见误诊外，与治疗决策相关的基于组织的推理也可能受到（错误或局限的）诊断的限制（Jones & Rivett，2004；Rivett & Jones，2004）。如将慢性腹股沟疼痛单纯地归因于腹直肌腱炎或内收肌拉伤，可能意味着没有将 MWM 作为关节治疗手段而仅仅是诊断为肌腱的问题。如果常规使用标准化的评估与治疗手段对患者进行诊治，就会较少考虑患者之间的个体差异。这就意味着对患者可能会有益的一些治疗如 MWM 不会被考虑为一项治疗手段。这是因为已经假设这类干预手段并不适用于治疗包括肌肉或韧带在内的软组织损伤。

证据等级

病例报道了一位 53 岁女性患者，此患者有 3 个月的外侧髋部疼痛史，通过了 4 周的被动活动、髋关节 MWM 和运动疗法后获得了良好的疗效，此为 4 级证据。在髋关节及大腿方面，这是关于 MWM 最高的等级证据。

（李军　译）

参考文献

Bennell, K., 2013. Physiotherapy management of hip osteoarthritis. JoP. 59, 145–157.

Bennell, K.L., Hinman, R.S., 2011. A review of the clinical evidence for exercise in osteoarthritis of the hip and knee. J. Sci. Med. Sport / Sports Medicine Australia 14, 4–9.

Carpenter, G., 2008. The effects of hip mobilisation and mobilisation with movement in the physical therapy management of a person with lateral hip pain: a case report. J Man Manip Ther. 16 (3), 170.

Ellenbecker, T.S., Ellenbecker, G.A., Roetert, E.P., Silva, R.T., Keuter, G., Sperling, F., 2007. Descriptive profile of hip rotation range of motion in elite tennis players and professional baseball pitchers. Am J Sports Med. 35, 1371–1376.

French, H.P., 2007. Physiotherapy management of osteoarthritis of the hip: a survey of current practice in acute hospitals and private practice in the Republic of Ireland. Physiotherapy 93, 253–260.

Guccione, A.A., Felson, D.T., Anderson, J.J., Anthony, J.M., Zhang, Y., Wilson, P.W., et al., 1994. The effects of specific medical conditions on the functional limitations of elders in the Framingham Study. Am J Public Health 84, 351–358.

Hoeksma, H.L., Dekker, J., Ronday, H.K., Heering, A., van der Lubbe, N., Vel, C., et al., 2004. Comparison of manual therapy and exercise therapy in osteoarthritis of the hip: a randomized clinical trial. Arthritis Rheum. 51, 722–729.

Jones, M.A., Rivett, D.A., 2004. Introduction to clinical reasoning. In: Jones, M.A., Rivett, D.A. (Eds.), Clinical Reasoning for Manual Therapists. Butterworth-Heinemann, Edinburgh, pp. 3–24.

Loubert, P.V., Zipple, J.T., Klobucher, M.J., Marquardt, E.D., Opolka, M.J., 2013. In vivo ultrasound measurement of posterior femoral glide during hip joint mobilisation in healthy college students. J. Orthop. Sports Phys. Ther. 43, 534–541.

Mulligan, B.R., 1989. Manual Therapy NAGS SNAGS MWMS etc, first ed. Plane View Services Ltd., New Zealand.

Murphy, L.B., Sacks, J.J., Brady, T.J., Hootman, J.M., Chapman, D.P., 2012. Anxiety and depression among US adults with arthritis: prevalence and correlates. Arthritis Care Res. 64, 968–976.

Pereira, D., Peleteiro, B., Araujo, J., Branco, J., Santos, R.A., Ramos, E., 2011. The effect of osteoarthritis definition on prevalence and incidence estimates: a systematic review. Osteoarthritis Cartilage / OARS, Osteoarthritis Research Society. 19, 1270–1285.

Rivett, D.A., Jones, M.A., 2004. Improving clinical reasoning in manual therapy. In: Jones, M.A., Rivett, D.A. (Eds.), Clinical Reasoning for Manual Therapists. Butterworth-Heinemann, Edinburgh, pp. 403–419.

Salaffi, F., Carotti, M., Stancati, A., Grassi, W., 2005. Health-related quality of life in older adults with symptomatic hip and knee osteoarthritis: a comparison with matched healthy controls. Aging Clin. Exp Res. 17, 255–263.

Sokolove, J., Lepus, C.M., 2013. Role of inflammation in the pathogenesis of osteoarthritis: latest findings and interpretations. Ther Adv Musculoskelet Dis. 5, 77–94.

Steultjens, M.P., Dekker, J., van Baar, M.E., Oostendorp, R.A., Bijlsma, J.W., 2000. Range of joint motion and disability in patients with osteoarthritis of the knee or hip. Rheumatology (Oxford) 39, 955–961.

Vicenzino, B., Hing, W., Rivett, D., Hall, T., 2011. Mobilisation with Movement: the Art and the Science. Elsevier, Sydney.

Yazbek, P.M., Ovanessian, V., Martin, R.L., Fukuda, T.Y., 2011. Nonsurgical treatment of acetabular labrum tears: a case series. J. Orthop. Sports Phys. Ther. 41, 346–353.

11

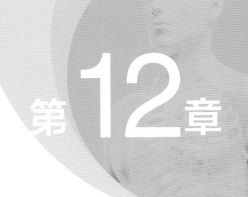

膝关节

膝关节治疗技术

引言

　　膝关节复合体包括胫股关节、髌股关节和上胫腓骨关节，每一个关节都会产生症状。在较年轻的患者中，髌股关节疼痛综合征，脂肪垫炎症，半月板损伤，内、外侧副韧带损伤，交叉韧带损伤及关节扭伤可能成为就诊的主要原因。对比中老年人，膝关节骨关节炎则较为常见，因为骨关节炎常会引起疼痛并且发病率较高（Felson，Naimark & 和 erson，1987）。如膝关节骨关节炎在 45 岁以上的成年人中占 28%，美国 65 岁以上成年人中有超过 1/3 患有膝关节骨关节炎（Dillon，Rasch，Gu & Hirsch，2006；Jordan et al.，2007）。因此，由于其高患病率，膝关节骨关节炎成为成年人的主要致残原因（Dillon et al.，2006），随着人口老龄化和人们寿命的延长，预计其影响将会更大。幸运的是，物理治疗可以成功治疗膝关节骨关节炎（Page，Hinman & Bennell，2011）。事实上，最近的一项随机对照试验（RCT）表明，对于治疗半月板损伤和膝关节骨关节炎，物理治疗和关节镜一样有效（Katz et al.，2013）。系统综述证明了手法治疗和运动治疗对膝关节骨关节炎的益处（French，Brennan，White & Cusack，2011）。

　　动态关节松动术（MWM）可以作为一种有效的治疗方式来治疗膝关节骨关节炎。MWM 可减少运动损伤与相关疼痛，从而提高患者有效运动的能力。日本最近的一系列病例研究证明了 MWM 对膝关节骨关节炎的影响（Takasaki，Hall & Jull，2013）。在此项研究中，患有慢性膝关节炎疼痛的受试者在骨科门诊进行常规治疗前，在负重和非负重姿势下接受 3 个阶段的动态关节松动术治疗。此后，患者功能受限显著改善，膝关节活动度增加并且疼痛减轻。在疼痛的情况下进行锻炼是很困难的，如果疼痛可以消除，患者就更有可能进行锻炼，从而长期获益。

　　类似于其他关节的 MWM，如当治疗胫股关节时，应先进行外侧或内侧滑动，然后是旋转，在之前的治疗均无效的前提下最后在矢状面上进行滑动。

　　髌股关节痛在较为活跃的年轻人中尤其普遍，对于女性的影响大于男性，并可造成剧痛及功能受限（Boling et al.，2010）。由于高达 90% 的患者会复发或一直伴随慢性疼痛，所以髌股关节疼痛的问题显得较为突出（Stathopulu & Baildam，2003）。加强锻炼似乎并不是改善疼痛的长久之计（Blond & Hansen，1998），也许是因为疼痛与骨盆、髋关节和膝关节运动控制不良有关（Nakagawa，Moriya，Maciel & Serrao，2012）。髌股关节疼痛患者的股骨内侧旋转和胫骨外旋范围增加。在 Mulligan 概念里，贴扎是用来矫正与改善运动控制的有效方法，证据表明，即使短期内进行运动控制再训练也可对疼痛产生长期效果（Willy，Scholz & Davis，2012），这也支持了 MWM 的理论。

12

徒手滑动——非负重位改善膝关节屈伸（仰卧位）

外侧向滑动 MWM 改善膝关节屈曲

技术一览

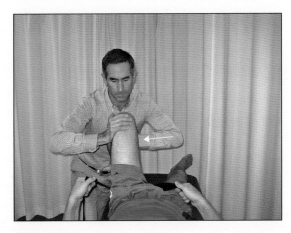

图 12.1
改善膝关节屈曲的徒手外侧向滑动

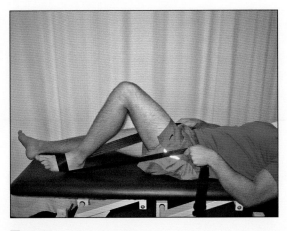

图 12.2A
治疗带辅助膝关节屈曲

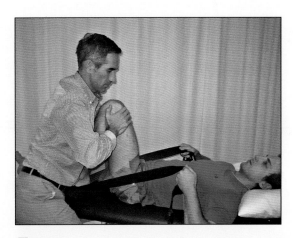

图 12.2B
治疗带辅助徒手外侧向滑动改善膝关节屈曲

- 患者仰卧位，膝关节屈曲，将治疗带缠绕在脚上。
- 治疗师一手从外侧固定股骨远端。
- 另一手在胫骨近端行外侧向滑动。
- 在持续滑动时，患者主动地将膝关节屈曲并回到起始位置。
- 通过经治疗带对患者进行加压可达到屈曲时完全无痛。
- 见图 12.1 和 12.2。

12

适应证	
疼痛 / 膝关节屈曲受限	

姿势	
患者	仰卧位，靠近治疗床边缘，足支撑在治疗床上。 将治疗带在踝关节处环绕并踩住，治疗带分别位于患侧腿的内外侧并由患者握住治疗带两端。
治疗部位	在引起疼痛前，将患者膝关节置于中度屈曲的松弛位。
治疗师	面对患者，靠近患侧膝关节。
手接触点	固定手：治疗师将外侧手的整个手掌轻轻放在患者股骨远端外侧，手指向上，腕关节伸直，前臂旋前。 滑动手：内侧手的整个手掌及虎口置于患者胫骨的内侧面，恰好在关节线的远端。手保持在微旋后位，手指指向后方，前臂与之垂直。

应用指导

- 首先确保在滑动之前，加重的动作会持续引起症状（此例中为屈膝）。
- 对膝关节进行横向的外侧向滑动时，治疗师的两前臂保持平行。
- 患者经治疗带进行无痛加压来改善屈膝。
- 每组重复 6 ～ 10 次，每次治疗 3 ～ 5 组。

备注

- 确保固定手与滑动手充分接触治疗部位，而不会对患者造成压痛或引发患者症状。
- 在任何一次治疗中引起阳性反应的尝试不要超过 4 次。
- 在患者回到起始位置之前要持续滑动。

注释

 sup ly L Kn Lat gl MWM F+OP（belt）× 6（3）

替代 / 调整

如果屈曲没有发生实质性变化，那么在放弃使用这项技术之前，尝试轻微改变滑动的方向或力量的大小。

对非常僵硬的膝关节进行屈曲时如果内侧向或外侧向滑动或胫股旋转也不奏效时，尝试使用前后向滑动 MWM（见本章后面对此技术的描述）。

使用治疗带可更轻松地进行关节滑动（图 12.6）。

如果外侧向滑动较为疼痛则尝试内侧向滑行（图 12.3）。

经非负重位下治疗症状有显著改善时，则由非负重位进阶至负重位。

外侧向滑动 MWM 改善膝关节伸展

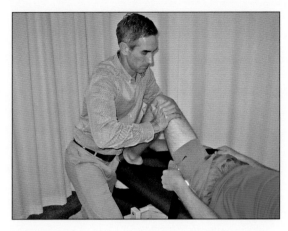

图 12.3A

改善膝关节伸展的徒手外侧向滑动 MWM：起始位置

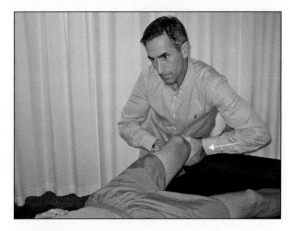

图 12.3B

改善膝关节伸展的徒手外侧向滑动 MWM

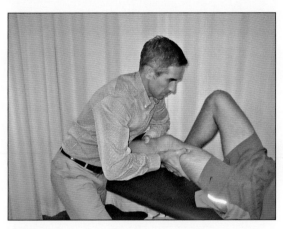

图 12.3C

改善膝关节伸展的徒手外侧向滑动 MWM

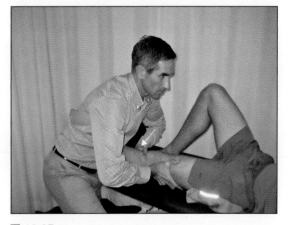

图 12.3D

改善膝关节伸展的徒手外侧向滑动 MWM 伴加压

- 患者仰卧位，膝关节伸展至受限位。抬高小腿和脚，从而在完全伸展膝关节时使膝后方不接触治疗床面。
- 治疗师用一手在外侧固定股骨远端，用另一手对胫骨进行外侧向滑动。
- 当髋关节完全伸展时。
- 在持续滑动时，患者主动从起始位伸直膝关节，然后再回到起始位置。
- 在治疗师施压下达到全关节活动范围无痛主动伸展。
- 见图 12.3。

12

适应证	

疼痛和（或）膝关节伸展受限。

姿势	
患者	仰卧位，靠近治疗床边缘，脚跟置于枕头上，小腿抬高。
治疗部位	在引起疼痛或活动受限前，将膝关节置于微屈位。
治疗师	面对患者，靠近患侧膝关节。
手接触点	固定手：手掌置于股骨远端外侧表面，手指放在大腿后侧。最好通过旋后的前臂施加一个垂直的力。 滑动手：整个手掌及虎口置于患者胫骨内侧面，放在患者胫骨的内侧表面、关节线的远端。手保持在微旋后位，手指指向后方与小腿腓肠肌内侧接触。前臂与之垂直，并与固定手在相反位置。

应用指导	

- 首先确保在滑动之前，加重的动作会持续地引起症状（此例中为膝关节伸直）。
- 对膝关节进行横向的外侧向滑动。
- 治疗师过度加压。
- 每组重复 6～10 次，每次治疗 3～5 组。只在能大幅增加膝关节伸展时才可以用。

备注	

- 确保固定手与滑动手充分接触治疗部位，而不会对患者造成压痛或引发症状。
- 在患者回到起始位置之前要持续滑动。

注释	

sup ly L Kn Lat gl MWM E+OP（belt）× 6（3）

替代／调整

如果关节伸展没有发生实质性变化，那么在放弃该技术之前，尝试轻微改变滑动的方向或增加胫股向内向外的旋转。胫骨旋转见图 12.10。对屈曲僵硬的膝关节，如果内侧向或外侧向滑动或胫股旋转也没有效果，尝试使用前后向滑动 MWM。

使用治疗带可更轻松地进行关节滑动（图 12.6～12.9）。

当非负重位下的治疗能显著改善症状时，则由非负重位进阶至负重位（图 12.14 和 12.15）。

内侧向滑动 MWM 改善膝关节屈曲

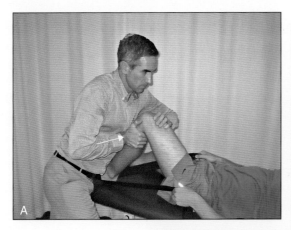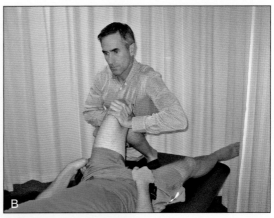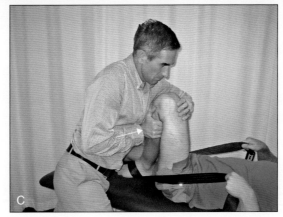

图 12.4
改善膝关节屈曲的徒手内侧向滑动 MWM

- 患者仰卧位，膝关节屈曲，将治疗带缠绕在脚上。
- 治疗师一手从内侧固定股骨远端。
- 另一手在胫骨近端行内侧滑动。
- 在持续滑动时，患者主动屈膝并回到起始位置。
- 用治疗带对患者进行加压可达到屈曲时完全无痛。
- 见图 12.4。

12

适应证	
疼痛和（或）膝关节屈曲活动受限。	

姿势	
患者	仰卧位，靠近治疗床边缘，脚支撑在治疗床上。 将治疗带在踝关节处环绕并踩住，治疗带分别位于患侧腿的内外侧并由患者握住两端。
治疗部位	在引起疼痛前，将膝关节置于屈曲松弛位。
治疗师	面对患者，靠近患侧膝关节。
手接触点	固定手：将整个手掌轻轻放在股骨远端内侧，手指向上，腕关节伸直，前臂旋前。 滑动手：将整个手掌和虎口置于患者胫骨的外侧面、关节线的远端。手轻微旋后，手指指向后方。

应用指导

- 首先确保在滑动之前，加重的动作会持续地引起症状（此例中为屈膝）。
- 对膝关节进行横向的内侧向滑动时，如果治疗师的前臂是平行的，则可用较少的力气来达到滑动的效果。
- 用治疗带进行无痛加压改善屈膝。
- 每组重复 6 ～ 10 次，每次治疗 3 ～ 5 组。

备注

- 确保固定手与滑动手充分接触治疗部位，而不会给患者造成压痛或引发症状，尤其是腓骨头和腓总神经的位置。
- 在患者回到起始位置之前，要持续滑动。

注释

 sup ly L Kn Med gl MWM F+OP（belt）× 6（3）

替代 / 调整

如前所述，改变滑动力的机制，探索滑动的方向（即内侧与外侧滑动或旋转），也应考虑治疗带的使用效果和评估负重位置的进展。

内侧向滑动 MWM 改善膝关节伸展

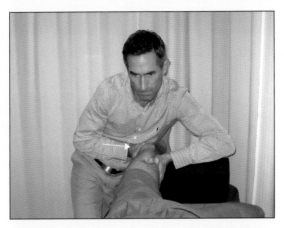

图 12.5A

改善膝关节伸展的徒手内侧向滑动：起始位置

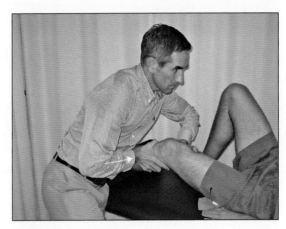

图 12.5B

改善膝关节伸展的徒手内侧向滑动

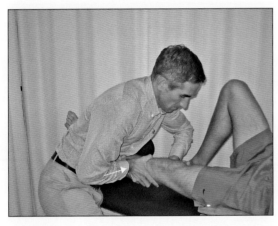

图 12.5C

改善膝关节伸展的徒手内侧向滑动 MWM：结束位置

- 患者仰卧位，膝关节伸展至受限位。抬高小腿和脚，从而在完全伸展膝关节时使膝后方不接触治疗床面。
- 治疗师用一手在内侧固定股骨远端。
- 用另一手对胫骨进行内侧向滑动。
- 在持续滑动时，患者主动从起始位伸直膝关节，然后再回到起始位。
- 在治疗师施压下达到全范围无痛主动伸展。
- 见图 12.5 和 12.14。

12

适应证

疼痛和（或）膝关节伸展受限。

姿势

患者	仰卧位，靠近治疗床边缘，脚跟置于枕头上，小腿抬高。
治疗部位	产生疼痛或活动受限之前的屈膝位。
治疗师	面对患者，靠近患侧膝关节。
手接触点	固定手：手掌置于股骨远端内侧表面，手指放在大腿后侧。最好通过旋后的前臂施加一个垂直的力。 滑动手：治疗师用整个手掌及虎口来分散负重，放在患者胫骨的外侧面、关节线的远端。手轻微旋后，手指指向后方。手轻度旋后，手指放在近端小腿后面，与前臂垂直，并与固定手呈反方向放置。

应用指导

- 首先确保在滑动之前，加重的动作会持续地引起症状（此例中为伸膝）。
对膝关节进行横向的内侧向滑动。
- 治疗师给予加压。
- 每组重复 6～10 次，每次治疗 3～5 组。在无痛的情况下膝关节运动持续改善是使用此技术的前提。

备注

- 确保固定手与滑动手充分接触治疗部位，而不会对患者造成压痛或引发患者症状。
- 在患者回到起始位置之前要持续滑动。

注释

 sup ly L Kn Med gl MWM E+OP（therapist）× 6（3）

12

替代 / 调整

如前所述，改变滑动的力，探索滑动的方向（如内侧与外侧滑动或旋转），可考虑使用治疗带并进阶到负重位。

治疗带滑动——非负重位改善膝关节屈伸（俯卧位）

外侧向滑动 MWM 改善膝关节屈曲

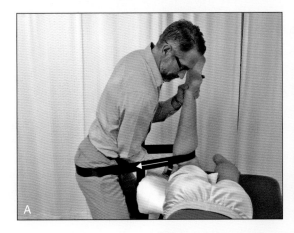
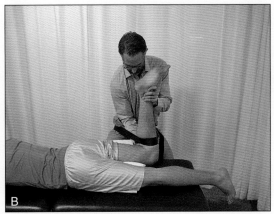
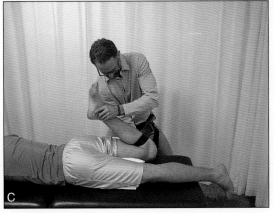

图 12.6

治疗带辅助进行改善膝关节屈曲的外侧向滑动

- 患者俯卧位，膝关节屈曲到最大限度。
- 治疗师用一手从外侧固定股骨远端。
- 使用治疗带对胫骨进行外侧向滑动。
- 当滑动持续进行时，治疗师从起始位被动活动膝关节至屈曲，然后再回到起始位。
- 通过治疗师对患者进行加压可达到屈曲时完全无痛。
- 见图 12.6。

适应证	
疼痛和（或）膝关节屈曲受限。	

姿势	
患者	俯卧位，患侧靠近治疗床的边缘，用折叠的毛巾或枕头充分支撑大腿。
治疗部位	在引起疼痛前，将膝关节置于屈曲松弛位。
治疗师	面对膝关节并靠近患侧膝关节。
手接触点	近端固定手：治疗师手掌放在患者股骨远端外侧表面，手指放在大腿前侧。肘部抵住腰部。固定手屈曲，握住治疗带内侧。 远端固定手：患者小腿远端。 治疗带：与患者胫骨平台平行，环绕治疗师的臀部和患者胫骨近端的内侧面。

应用指导

- 首先确保在滑动之前，加重的动作会持续地引起症状（此例中为膝关节屈曲）。
- 首先要确定外侧向滑动对患者是有益的。
- 治疗师将臀部向后推，产生胫骨外侧向滑动，同时用远端固定手控制患者小腿。
- 至关重要的是，治疗师在任何时候都要参照股骨将自己置于一个固定的位置，这样才可做到垂直滑动，并且这个滑动要与胫骨平台平行。
- 治疗师在屈曲方向进行无痛加压。
- 注意，被动运动可能是首选，因为过度的腘绳肌收缩通常会导致患者腿痉挛。
- 保持治疗带张力，直到患者回到起始位置。
- 每组重复 6～10 次，每次 3～5 组，使用前提是能够大幅增加膝关节屈曲范围。

备注

- 确保固定侧手及治疗带能够充分接触治疗部位，避免对患者造成压痛或引起患者的症状。
- 可将海绵或毛巾放在治疗带下以增加患者舒适度。
- 如果治疗师参照桌子的边缘而不是股骨，导致滑动的方向不是外侧向而造成操作错误，这种问题很常见。
- 在患者回到起始位置之前要持续滑动。

注释

 pr ly R Kn belt Lat gl MWM F+OP（therapist）× 6（3）

替代／调整

如前所述，调整滑动的力，探索滑动的方向（如内侧与外侧滑动或旋转），应考虑使用治疗带并进阶到负重位。

外侧向滑动 MWM 改善膝关节伸展

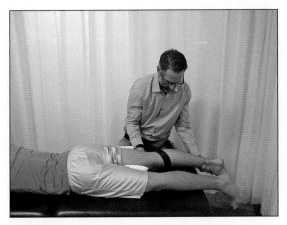

图 12.7A

治疗带辅助进行改善膝关节伸展的外侧向滑动

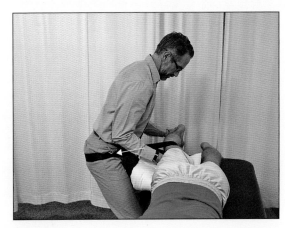

图 12.7B

治疗带辅助进行改善膝关节伸展的外侧向滑动：结束位置

- 患者俯卧位，膝关节伸展至最大限度。
- 一手固定股骨远端外侧。
- 使用治疗带对胫骨进行外侧向无痛滑动。
- 当滑动持续进行时，患者从起始位置伸展膝关节再回到起始位置。
- 治疗师给予充分加压后可达到全范围无痛主动伸展。
- 见图 12.7。

适应证	
疼痛和（或）膝关节伸展受限。	

姿势	
患者	俯卧位，患侧靠近治疗床的边缘，用折叠的毛巾或枕头充分支撑大腿。
治疗部位	在引起疼痛前，将膝关节置于伸直松弛位。
治疗师	面对膝关节并靠近患者患侧膝关节。
手接触点	近端固定手：手掌放在患者股骨远端外侧表面，手指放在大腿前侧。固定手置于治疗带外。 远端固定手：患者小腿远端。 治疗带：环绕于治疗师的臀部和患者胫骨近端的内侧面。

应用指导

- 首先确保在滑动之前，加重的动作会持续地引起症状（此例中为膝关节伸展）。
- 首先要确定实施手法外侧向滑动是有益的。
- 为了实现全范围终末端完全伸展，可将一个枕头放在患者大腿近端下方，或让患者躺在治疗床末端，膝关节靠近治疗床末端边缘。另外，可将小腿外展，从而使只有大腿与治疗床接触。
- 在膝关节上施行外侧向滑动。
- 治疗师进行膝关节无痛加压至完全伸展。
- 在患者回到起始位置前一直保持治疗带的拉紧程度。
- 每组重复 6 ～ 10 次，每次 3 ～ 5 组，前提是此技术能够大幅增加膝关节伸展范围。

备注

- 确保固定侧手及治疗带能够充分接触治疗部位，避免对患者造成压痛或引起患者的症状。
- 可将海绵或毛巾放在治疗带以增加患者舒适度。
- 如果治疗师参照桌子的边缘而不是股骨，导致滑动的方向不是外侧向而造成操作错误，这种问题很常见。
- 在患者回到起始位置之前要持续滑动。

注释

 pr ly R Kn belt Lat gl MWM E+OP（therapist）× 6（3）

替代 / 调整

如果关节伸展没有发生实质性变化，那么在尝试轻微改变滑动的方向或幅度，或在放弃使用这项技术之前，先使用治疗带进行内侧向滑动（图 12.8）。对非常僵硬的膝关节进行伸展时，如果内侧向滑动或外侧向滑动均无效，可尝试进行胫股关节的旋转运动（图 12.10 和 12.11）。

当非负重位下的治疗能显著改善症状时，则由非负重位进阶至负重位（图 12.14 和 12.15）。

12

内侧向滑动 MWM 改善膝关节屈曲

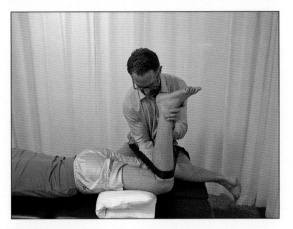

图 12.8A

治疗带内侧向滑动 MWM 改善膝关节屈曲：起始位置

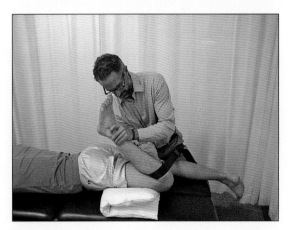

图 12.8B

治疗带内侧向滑动 MWM 改善膝关节屈曲：结束位置

- 患者俯卧位，膝关节屈曲至最大限度。
- 一手从内侧固定股骨远端。
- 使用治疗带对胫骨进行内向无痛滑动。
- 当滑动持续进行时，治疗师从起始位被动将患者膝关节至屈曲再回到起始位。
- 治疗师加压达到全范围无痛主动屈曲。
- 见图 12.8A 和 12.8B。

适应证

疼痛 / 膝关节屈曲活动受限。

姿势

患者	俯卧位，用折叠的毛巾或枕头充分支撑大腿。患者卧位靠近治疗床的边缘，患侧腿远离治疗师。
治疗部位	在引起疼痛前，将膝关节置于中立松弛位。
治疗师	靠近健侧膝关节，面向患侧膝关节。
手接触点	近端固定手：手掌放在股骨远端的内侧面，手指放在大腿前侧。固定手屈曲，从内侧握住治疗带。 远端固定手：小腿远端。 治疗带：与患者胫骨平台平行，环绕于治疗师的臀部和患者胫骨近端的外侧面。

应用指导

- 首先确保在滑动之前，加重的动作会持续地引起症状（此例中为膝关节屈曲）。
- 事先确定实施手法内侧向滑动关节是有益的。
- 治疗师将臀部向后推，患者产生胫骨内侧向滑动，同时用远端固定手控制患者小腿的位置。
- 至关重要的是，治疗师在任何时候都要参照股骨保持自己位置固定，这样才可实现垂直的滑动，并且这个滑动要与患者胫骨平台平行。
- 治疗师在膝关节屈曲方向给予无痛加压。
- 注意，被动运动可能是首选，因为过度的腘绳肌收缩通常会导致患者腿痉挛。
- 保持治疗带紧张度，直到患者回到起始位置。
- 每组重复 6 ～ 10 次，每次 3 ～ 5 组，前提是能够大幅增加膝关节屈曲范围。

备注

- 确保固定侧手及治疗带能够充分接触治疗部位，从而不会对患者造成压痛或引起患者的症状。
- 可将海绵或毛巾放在治疗带下以增加患者舒适度。
- 有一个常见的错误是，由于治疗师参照桌子的边缘而不是股骨，导致滑动的方向不是内侧向的。
- 在患者回到起始位置之前，要持续滑动。

注释

 pr ly L Kn belt Med gl MWM F+OP（therapist）× 6（3）

替代 / 调整

　　如前所述，调整滑动的力，探索滑动的方向（如内侧与外侧滑动或旋转），也应该考虑治疗带的利用效果和评估负重位置的进展。

12

内侧向滑动 MWM 改善膝关节伸展

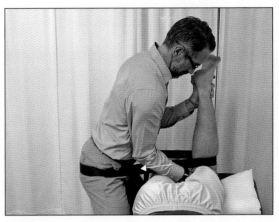

图 12.9A

用治疗带复制改善膝关节伸展的内侧向滑动：起始位置

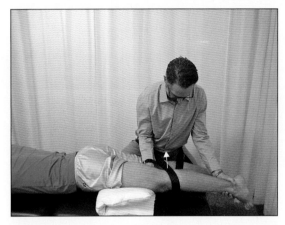

图 12.9B

用治疗带复制改善膝关节伸展的内侧向滑动：结束位置

- 患者俯卧位，膝关节伸展到最大限度。
- 治疗师一只手从内侧固定股骨远端。
- 使用治疗带对胫骨进行外侧向无痛滑动。
- 当滑动持续进行时，患者主动将膝关节从起始位置伸展，再回到起始位置。
- 在治疗师加压下达到全范围无痛主动屈曲。
- 见图 12.9。

适应证

疼痛 / 膝关节伸展活动受限。

姿势

患者	俯卧位，用折叠的毛巾或枕头充分支持大腿，患者躺在治疗床边缘，患侧腿远离治疗师。
治疗部位	在引起疼痛前，将膝关节置于伸展松弛位。
治疗师	靠近健侧膝关节，面向患侧膝关节。

12

手接触点	固定手：手掌放在患者股骨远端的内侧表面，手指放在大腿前侧。最好将肘关节保持在屈曲位，通过前臂旋后将一个垂直的力传递至手部，固定手伸直从外侧握住治疗带。 治疗带：与患者胫骨平台平行，环绕于治疗师的臀部和患者胫骨近端的外侧面。

应用指导

- 首先确保在滑动之前，加重的动作会持续引起症状（此例中为膝关节伸展）。
- 事先确定实施手法内侧向滑动关节是有益的。
- 治疗师将臀部向后推，使患者产生胫骨内侧向滑动，同时用远端固定手控制患者小腿的位置。
- 至关重要的是，治疗师在任何时候都要参照股骨保持自己位置固定，这样才可完成垂直的滑动，并且这个滑动要与患者胫骨平台平行。
- 保持治疗带的紧张度，直到患者回到起始位置。
- 每组重复 6 ～ 10 次，每次 3 ～ 5 组，前提是能够大幅度增加膝关节伸展范围。

备注

- 确保固定侧手及治疗带能够充分接触治疗部位，从而不会对患者造成压痛或引起患者的症状。
- 可将海绵或毛巾放在治疗带下以增加舒适度。
- 有一个常见的错误是，由于治疗师参照桌子的边缘而不是股骨，导致滑动的方向不是内侧向的。
- 在患者回到起始位置之前，要持续滑动。

注释

 pr ly L Kn belt Med gl MWM E+OP（therapist）× 6（3）

替代 / 调整

如前所述，调整滑动的力、探索滑动的方向（如内侧与外侧滑动或旋转）时，应考虑治疗带的利用效果和评估负重位置的进展。

12

胫骨旋转——非负重位

胫骨内旋 MWM 改善膝关节屈曲

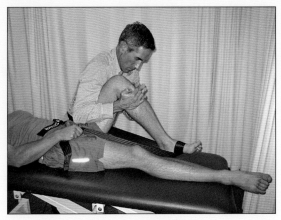

图 12.10A
膝关节屈曲内旋 MWM（右侧面观）

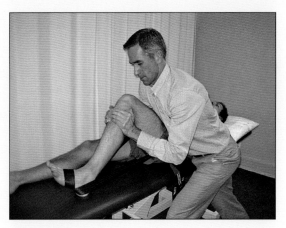

图 12.10B
膝关节屈曲内旋 MWM（左侧面观）

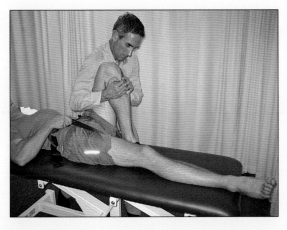

图 12.10C
膝关节屈曲内旋 MWM：结束位置（右侧面观）

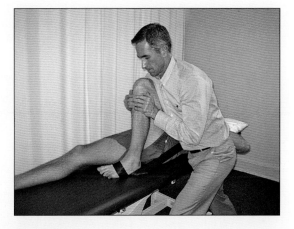

图 12.10D
膝关节屈曲内旋 MWM：结束位置（左侧面观）

- 患者仰卧位，膝关节屈曲到最大限度，将治疗带环绕住患者脚并用手抓住。
- 治疗师用双手活动患者小腿近端至内旋。
- 持续进行旋转滑动时，患者主动屈膝并回到起始位。
- 通过治疗带加压达到膝关节全范围无痛屈曲。
- 见图 12.10。

12

适应证

疼痛和（或）膝关节屈曲活动受限。

姿势

患者	仰卧位，患侧膝关节靠近治疗床的边缘，脚撑住床面。 将治疗带绕在患者脚上，双手分别在患侧腿内外两侧握住治疗带的末端。
治疗部位	在引起疼痛前，将膝关节置于中间松弛位。
治疗师	靠近患侧膝关节站立，面朝患者脚的方向。双手分别环绕于患侧膝关节的内外侧。
手接触点	内侧手：手掌放在患者胫骨近端的内侧面，手指放在胫骨的内侧面上。 外侧手：手掌放在患者腓骨外侧面及胫骨近端，手指指向前方。 治疗师可以将手指交叉或重叠。

应用指导

- 首先确保在滑动之前，加重的动作会持续引起症状（此例中为膝关节屈曲）。
- 用内侧手将胫骨向内侧推，同时用外侧手将后外侧小腿推向前方而对胫骨实施一个内旋的松动。
- 通过患者拉动治疗带进行加压来达到无痛屈曲。
- 每组重复 6 ～ 10 次，每次 3 ～ 5 组，但应用前提是能够在无痛的情况下大幅度增加膝关节屈曲的活动度。

备注

- 确保操作手与治疗部位充分接触，而不对患者造成压痛或引起患者的症状。
- 在患者回到起始位置之前，要持续做胫骨旋转。

注释

sup ly L Kn IR MWM F+OP（belt）× 6（3）

sup ly L Kn ER MWM F+OP（belt）× 6（3）

替代 / 调整

如前所述，适当改变滑动力的机制，探索滑动的方向（即内侧与外侧滑动或旋转），胫骨外旋MWM 的应用（见图 12.11）也应考虑治疗带的使用效果和评估负重位的进展。

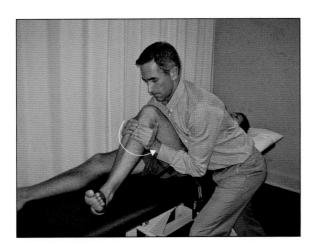

图 12.11A
膝关节屈曲外旋：起始位置

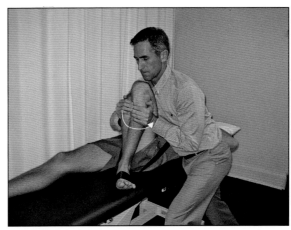

图 12.11B
膝关节屈曲外旋：结束位置

胫骨内旋 MWM 改善膝关节伸展

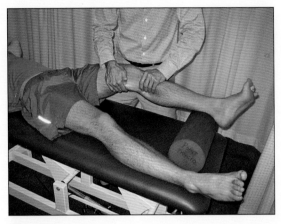

图 12.12A

膝关节伸直内旋 MWM

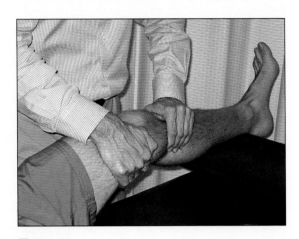

图 12.12B

膝关节伸直内旋 MWM

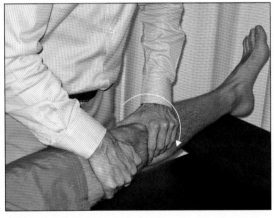

图 12.12C

膝关节伸直内旋 MWM：结束位置

- 患者仰卧，膝关节最大限度伸展并将足充分抬高，使膝关节后方在完全伸直后不碰触到治疗床。
- 治疗师近端固定手从内侧固定股骨远端。
- 远端手对胫骨近端进行内旋松动。
- 当胫骨旋转持续时，患者主动伸展膝关节并回到起始位置。
- 治疗师加压以全范围无痛的膝关节伸展。
- 见图 12.12。

12

适应证	
疼痛和（或）膝关节伸展活动受限。	

姿势	
患者	仰卧位，患侧膝关节靠近治疗床边缘，足踝放在泡沫轴上。
治疗部位	在引起疼痛前将膝关节伸直，处于松弛位。
治疗师	靠近患侧膝关节，面向膝关节。
手接触点	固定手：将整个手掌放在患者股骨远端后内侧面，手指指向后方。 滑动手：手掌穿过患者胫骨嵴，拇指接触胫骨外侧面，手指向后放在小腿内侧。

应用指导

- 首先确保在滑动之前，加重的动作会持续引发症状（此例中为膝关节伸展）。
- 在膝关节实施胫骨内旋松动术。
- 治疗师加压达到无痛伸膝。
- 每组重复 6 ～ 10 次，每次 3 ～ 5 组，但前提是能够在无痛情况下大幅度增加膝关节伸展活动度。

备注

- 确保固定手和滑动手都与治疗部位充分接触，从而不会对患者造成压痛或诱发症状。
- 在患者回到起始位置之前持续旋转。

注释

 sup ly L Kn IR MWM E+OP（therapist）× 6（3）

替代 / 调整

如前所述，适当改变滑动力的机制，探索滑动的方向（如内侧与外侧滑动或旋转），胫骨外旋 MWM 的应用也应考虑治疗带的使用效果和评估负重位置的进展。

12

胫骨外旋 MWM 改善膝关节伸展

技术一览

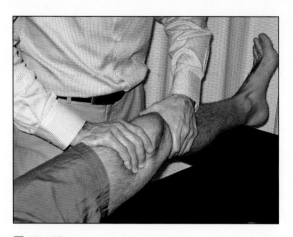

图 12.13A

膝关节伸直外旋 MWM：起始位置

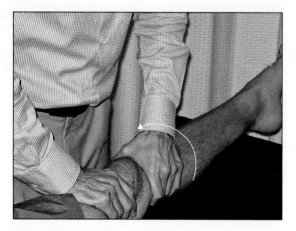

图 12.13B

膝关节伸直外旋 MWM：结束位置

- 患者仰卧，膝关节最大限度伸展并将足充分抬高，使膝关节后方在完全伸直后不碰触到治疗床。
- 治疗师近端手于前外侧面固定股骨远端。
- 远端手对胫骨近端实施外旋无痛的松动。
- 当胫骨旋转持续时，患者主动伸展膝关节，并回到起始位置。
- 治疗师加压以达到全范围无痛的膝关节伸展。
- 见图 12.13。

适应证
疼痛和（或）膝关节伸展活动受限。

姿势	
患者	仰卧位，患侧膝关节靠近治疗床边缘，足跟放在泡沫轴上。
治疗部位	在引起疼痛前将膝关节伸直，处于松弛位。
治疗师	靠近患者患侧膝关节并面向膝关节。

12

| 手接触点 | 固定手：将整个手掌放在患者股骨远端的前外侧面上，手指指向后内侧。 |
| | 滑动手：远端手旋前，手掌握住胫骨内侧，手指向后放内侧小腿肌肉处。 |

应用指导

- 首先确保在滑动之前，加重的动作会持续引发症状（此例中为膝关节伸展）。
- 在膝关节实施胫骨外旋松动术。
- 治疗师加压达到无痛伸膝。
- 每组重复 6 ～ 10 次，每次 3 ～ 5 组，但前提是能够在无痛情况下大幅度增加膝关节伸展活动度。

备注

- 确保固定手和滑动手都与治疗部位充分接触，避免对患者造成压痛或诱发症状。
- 在患者回到起始位置之前持续旋转。

注释

sup ly L Kn ER MWM E+OP（therapist）× 6（3）

sup ly L Kn Ant gl MWM E × 6（3）

替换 / 调整

适当改变滑动力的机制，探索滑动的方向（即内旋或外旋），另一种选择是尝试胫骨后前向滑动 MWM 改善膝关节伸展（图 12.14A 和 12.14B）。

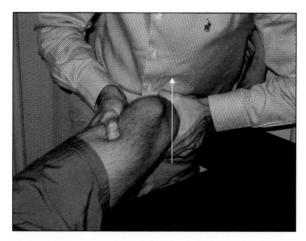

图 12.14A

膝关节伸直后前向滑动 MWM：起始位置

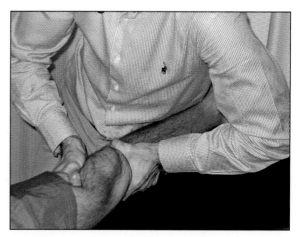

图 12.14B

膝关节伸直后前向滑动 MWM：结束位置

椅子上内外侧滑动改善膝关节屈曲：家庭练习

技术一览

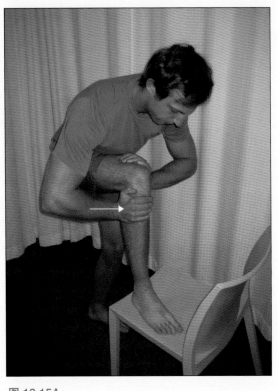

图 12.15A

椅子上膝关节屈曲内侧向滑动 MWM，家庭练习：
起始位置

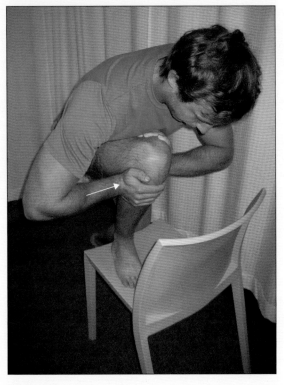

图 12.15B

椅子上膝关节屈曲内侧向滑动 MWM，家庭练习：结
束位置

12

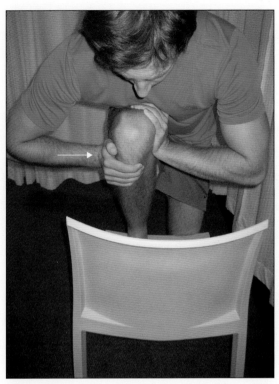

图 12.15C
椅子上膝关节屈曲内侧向滑动 MWM，家庭练习：结束位置近观

- 患者站立，患侧膝关节屈曲，脚踩在椅子上。
- 患者健侧手从内侧固定股骨远端。
- 患者患侧手对胫骨近端进行内侧向松动。
- 当内侧滑动持续时，患者从半蹲的起始位通过主动下蹲使膝关节屈曲，然后再返回起始位。
- 患者自行缓慢加压完成全范围无痛屈膝。
- 见图 12.15。

适应证

疼痛和（或）膝关节屈曲活动受限，治疗师使用内侧滑动 MWM 能够大幅度改善。

12

姿势	
患者	健侧腿负重站立，患侧腿屈曲，脚踩在椅子上，部分负重。
治疗部位	在引起疼痛前，使膝关节处于中间松弛位。
自助式滑动描述	患者稳定股骨远端内侧，手指指向前方。同时，患者用手接触胫骨外侧面，手指向上指向胫骨，内侧向滑动胫骨。

练习指导

- 患者在膝关节实施胫骨内侧向滑动。
- 患者通过对患侧腿增加负重进行无痛加压。
- 每组重复 10 次，每天做 3 ～ 5 组。

备注

- 确保固定手和滑动手都与治疗部位充分接触，避免给患者造成压痛或诱发症状。
- 如果疼痛没有减轻，指导患者改变滑动的力和滑动的方向。
- 在患者回到起始位置之前要持续滑动。

注释

st R Foot on chair R Kn self Med gl MWM F × 10

st R Foot on chair R Kn self Lat gl MWM F × 10

替代 / 调整

另一种技术是改变滑动的方向，在这种情况下，放在患者大腿外侧的手从外侧固定股骨远端，放在内侧的手对胫骨近端内侧行外侧向滑动。手部姿势同样适用（图 12.16）。

12

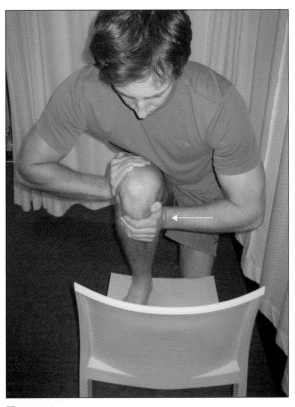

图 12.16A
椅子上膝关节屈曲外侧向滑动 MWM，家庭练习：起始
位置（前面观）

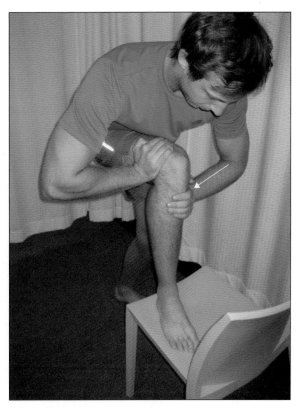

图 12.16B
椅子上膝关节屈曲外侧向滑动 MWM，家庭练习：起始
位置（侧面观）

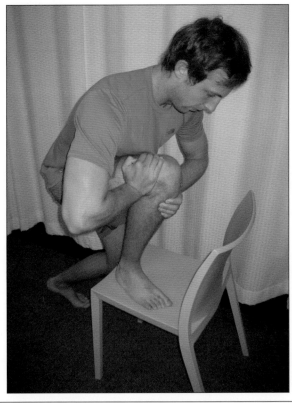

图 12.16C
椅子上膝关节屈曲外侧向滑动 MWM，家庭练习：结束位置

12

负重位胫骨内旋：家庭练习

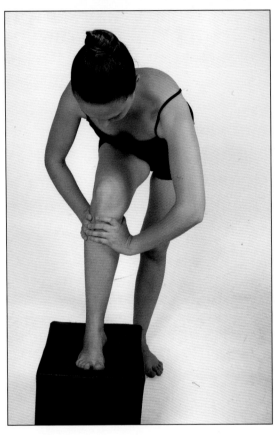

图 12.17

迈步膝关节屈曲胫骨内旋：家庭练习

- 患者站立，患侧腿膝关节屈曲，脚踩在椅子上。
- 患者手对近端胫骨进行内旋移动。
- 当内侧滑动持续时，患者从半蹲的起始位通过主动下蹲屈膝，然后再返回起始位。
- 通过患者自行缓慢加压完成全关节活动范围无痛屈膝。
- 见图 12.17。

12

适应证

疼痛和（或）膝关节屈曲活动受限，治疗师做内旋 MWM 后有明显改善。

姿势

患者	健侧腿负重站立，患侧腿屈曲，脚踩在椅子上，部分负重。
治疗部位	在引起疼痛前，使膝关节置于中间松弛位。
自助松动描述	患者用互相锁住的手指抓住腓骨与胫骨，内旋小腿。

练习指导

- 患者在膝关节对胫骨进行内旋滑动。
- 患者通过对患侧腿增加负重做无痛加压。
- 每组重复 10 次，每天做 3 ～ 5 组。

备注

- 确保固定手和滑动手都与胫腓骨后方充分接触，避免对患者造成压痛或诱发症状。
- 如果疼痛没有减轻，指导患者改变滑动的力度和方向。
- 在患者回到起始位置之前要持续进行滑动。

注释

 st R Foot on step R Kn self IR gl MWM F × 10

st R Foot on step R Kn self IR gl MWM F+OP × 10

替代 / 调整

另一种技术是改变旋转的方向。如果膝关节屈曲时的疼痛没有显著的缓解，在放弃这项技术之前尝试增加胫骨的内侧向或外侧向滑动。

12

髌股关节痛贴扎——负重位胫骨内旋

见图 12.18。

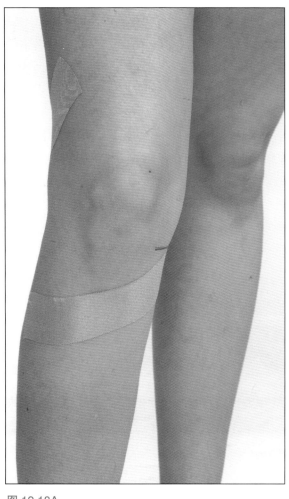

图 12.18A
髌股关节贴扎：特写

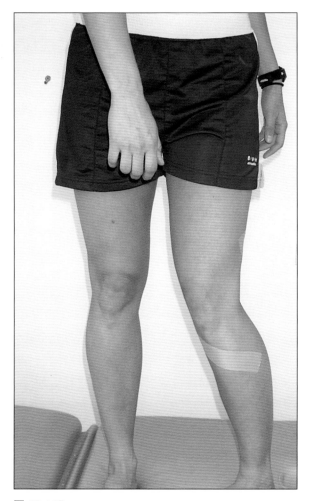

图 12.18B
做髌股贴扎时小腿的位置

适应证

髌股关节疼痛综合征、胫股关节内旋 MWM 可减轻膝关节疼痛。

贴扎方向	从腓骨的后面螺旋式上升，穿过内侧膝关节线，至股骨后外侧。
贴扎方法	患者站立时患侧脚轻微内旋，膝关节微屈，股骨相对于胫骨向外旋转。治疗师蹲在患侧膝关节外侧位置。从患者腓骨后面开始环绕贴扎，在胫骨结节的近端方向旋转，穿过膝关节线，使胫骨内旋。贴扎止于患者股骨远端外侧。

贴扎指导：患者

- 使用 50mm 的非弹性运动贴布。
- 皮肤的褶皱在很大程度上是不可避免的，但注意在皮肤上的贴布张力增加及潜在的皮下组织和骨的压迫区域，要最大限度地减少褶皱。
- 在使用贴扎之前，检查皮肤是否过敏。
- 警告患者注意潜在的皮肤刺激。如果出现过敏（皮肤瘙痒、灼烧感或其他感觉），请取下贴布。
- 当贴布穿过膝关节内侧线时，张力必须达到最大。
- 在同一位置贴两层贴布，两层张力相等，可达到最佳效果。

备注

- 此技术机制不同于 McConnell 髌股关节固定技术，但它们是互补的。其目的是纠正髌骨在股骨上的位置，Mulligan 的贴扎技术可以改善髌股关节的胫骨和股骨的排列，已被认可。胫骨内旋使胫骨粗隆向内移动。这也减小了 Q 角角度及前侧向移动的能力。
- 接触面积大，可潜在地减少皮肤的紧张程度和发生破损的机会。
- 如果能减轻疼痛，这对于任何非特异性膝关节疼痛都是有用的选择。
- 患者可学习自我贴扎并作为家庭练习的一部分。
- 可作为髌下脂肪垫刺激的预防措施，贴布应贴在胫骨粗隆的下方。

注释

 R Kn IR Tape

12

站立位内外侧滑动 MWM 改善膝关节伸展：家庭练习

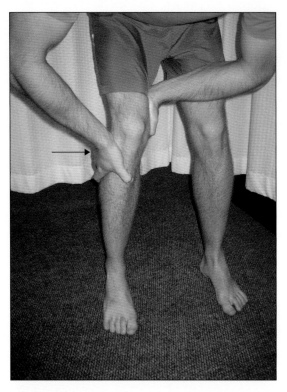

图 12.19A
站立位膝关节伸直内侧向滑动 MWM：起始位置

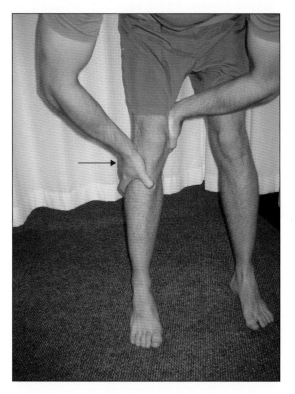

图 12.19B
站立位膝关节伸直内侧向滑动 MWM：结束位置

- 患者站立，身体前屈，患腿向前微屈。
- 患者一手从内侧固定股骨远端。
- 患者另一手内侧向松动胫骨。
- 当内向滑动持续时，患者主动伸展膝关节并回到起始位置。
- 通过自我缓慢加压完成全范围无痛伸膝。
- 见图 12.19。

12

适应证

疼痛和（或）膝关节伸展活动受限，在治疗师进行内向滑动 MWM 时有显著改善。

姿势

患者	双脚站立，完全负重
治疗部位	在引起疼痛之前膝关节松弛伸展。
自助式滑动描述	患者一手稳定股骨远端的内侧，手指指向前方；另一手触碰胫骨外侧，手指向前指向胫骨，内侧向滑动胫骨。

应用指导

- 患者在主动伸展膝关节的同时对胫骨做内侧向滑动。
- 每组重复 10 次，每天做 3 ～ 5 组。

备注

- 确保固定手和滑动手与肢体充分接触，以免造成压痛或诱发症状。
- 如果没有减轻疼痛，指导患者改变滑动力量和滑动方向。
- 患者在回到起始位置之前，保持滑动。

注释

 st R Kn self Med gl MWM E × 10

st R Kn self Lat gl MWM E × 10

选择 / 调整

另一种技术是改变滑动的方向，在这种情况下，患者的外侧手从外侧固定股骨远端，内侧手对胫骨近端内侧行外侧向滑动。手部姿势同样适用（图 12.20）。

12

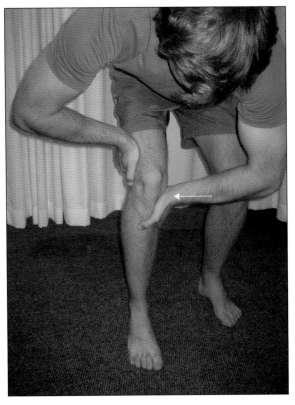

图 12.20A

站立位膝关节伸直外侧向滑动 MWM：起始位置

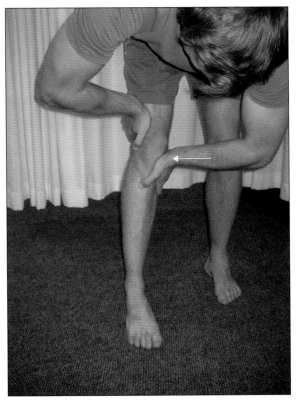

图 12.20B

站立位膝关节伸直外侧向滑动 MWM：结束位置

膝关节挤压技术改善半月板疼痛

技术一览

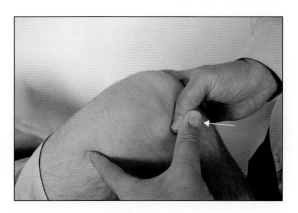

图 12.21A
膝半月板挤压技术：手的放置

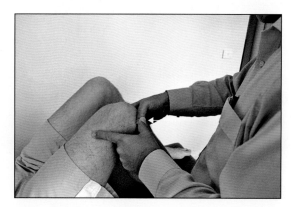

图 12.21B
膝半月板挤压技术

- 患者仰卧于治疗床边缘，屈髋屈膝，髋关节处于旋转中立位。
- 治疗师将拇指内侧缘放在最大压痛点的关节线上。
- 另一手拇指用力推，集中用力方向。
- 患者先屈膝，再伸展膝关节到疼痛点，然后向各个方向逐渐增大活动范围。
- 第一次治疗的目标是达到膝关节完全伸直。
- 见图 12.21。

适应证

半月板损伤或退行性改变引起关节线疼痛和膝关节屈曲、伸展受限。
关节线上半月板前角或后角的局部疼痛点。

姿势

患者	仰卧位，尽可能靠近治疗师一侧的治疗床边缘。
治疗部位	在无痛位置下屈髋屈膝。
治疗师	跨步站在患者的患膝侧。
手接触点	拇指内侧缘放在患者膝关节线上，另一拇指加强固定（图 12.21A）。

12

应用指导

- 首先确保在关节滑动之前，不断加重的活动能持续引发症状（如屈膝或伸膝）。
- 确定最痛最敏感的点在膝关节线上。
- 将一手拇指的内侧缘放在疼痛侧的压痛点上（内、外侧半月板的内侧或外侧关节线）。另一侧拇指叠加其上。
- 保持中间方向的力量，嘱患者屈膝然后伸直至产生疼痛的位置（图 12.21B）
- 在保持拇指压力的同时，重复膝关节运动。无痛关节活动度逐渐增加直至达到全范围伸展。

备注

- 只使用拇指的内侧缘，而不是拇指上的肉，因为这个太大而不能接触到关节线。
- 拇指沿着关节线放置，不要穿过它。
- 在运动中半月板的压力应该始终维持。
- 屈膝应是患者的第一个动作（不是伸直），因为屈曲会增加关节的空间，以将压力维持在半月板上。
- 治疗师后侧腿的屈曲或伸展来维持在关节线上的压力（间接地对半月板来说）。
- 治疗师可以在有效范围治疗结束时进行被动加压。

注释

sup ly L Kn Lat Squeeze F/E × 3

sup ly L Kn Med Squeeze F/E × 6

st L foot on chair L Kn Med Squeeze F × 6

st L foot on chair L Kn self Lat Squeeze F/E × 6

替代 / 调整

如果有需要，此技术可以进阶到负重姿势。患者将患侧脚放在椅子上，屈膝时用椅背支撑。

患者可以通过将一手拇指的内侧缘放在痛点上进行自助治疗（类似于图 12.21 拇指的位置），另一手拇指加固，然后屈膝和伸膝。

12

膝关节前后向 MWM 改善膝关节屈曲——膝关节疼痛和屈曲末端活动受限

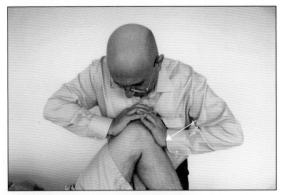

图 12.22A

膝关节屈曲前后向滑动 MWM：特写

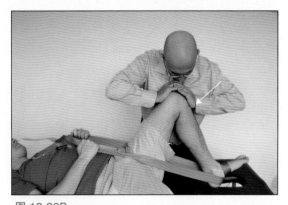

图 12.22B

膝关节屈曲前后向滑动 MWM：起始位置

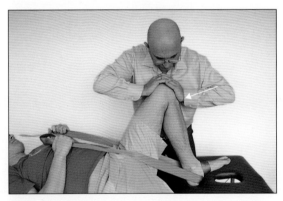

图 12.22C

膝关节屈曲前后向滑动：结束位置

- 患者仰卧在治疗床边缘，屈髋，膝关节最大限度屈曲。
- 治疗师用一手固定患者的股骨，另一手做胫骨前后向的滑动。
- 将治疗带环绕在患者踝关节和脚上，嘱患者屈膝。
- 保持前后向滑动，同时使患者屈膝。
- 必要时加压，然后再回到起始位置。
- 见图 12.22。

12

适应证	
膝关节屈曲疼痛或活动受限或僵硬。	

姿势

患者	仰卧位，尽可能靠近治疗师一侧的治疗床边缘。
治疗部位	屈髋，膝关节屈曲到最大程度。
治疗师	跨步站在患者的患膝旁。
手接触点	治疗师一手固定患者股骨远端，另一手放在胫骨近端，靠近胫骨结节，双手手指交叉。

应用指导

- 先确保在关节滑动之前，不断加重的动作能持续引发症状（例如膝关节屈曲）。
- 治疗师用一手固定患者股骨防止髋关节旋转和屈曲。
- 治疗师另一手放在患者胫骨结节上使胫骨做前后向滑动。
- 将患者的腿贴近治疗师的身体控制操作。
- 保持胫骨的前后向滑动，同时在患者的足踝上缠绕治疗带，使患者自己拉动从而进行膝关节屈曲。
- 在返回起始位置时候保持滑动。
- 每组重复 6 ～ 10 次，每次做 3 ～ 5 组，但前提是膝关节能够无痛大范围增加屈曲活动度。
- 如果能实现在全范围内无痛，则在末端范围加压。

备注

- 滑动角度应同胫骨平台一致，在患者屈曲时应保持。
- 避免压迫髌骨。

注释

sup ly L Kn Tib Post gl MWM F+OP（belt）× 6（3）

替代 / 调整

患者可以部分负重下进行自助治疗。患者将患侧脚放在椅子上，在治疗带的辅助下将胫骨向前抬，然后弓步向前。

临床推理精要

　　从临床推理的角度来看，如果患者出现膝关节疼痛，临床医生通常会提出一些关于结构和相关的病理生理机制引起疼痛的假说，并对患者的表现进行初步的处理（Jones & Rivett, 2004）。在使用 MWM 进行治疗选择的决策过程中，可能会考虑这些多重假设。例如，我们考虑患者半月板损伤典型临床表现包括局部关节肿胀，而 CSIM（Client Specific Impairment Measure，患者特定损伤量度）则是蹲着或在爬楼梯时。考虑到半月板损伤存在的可能性较高，而且挤压技术确实针对半月板，这种技术似乎是一种适合的首先技术。但如果挤压不能改善 CSIM，则可能采用在负重屈曲位下做滑动或旋转 MWM（如椅子站立，外侧向滑动 MWM 改善膝关节屈曲）。如果滑动或旋转 MWM 改善了 CSIM，它就是我们要选择的技术，即使有明确的临床表现可确诊为半月板损伤。MWM 概念的特点是 CSIM 是用来证实或驳斥这种治疗决策的（Vicenzino et al., 2011）。

证据级别

　　具有 3 级证据的一项临床试验（Nam et al., 2013）和一个病例系列（Takasaki, Hall & Jull, 2013）报道了膝关节 MWM 的疗效或影响。临床试验比较了膝关节 MWM、10 分钟热敷、20 分钟电疗、5 分钟超声波治疗和躯干稳定性训练与一般物理治疗程序（作者没定义）。患者每周接受 3 次治疗，治疗 6 周。膝关节 MWM（chair st and med rot gl MWM K F）重复次数与组数或量没有记录。MWM 组患者与常规护理组比较而言，疼痛［约 17mm（/ 100mm VAS）］、WOMAC 残疾评分及身体功能有显著改善（Takasaki, Hall & Jull, 2013）。

（李军　译）

参考文献

Blond, L., Hansen, L., 1998. Patellofemoral pain syndrome in athletes: a 5.7-year retrospective follow-up study of 250 athletes. Acta Orthop. Belg. 64, 393–400.

Boling, M., Padua, D., Marshall, S., Guskiewicz, K., Pyne, S., Beutler, A., 2010. Gender differences in the incidence and prevalence of patellofemoral pain syndrome. Scand. J. Med. Sci. Sports 20, 725–730.

Dillon, C.F., Rasch, E.K., Gu, Q., Hirsch, R., 2006. Prevalence of knee osteoarthritis in the United States: arthritis data from the Third National Health and Nutrition Examination Survey 1991–94. J. Rheumatol. 33, 2271–2279.

Felson, D.T., Naimark, A., Anderson, J., 1987. The prevalence of knee osteoarthritis in the elderly. The Framingham Osteoarthritis Study. Arthritis Rheum. 30, 914–918.

French, H.P., Brennan, A., White, B., Cusack, T., 2011. Manual therapy for osteoarthritis of the hip or knee — A systematic review. Man. Ther. 16, 109–117.

Jones, M.A., Rivett, D.A., 2004. Introduction to clinical reasoning. In: Jones, M.A., Rivett, D.A. (Eds.), Clinical Reasoning for Manual Therapists. Butterworth-Heinemann, Edinburgh, pp. 3–24.

Jordan, J.M., Helmick, C.G., Renner, J.B., Luta, G., Dragomir, A.D., Woodard, J., et al., 2007. Prevalence of knee symptoms and radiographic and symptomatic knee osteoarthritis in African Americans and Caucasians: the Johnston County Osteoarthritis Project. J. Rheumatol. 34, 172–180.

Katz, J.N., Brophy, R.H., Chaisson, C.E., de Chaves, L., Cole, B.J., Dahm, D.L., et al., 2013. Surgery versus physical therapy for a meniscal tear and osteoarthritis. N. Engl. J. Med. 368, 1675–1684.

Nakagawa, T.H., Moriya, E.T., Maciel, C.D., Serrao, F.V., 2012. Trunk, pelvis, hip, and knee kinematics, hip strength, and gluteal muscle activation during a single-leg squat in males and females with and without patellofemoral pain syndrome. J. Orthop. Sports Phys. Ther. 42, 491–501.

Nam, C.W., Park, S.I., Yong, M.S., Kim, Y.M., 2013. Effects of the MWM Technique Accompanied by Trunk Stabilization

12

Exercises on Pain and Physical Dysfunctions Caused by Degenerative Osteoarthritis. J Phys Ther Sci. 25, 1137–1140.

Page, C.J., Hinman, R.S., Bennell, K.L., 2011. Physiotherapy management of knee osteoarthritis. Int. J. Rheum. Dis. 14, 145–151.

Stathopulu, E., Baildam, E., 2003. Anterior knee pain: a long-term follow-up. Rheumatology (Oxford) 42, 380–382.

Takasaki, H., Hall, T., Jull, G., 2013. Immediate and short-term effects of Mulligan's mobilization with movement on knee pain and disability associated with knee osteoarthritis–a prospective case series. Physiother. Theory Pract. 29, 87–95.

Vicenzino, B., Hing, W., Rivett, D.A., Hall, T., 2011. Mobilisation with Movement: the Art and the Science. Churchill Livingstone, Sydney, Australia.

Willy, R.W., Scholz, J.P., Davis, I.S., 2012. Mirror gait retraining for the treatment of patellofemoral pain in female runners. Clin. Biomech. (Bristol, Avon) 27, 1045–1051.

12

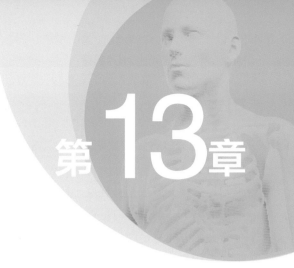

足和踝

引言

踞关节扭伤属于常见的损伤，常在足内翻合并跖屈的活动中发生，约有 40% 的患者会发展为持续性、复发性损伤（Braun，1999；Waterman，Belmont，Cameron，Deberardino & Owens，2010）。其损伤的机制包括踞关节在某种程度上跖屈并内翻的模式，导致下胫腓、距小腿、跗中关节承受过大的压力，在某些情况下甚至累及前足骨关节和支持性软组织结构。压力集中的位置受足部着地接触点、负荷大小和负荷矢量方向对足踞的作用等多因素影响。受损的骨关节及其支持结构范围可能是局部或扩散的。对于跖屈内翻扭伤导致的损伤，常见的可能是下胫腓联合韧带损伤（高位踞扭伤）、前距小腿韧带损伤（传统的踞扭伤）或叉状韧带损伤（低位踞扭伤）（译者注：叉状韧带由跟骰韧带、跟舟韧带组成）。较少见的是距下关节（骨间韧带）及骰骨距骨关节的损伤。在做鉴别诊断时，若发现有高处落下着地的经历，包括背伸、迅速产生的关节内渗出及骨的局部压痛，应该考虑骨折的可能（如距骨顶端、腓骨远端、第五跖骨头），需要做进一步的诊断性检查（如影像学检查）（Brukner，Khan，Blair，Cook，Crossley & McConnell，2012）。而外翻损伤可能会导致三角肌及跟舟韧带断裂，主要表现为踞内侧的体征和症状。局部韧带和关节的损伤在临床上的关键表现包括局部肿胀、受伤韧带及关节处的触诊疼痛，以及在加压试验中有诱发疼痛和不稳定感。需根据临床检查结果来决定 MWM 最适合应用的关节。MWM 通过给某个关节施加徒手的力量来减轻症状，可提供有用的临床推理信息并可作为评估方法，而这与诱发症状的经典方法正好相反。

除了协助踞关节扭伤的评估，动态关节松动术通过系统、快速的方式，有效地重获无痛范围活动度（range of motion，ROM）（证据等级在本章末）。踞关节扭伤后常见的障碍是背伸受限（Green，Refshauge，Crosbie & Adams，2001）。距小腿关节缺少背伸可能是因为距骨有向前位移错误（距骨在跖屈内翻损伤中向前），而这与距小腿关节背伸时距骨应该向后滑动的方向相反（Denegar，Hertel & Fonseca，2002）。背伸受限常无痛，而且更接近于关节僵硬 / 受限，在下楼或下坡类活动中受影响。MWM 对于改善背伸是有效的。在腿部远端施加一个使距骨相对向后滑动的力，用于早期损伤后急性期无负重背伸，逐渐过渡到负重下背伸的治疗。如果背伸时有疼痛，尤其是在负重时，术者需要高度怀疑距骨顶端骨折的可能。有一种特别情况是，无法用一个减轻疼痛的方式进行 MWM，也需考虑骨折的可能。

有一段时间，许多徒手治疗的流派都提出过踞关节会发生轻微的半脱位或位置不良。Mulligan 提出，当踞部遭受到跖屈内翻扭伤时，胫腓前韧带不会断裂，而会对腓骨产生一个向前、向尾部的力（通过韧带在上面的附着点）并在该方向上发生位置不良（Mulligan 2010）。于是，腓骨会比距骨更适合做徒手调整。Mulligan 曾报道，临床上通过施加一个向后、向头部的徒手滑动，让患者重复之前有症状的动作或工作（如内翻、跖屈或背伸）来测试，可以取得非常好的效果。研究证据显示，在一些有慢性踞关节不稳和亚急性踞关节扭伤的人群中，确实存在腓骨向前移位（Hubbard，Hertel & Sherbondy 2006；Hubbard & Hertel，2008）。轻微的位置不良在足部其他关节中也可能发生，如骰骨半脱位综合征，已被多次报道（Matthew & Claus，2013；Mooney & Maffey-Ward，1994；Patterson，2006）。目前普遍推荐用高速低幅手法治疗半脱位，但并没有证据表明这种手法与临床效果有关，而且一些患者可能会认为这种高速手法太过激进。动态关节松动术是一种更温和的方法，在无痛或患者无恐惧下徒手滑动关节，同时维持这种滑动，通过重复之前有症状的动作来测试有效性（如骰骨距面半脱位，将其向背面滑动，然后做之前疼痛的内翻或外翻动作）。MWM 的临床应用的特征是，这项技术是无痛的，并且能够即时重建受限的活动。MWM 的正向反馈可以帮助我们明确诊断并同时指出治疗方案，而不能改善活动和减轻疼痛

13

（负向反馈）提示我们需要停止进行 MWM。这个方法同样可以应用在其他跗骨间关节。

结构性和功能性的不稳是常见的踝足继发损伤。这不是动态关节松动术的绝对禁忌证，结构性不稳要求术者运用柔和的徒手力量复位关节至中立位，并且确保复位动作不会过度。滑动的方向不是不稳定的方向，在多数情况下，应该是与不稳定方向相反的方向滑动。最重要的是，当施予 MWM 时及之后，不应产生恐惧、无力感或不稳定。

在人群中，约 10% 在一生中会遭遇跖筋膜炎问题（Crawford & Thomson，2003），每年此类人群共花费超过 2.5 亿美元来治疗，并且常常难以有效解决。跖筋膜炎的临床上表现为内侧跟骨结节疼痛伴或不伴放射至足底筋膜。通常这种疼痛的典型表现为行走第一步疼痛，也就是早上起床后下地的第一步或从坐了一段时间的椅子上站起时。临床检查会发现内侧跟骨结节触诊疼痛，以及较少见的踝和蹈趾联合疼痛［常要用到绞盘机制试验或杰克试验（windlass mechanism test or Jack's Test）］（McPoil et al.，2008；Jack，1953）。

有越来越多的建议认为，这种临床表现不应该被命名为跖筋膜炎，因为从疼痛的区域及临床试验所提示的疼痛来看，都更像应力性结构导致而非筋膜。例如，在疼痛区域施加直接压力，也同样会对蹈短屈肌、蹈外展肌、足底方肌的内侧头及足底血管和神经施加压力。不仅不容易发现损伤的结构，而且似乎并没有发现炎症的存在，那么以"炎"为后缀并不合适（Lemont，Ammirati & Usen，2003），越来越提倡使用"足底跟痛症"这个名词来描述。

影像学诊断不是常规诊断的要求，而且 X 线检查显示的跟骨骨刺与足跟痛之间的关系还没有完全明确。骨刺常被认为是跟骨上筋膜受到应力导致的。一项对 64 具尸体跟骨进行的组织学、影像学和形态学检查验证了这种想法，结果显示，长有骨刺的骨性结节的对线与筋膜的对线并不一致，而与跟骨负重下受力的力线一致（Li & Muehleman，2007）。另一项纳入 216 名参与者的影像学研究显示，体重超重及足部非正常姿势与骨刺的生长有相关性（Menz，Zammit，Landorf & Munteanu，2008）。将这些研究合并分析可知，骨刺是跟骨受到骨应力后的保护性反应，而与筋膜压力无关。

Mulligan 认为在一些患者中，距下关节理应是足跟痛的原因，而非足底筋膜。他认为距下关节存在错位，并且在临床上做了一系列关节松动治疗之后，以特定的方式进行贴扎是有效的。这些技术都将会在本章中展示（见图 13.19 ～ 13.24）。这样的猜想十分有趣，如果不是足底筋膜受到压力所致，而是因为跟骨受到异常的负荷，那么在某些患者中，距下关节功能异常也许是疼痛的根本原因，所以这种情况下会对关节松动及贴扎有较好的反应。

除了管理踝足损伤后导致的症状之外，动态关节松动术对关节炎引起的疼痛与活动度受限都有作用。例如，蹈趾常是足部疼痛的来源（Thomas et al.，2011），并且与骨关节炎及蹈外翻相关。在这些病例中，第一跖趾关节（metatarsophalangeal，MTP）在负重下的背伸活动常诱发疼痛，且通常在足背侧产生撞击样疼痛。在背伸前施予横向的滑动或旋转，可以显著改善蹈趾疼痛（图 13.36 和 13.37）。

距小腿关节

非负重位前后向滑动改善踝背伸

技术一览

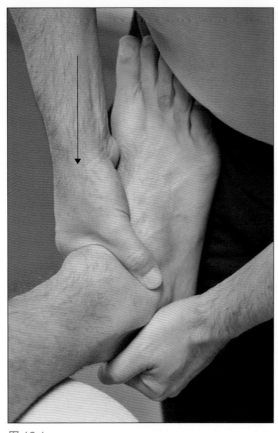

图 13.1
非负重位向后滑动距骨改善踝背伸

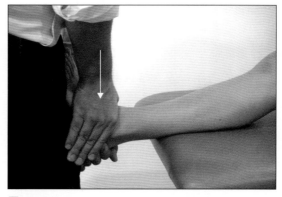

图 13.2
非负重位向后滑动距骨改善踝背伸（侧面观）

- 患者仰卧，踝关节刚好搭在治疗床边缘外。
- 支撑小腿，膝下垫毛巾卷使之轻微屈曲。
- 治疗师一手握住患者足跟，同时另一手的虎口放在距骨的腹侧。双手作用使距骨产生前后向滑动。
- 在维持前后向滑动的同时，患者可以做主动背伸，也可由治疗师引导被动踝背伸。
- 见图 13.1 和 13.2。

13

适应证

踝部疼痛及非负重位踝背伸受限。

姿势

患者	患者仰卧，踝部刚好放在治疗床边缘外。 治疗部位：膝微屈，踝关节接近受限的活动或疼痛即将发生的角度。
治疗师	在治疗床尾面朝患者。 双手接触点：一手握住患者跟骨的后方，另一手的虎口置于距骨的前方。治疗师的大腿支撑住患者足部。

应用指导

- 在实施关节滑动之前，先确认会持续诱发症状的激惹活动（此例中为踝背伸）。
- 轻微屈膝来减少腓肠肌张力。
- 嘱患者放松腿部。
- 通过将跟骨往地面方向拉，同时给距骨施加前后向的压力，来完成距骨前后向滑动。
- 在拉紧关节松弛的部分后，嘱患者在治疗师大腿压力辅助下主动背伸足部，或让治疗师被动进行背伸。
- 当达到了新的无痛活动范围时，嘱患者放松，然后由治疗师通过之前描述的松动术来进一步拉紧关节松弛的部分。
- 此流程需要重复直到没有进一步的改善。
- 重复的次数因改善的具体情况而定，通常为每组重复 6 次，每次治疗 3 ～ 5 组。
- 可以在患者足部环绕一圈治疗带并拉动做进一步加压。

练习指导

可以通过自助治疗辅助完成贴扎。用 1cm 宽无弹性的运动贴布从距骨处开始缠绕到跟骨后下方，形成一圈，再重复 2 层贴布加强。确保是在无负重及踝部处于中立跖屈位下进行贴扎。然后患者站起每组重复 10 次、共 5 组的弓步练习，保持足跟始终接触地面，从而增加踝背伸。训练后移除贴布。

13

备注

- 治疗师确保通过虎口大面积地接触患者的部位是舒适的。技术关键在于避免对踝背侧的肌腱产生挤压。
- 用海绵橡胶垫垫在手与距骨接触的地方。
- 如果小腿在松动过程中产生活动，可以使用徒手治疗带环绕腿部于床上。

注释

sup ly R Talus Post gl MWM DF × 6

sup ly R Talus Post gl MWM DF+OP（therapist）× 6

sup ly R Talus Post gl MWM DF+OP（belt）× 6

13

负重位踝背伸 MWM

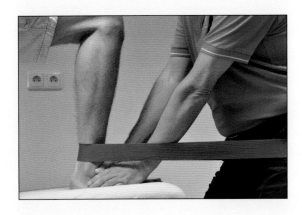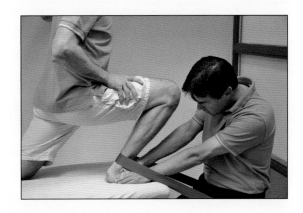

图 13.3

负重位踝背伸 MWM

- 患者站立或跪在治疗床上，弓步向前。
- 用治疗带环绕患者小腿远端，相对于小腿处于正确的角度并绕在治疗师髋部。
- 治疗师用双手虎口固定患者距骨，以防止距骨向前运动。
- 治疗师通过治疗带将患者胫骨向前滑动。患者弓步向前以获得更大的踝背伸角度。
- 见图 13.3。

负重位踝背伸疼痛。

患者	站立或跪位，患腿在前并靠近治疗床尾。 治疗部位：靠近踝背伸受限的角度。
治疗师	面对患者，一腿在前且膝微屈。
手/治疗带接触点	治疗带环绕治疗师髋部，且另一端环绕在患者踝部。治疗师用双手虎口固定距骨前方。

- 先确认踝背伸活动受限并且与患者表现出的体征和症状相关。
- 确保患者能保持平衡和稳定。
- 治疗师固定距骨的同时向前滑动胫骨。
- 同时，患者做前弓步来获得无痛踝背伸角度。
- 在活动过程中，通过治疗带维持滑动的力量，并且确保力的方向与治疗平面平行，即与小腿垂直。
- 患者重复性地做踝背伸至中立位的活动，同时治疗师维持滑动。
- 重复的次数根据治疗进展而定，但通常是每组重复 6 次，每次治疗 3～5 组。

如果不能改善活动度，尝试轻微调整滑动的方向和（或）滑动的力量（例如更多地向内侧或外侧，或伴随膝内旋或外旋）。

 L 1/2 kneel L Tib/Fib belt Ant gl MWM DF × 6（3）
L step st L Tib/Fib belt Ant gl MWM DF × 10（3）

替代/调整

在完全负重和无负重之间可以增加一个阶段，即患者跪于治疗床上且治疗侧下肢在前。一些患者会选择这个姿势，因为以这种方式他们会感觉到更安全。此外，在踝关节扭伤时也可以考虑使用腓骨 MWM 的特殊技术（图 13.11 和 13.12）。

13

跖屈 MWM

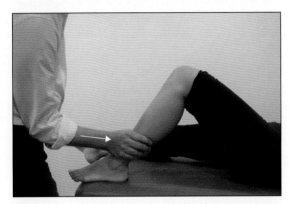

图 13.4A

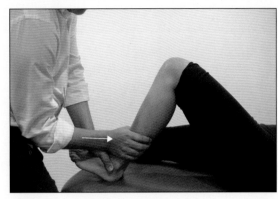

图 13.4B

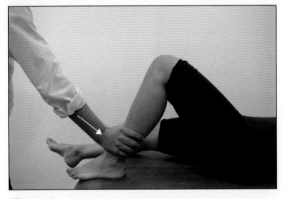

图 13.4C

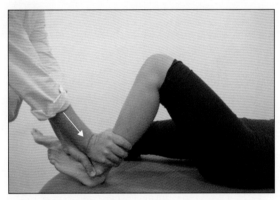

图 13.4D

左踝跖屈 MWM

［胫骨和腓骨向后方滑动。治疗师屈肘接触（图 13.4A 和 13.4B）或伸肘接触（图 13.4C 和 13.4D）］

- 患者仰卧，膝屈曲至 90°，踝处于中立跖屈位，足跟在治疗床尾。
- 治疗师触及胫骨、腓骨远端，用手的尺侧施予一个向后的力。
- 治疗师用另一手的虎口将距骨向前下方拉。
- 见图 13.4。

13

适应证

踝关节跖屈疼痛且活动受限。

姿势

患者	仰卧且屈膝 90°，足跟放在治疗床尾。
治疗部位	踝处于中立跖屈位。
治疗师	面朝患者站立于治疗床尾。
手接触点	治疗师的右手放在患者要治疗的左腿（对侧）：手掌应靠近踝部，跨过胫骨、腓骨，手指环绕小腿。该手的肘部固定于治疗师髋部。 松动（距骨）接触点：用虎口于踝关节下缘抓住距骨。

应用指导

- 在实施关节滑动之前，先确认激惹动作会持续诱发症状（如踝跖屈）。
- 固定手的全手掌跨过胫骨、腓骨，放在踝部近端，四指并拢环绕小腿，从而将胫骨、腓骨向后滑动。治疗师将肘部顶在髋部，以利用身体重量做稳定的向后滑动。这可以有效地锁住踝部，从而不产生任何主动的距小腿跖屈。
- 治疗师用松动手的虎口抓住距骨并向前拉。拇指和手指应立即远离踝关节。
- 如有需要可在胫骨或腓骨上施加更多的压力来获得疗效。
- 保持小腿固定，向前下方滚动距骨来跖屈踝部（轻微调整方向也许有用）。
- 重复的次数根据治疗进展而定，但通常每组重复 6 次，每次治疗 3 ～ 5 组。

练习指导

本技术无法自助完成。

13

备注

- 治疗师给胫骨、腓骨向后最大的滑动非常重要。如果成功拉紧松弛的部分，就不会产生距小腿关节的跖屈。
- 治疗师应避免使用手指屈曲的方式来握住距骨并进行松动，因为这会使患者产生不适感。治疗师应使用蚓状抓握抓住距骨。
- 确保通过虎口大面积的接触患者踝部，手的摆位应保证患者舒适。避免挤压踝背侧的肌腱。如果调整手的位置不能改善舒适度，可以使用海绵橡胶垫垫在手与距骨接触的地方。
- 避免用松动侧手的尺侧对足前方施加压力。
- 确保对侧手用于胫骨、腓骨的滑动（例如治疗师的右手会固定患者左侧的胫骨、腓骨）。如果错误地用手固定，则接触点会落在胫骨上。
- 距小腿关节前抽屉试验阳性是此技术的禁忌证，而这在踝关节跖屈 – 内翻扭伤中很常见。

注释

 long sit R Talus Ant gl-roll MWM PF × 6（3）

替代 / 调整

　　如果踝跖屈的无痛范围没有即时改变，那么可以稍微改变距骨松动的方向。可以通过在足跟下垫沙袋来达到进一步的跖屈活动度。

下胫腓关节——踝扭伤

非负重位腓骨 MWM 增加踝背伸和（或）足内翻

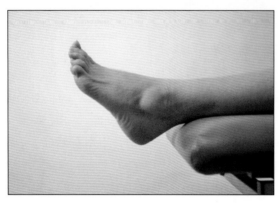

图 13.5

非负重位远端腓骨后方 MWM，起始位置

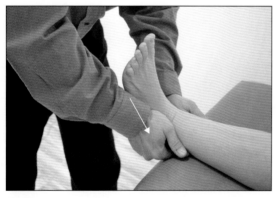

图 13.6A

非负重位远端腓骨后方 MWM 伴主动踝背伸和加压

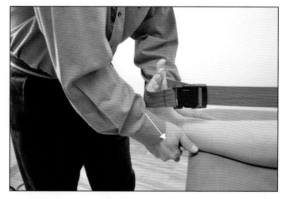

图 13.6B

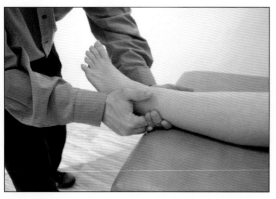

图 13.7A

非负重位远端腓骨后方 MWM 治疗师手的摆位

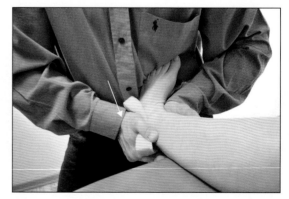

图 13.7B

13

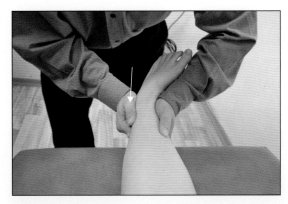

图 13.8

远端腓骨非负重位 MWM 伴随主动足内翻

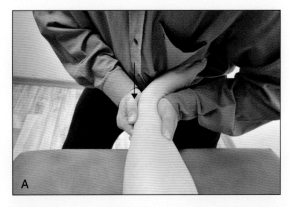

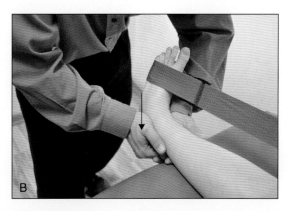

图 13.9

利用治疗带或治疗师的身体进行远端腓骨非负重位 MWM 伴主动足内翻和加压

- 患者仰卧，足踝放在治疗床尾外。
- 对腓骨远端施以后侧、外侧和头向联合方向的滑动。
- 患者主动做踝背伸或足内翻。
- 如果无症状，可在活动终末端进一步加压。
- 见图 13.5 ～ 13.9。

适应证

踝关节扭伤后踝外侧疼痛。

慢性踝关节不稳。

13

姿势	
治疗部位	患者仰卧，足踝置于治疗床尾边缘（图 13.5）。
手接触点	治疗师站在治疗床尾并靠在患者足部。
	一手向后内方固定患者胫骨，同时将另一手大鱼际隆起置于外踝的前下方（图 13.6A）。

应用指导

- 在实施关节滑动之前，先确认激惹动作会持续诱发症状（如踝背伸或跖屈／内翻）。
- 一手于踝内侧和跟腱周围固定胫骨。
- 松动侧手用第一掌指关节及腕尺偏动作来斜向后侧、外侧、头向方向滑动腓骨。
- 可以用海绵橡胶垫来获得最大的舒适度（图 13.7B）。
- 在保持腓骨松动的同时，向之前活动受限或疼痛的方向活动踝部（图 13.6～13.8）。
- 若可以达到无痛活动范围，用治疗师的腹部、髋部或患者握住治疗带辅助进一步加压（图 13.6B 和 13.9）。
- 每组重复 6～10 次，每次治疗 3～5 组，但仅限于施予滑动时没有疼痛反应发生的关节活动度内。
- 在撤去外侧滑动力之前回到中立位置。

备注

- 确保做腓骨滑动时，患者的足部应产生明显的外翻／旋前活动。如果没有产生，通常是因为滑动的方式错误或手的接触点错误。
- 如果疼痛没有消除，调整腓骨滑动的方向。
- 在一次治疗中，所做尝试不能超过 4 次，如果次数过多又不能缓解疼痛可能会加重症状。
- 因该区域对触碰很敏感，推荐使用海绵橡胶垫。
- 最重要的是，在腓骨上进行直接的骨性接触以降低软组织的敏感性。
- 区分触痛和动作诱发疼痛很重要。后者在一些活动中（如背伸、跖屈、内翻）需要监控，但两者在整个技术应用中都重要。
- 该技术在内翻踝扭伤后有症状的患者身上都可试用。如果无效，探索其他的 MWM 以排除其他可能的结构损伤，例如距小腿关节、跟骰关节及第五跖骨底周围的关节。

13

- 在急性期，联合 MWM 以及休息、冰敷、加压、抬高方法，下一节会介绍踝关节贴扎。
- 患者反映，反复性踝扭伤在运动前进行这种治疗方式联合贴扎，可以获得疗效。
- 在表现为功能性不稳和疼痛（例如非结构性不稳但主诉无力和主观不稳）的患者中，通常有长时间站立和抵制康复的情况。这种治疗方法，尤其联合贴扎的应用，似乎可以在临床上有效地减少主观不稳定感、无力感及在使用踝关节时的自信缺乏。

注释

long sit L Inf Fib Post-sup gl MWM Inv × 6

long sit L Inf Fib Post-sup gl MWM PF/Inv × 6（3）

long sit L Inf Fib Post-sup gl MWM DF+OP（belt）× 10（3）

pr ly R Inf Fib Ant gl MWM Ev × 6

替代 / 调整

通常在更急性的踝损伤中，最好优先治疗动作最受限的活动。踝背伸对于负重功能最重要，所以应该尽可能快地改善。

如果腓骨远端的敏感性致使无法在无痛的方式下使用该技术，那么此技术就不适合采用。腓骨贴扎也许更舒适，并且患者的疼痛和活动可以获得显著的改善。

技术的进阶可以从无负重到部分负重（脚在椅子上，图 13.11），最后是完全负重（图 13.12）。

如果腓骨的向后复位加重疼痛或患者描述相反的损伤机制（例如外翻扭伤），那就应该尝试腓骨向前滑动，因为在一项单个案例研究中，这种方法可以获益（Woodman，Berghorn，Underhill & Wolanin，2012）（图 13.10）。

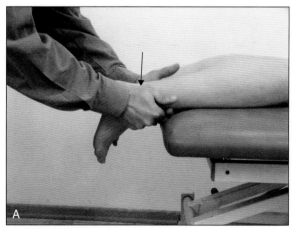
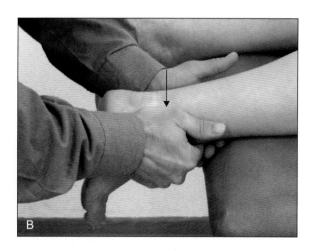

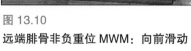

图 13.10

远端腓骨非负重位 MWM：向前滑动

负重位腓骨 MWM 增加背伸

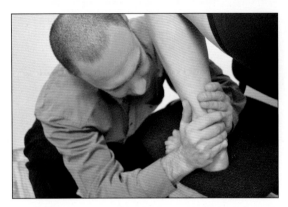

图 13.11

足部放在椅子上全负重位远端腓骨 MWM

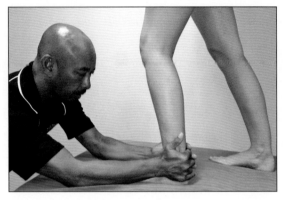

图 13.12

足部放置在椅子或治疗床上，部分负重位远端腓骨 MWM

- 患者在治疗床上前后分腿站立。
- 治疗师用一手固定患者胫骨后方。
- 治疗师用大鱼际接触腓骨远端（外踝）并握住踝部。
- 治疗师向后外侧滑动腓骨。
- 患者弓步向前达到踝背伸，确保双足均等负重，而不是过分前倾。
- 见图 13.10 ～ 13.12。

13

适应证

负重下踝关节背伸疼痛。

姿势

患者	前后分腿站在椅子上（部分负重）或治疗床上，患侧腿在前。 治疗部位：靠近踝背伸极限位。
治疗师	面朝患者分腿站立，膝微屈；或跪在椅子上。
手 / 治疗带接触点	固定手：患者放在小腿远端，在内侧环绕内踝和跟腱。 滑动手：大鱼际隆起罩在患者外踝远端。

应用指导

- 在实施关节滑动之前，先确认激惹动作会持续诱发症状（如踝背伸）。
- 治疗师一手环于内踝和跟腱固定胫骨。
- 松动侧手用第一掌指关节及腕尺偏动作来斜向后侧、外侧、头向方向滑动腓骨。
- 可以用海绵橡胶垫来获得最大的舒适。
- 保持腓骨远端松动的同时，朝之前活动受限或疼痛的方向活动踝部。
- 每组重复 6～10 次，每次治疗 3～5 组，但应用仅限于滑动时没有疼痛反应的关节活动范围。
- 在撤去腓骨滑动力之前回到中立位。

备注

如果活动没有改善，尝试轻微调整滑动方向和（或）活动力量（例如更向内或外，或伴随膝内旋或外旋）。

注释

 st L Foot on chair L Inf Fib Post-sup gl MWM DF × 6（3）

st L Inf Fib Post-sup gl MWM DF × 10（3）

13

腓骨贴扎

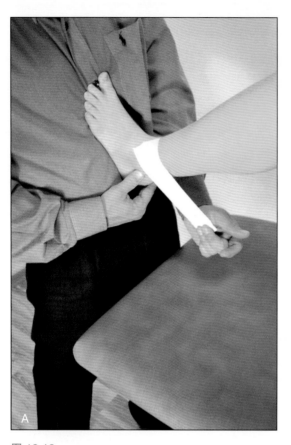

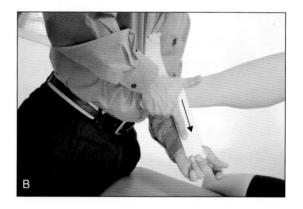

图 13.13
腓骨 MWM 贴扎

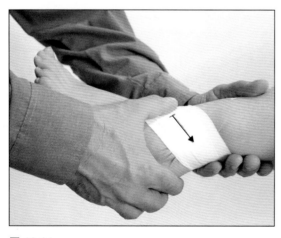

图 13.14
腓骨 MWM 贴扎方向

13

- 患者仰卧，治疗师用身体支撑足部，并处于踝中立位。
- 用 5cm 宽的贴布，从腓骨前 2cm、靠近外侧踝尖 1cm 处开始。
- 腓骨滑动的同时，斜向旋转贴布环绕小腿。
- 贴扎止于胫骨前方。
- 见图 13.13 和 13.14。

适应证	

踝关节扭伤后外踝疼痛。
慢性踝关节不稳。

姿势	
患者	患者仰卧，足部休息靠在治疗师身上。
治疗部位	踝中立位。
贴扎方向	从腓骨前方开始，斜向后、向上转，绕于小腿下部。
贴扎应用	开始于腓骨前 2cm，距外踝尖 1cm。贴扎时进行并维持腓骨滑动（图 13.13 和 13.14）。

贴扎指导	

- 用 30 ～ 50mm 宽无弹性的运动贴布，具体选择哪种取决于踝关节的大小。
- 贴扎开始于腓骨前并向近端旋转。
- 用一手把贴布向地面拉，同时另一侧手施予腓骨滑动。
- 保持滑动，拉住贴布环绕小腿并止于胫骨前。
- 确保贴布的始端、尾端之间留有空隙。
- 皮肤的褶皱是很难避免的，有些人很重视，但不管怎样，皮肤上的贴布张力升高，以及潜在的皮下组织和骨的压迫区域，要最大限度减少褶皱的发生。
- 在贴扎前检查皮肤敏感性。
- 告知患者潜在的皮肤刺激性。如果出现过敏症状（皮肤瘙痒、灼烧感或其他症状），应立即将贴布撕除。
- 在同一个部位贴扎 2 层，每层都使用相同的张力，以期达到最佳效果。

13

备注

- 为了保证足部的血液循环，确保贴布的始端和尾端之间有空隙。
- 如果做腓骨向后滑动会诱发疼痛，而且反向动作有效，尝试将腓骨朝相反方向进行贴扎（Woodman et al.，2012）。
- 在急性期，当一些患者有触痛不能进行 MWM 时，可逐渐采用贴扎进行治疗。
- 需要进行本体感觉训练的患者，通常会感觉贴扎后再运动会更安全。

注释

L Inf Fib Post-sup gl Tape

L Inf Fib Ant gl Tape

13

距下关节

外侧和内侧滑动

技术一览

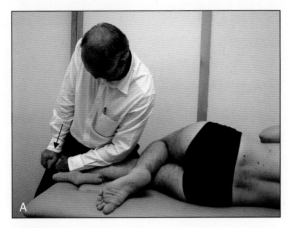
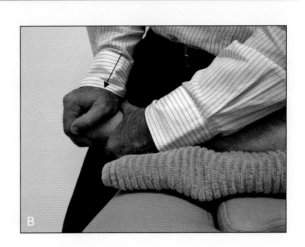

图 13.15
距下关节外侧滑动

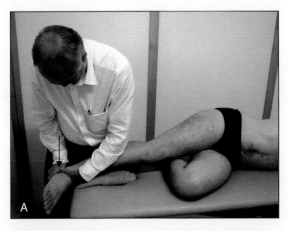
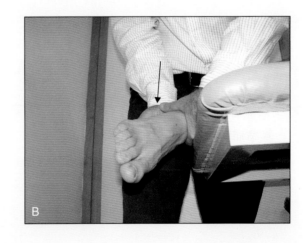

图 13.16
距下关节内侧滑动

- 对于外侧滑动，患者侧卧，治疗侧下肢在下，足部放在床边。
- 治疗师一手固定距骨，同时相对于距骨斜向松动跟骨。
- 松动应该朝向足趾。
- 对于内侧滑动，患者侧卧治疗，下肢在上。松动的描述如上，但是在距下关节朝相反方向进行。
- 见图 13.15 和 13.16。

13

适应证

因跖筋膜炎或足跟骨刺和距下不稳定所表现出的足底或足跟疼痛。

姿势

患者	侧卧位,外侧滑动则患侧在下,内侧滑动则患侧在上。髋膝屈曲处于稳定位置。
治疗部位	足部中立跖屈位,指向地面方向。
治疗师	治疗师面朝患者的足部。
手接触点	固定手:一手环绕小腿 / 距骨固定踝关节和距骨。 松动手:大鱼际隆起包住跟骨,并直接朝地面方向施予作用力。

应用指导

- 将患者的足部跨于治疗床边,脚趾朝向地面。
- 近端手于踝关节和距骨处固定小腿远端,前臂跨过患者的胫骨。
- 用手掌包住足跟,朝脚趾方向斜向前 45° 做松动。
- 根据需要在腿与床之间放置毛巾来保持舒适度。
- 确保是滑动的动作而非物理上的内翻或外翻。
- 滑动需要维持 60 秒并重复 5 次,可在内侧、外侧滑动及距下关节滚动技术之间进行选择。
- 在成功完成松动后,朝旋前方向贴扎跟骨(图 13.23)。
- 给患者提供合适的训练方案以保持距下关节所获得的关节活动度。方案包括患者坐位下,膝关节屈曲 90° 进行后足旋转活动。

备注

确保固定手与患者足跟有大面积接触,并且不会因为同时按压到跟骨和距骨而限制了距下关节活动。

13

注释

R s ly R Subtalar Lat gl GIV × 5

L s ly R Subtalar Med gl GIV × 5

pr ly R Subtalar Lat gl GIV × 5

pr ly R Subtalar Med gl GIV × 5

替代 / 调整

　　另一种可选的起始位置是患者俯卧位（图 13.17 和 13.18），踝部放在治疗床外。治疗师的固定手握住小腿和距骨，同时另一手放在跟骨内侧并进行内侧和外侧滑动。

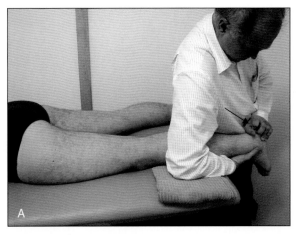

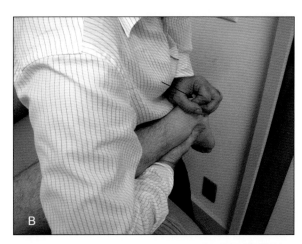

图 13.17
俯卧位距下关节外侧滑动

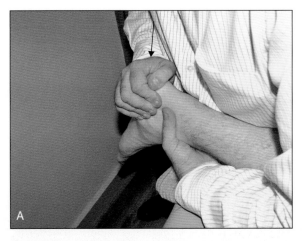

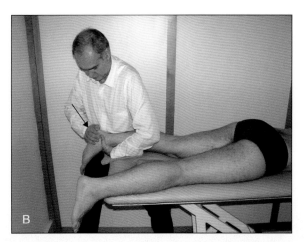

图 13.18
俯卧位距下关节内侧滑动

13

距下关节滚动

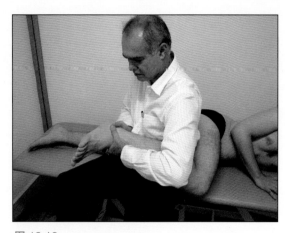

图 13.19

侧卧位距下关节滚动技术

- 患者侧卧位。
- 屈髋屈膝近 90°。
- 患者的大腿靠着治疗师的背部。
- 治疗师抓住并稳定患者距骨前侧,同时另一手的虎口抓住跟骨。
- 由治疗师施加一个长轴牵引力,使跟骨可以向前和向后滚动,做背伸或跖屈的动作。跖屈仅仅是回到起始位置,而不是全范围的跖屈。
- 见图 13.19。

13

适应证	
跖筋膜炎、足跟骨刺、足跟疼痛和一般的距下关节活动不足。	

姿势	
患者	侧卧位，屈髋屈膝 90°（图 13.19）。
治疗部位	踝跖屈中立位。
治疗师	治疗师坐于治疗床一侧，背对患者，面向患者足部。
手接触点	治疗师将一手虎口放在患者距骨前，另一手虎口放在跟骨后。

应用指导	

- 患者的大腿靠着治疗师的背部，在距下关节处施加一个长轴牵引的力。
- 一手的虎口稳定大腿前侧，另一手的虎口置于跟骨的后侧。
- 维持牵引力，保持距骨持续受力的同时，治疗师通过在踝关节背伸和跖屈活动中滚动跟骨来对跟骨进行松动（图 13.20）。

注释	

- 确保手可以大面积接触患者，避免压到其他结构造成压痛。
- 这项技术常有一些可耐受的摩擦感。如果引起极度不适或疼痛，应立即停止操作。

注释	

L s ly R Subtalar Rock GIII × 60sec

pr ly R Subtalar Rock GIII × 60sec

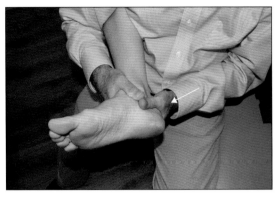

图 13.20

向上

替代 / 调整

此技术另外一种体位是患者呈俯卧位，屈髋屈膝 90°（图 13.21）。

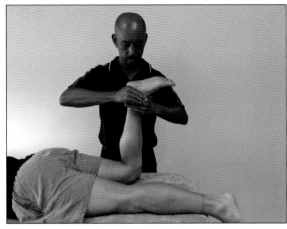

图 13.21

俯卧位距下关节滚动

距下关节滚动——家庭练习

适应证	
足底筋膜炎、足跟骨刺、足跟痛和一般的距下活动减少。	

姿势	
患者	坐位，患侧腿搭在健侧腿上、踝在膝或大腿上处于休息位。
自我滑动描述	患者用一手虎口抓住距骨前侧，另一手虎口抓住跟骨后。

应用指导

- 患者在距下关节处施加长轴牵引的力来分离关节。
- 维持牵引力，患者将跟骨向上向前推动，距骨在跟骨上产生滚动。然后撤去跟骨上的力，让距骨回到初始位（图 13.22）。

备注

- 这个姿势也可以从向内和向外的方向来松动距骨（自助治疗）。
- 需要向患者清楚展示距下关节的斜轴，因为这和解剖上的向内和向外方向成一定斜角，这样他们可以在合适的治疗平面施加适当的力。

注释

sit L Subtalar self Rock GIII × 60sec

sit L Subtalar self Med gl/Lat gl GIII × 60sec

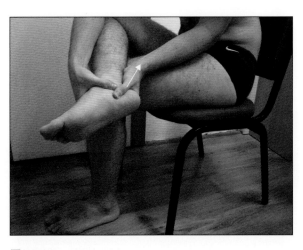 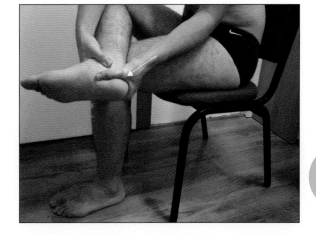

图 13.22

自助治疗的家庭练习：向上和向下的运动

足底筋膜炎 / 足跟疼痛贴扎

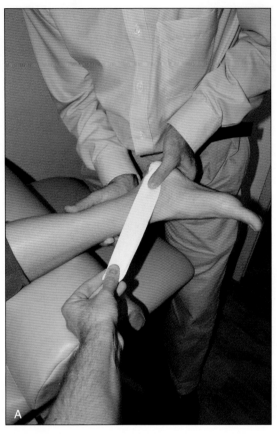

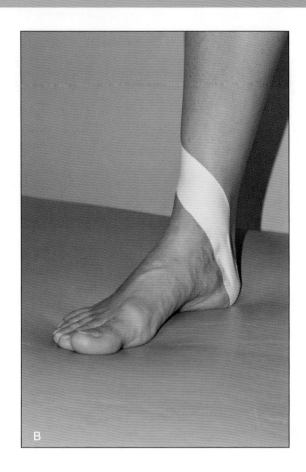

图 13.23

足底筋膜炎贴扎

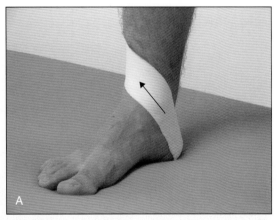

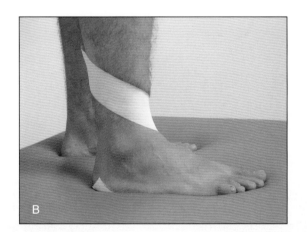

图 13.24

多视角展示

- 患者侧卧。
- 踝悬于治疗床上。
- 固定胫骨远端。
- 跟骨被动外旋和旋后。
- 保持此姿势开始贴扎。
- 见图 13.23 和 13.24。

适应证	
足底疼痛（在跟骨结节的位置）。	
姿势	
患者	仰卧位，上肢置于治疗床上并给予充分的支撑。
治疗部位	足跟骨放在床外。
治疗师	以面朝患者头部方向来接触患侧跟骨。
手接触点	固定手：接近头部的手置于胫骨内下侧 接近尾部的手置于足跟后，并贴上贴布。 用示指和第三指将跟骨固定在外旋位并维持住。治疗师助手将贴布斜向上缠绕在患者小腿上来维持这个姿势（图 13.23）。在第一层贴布上再加一层贴布以加强固定。

应用指导

- 在使用贴布之前，先确认激惹动作会持续诱发症状（本例中为起身后第一步、走路或站立时疼痛）。
- 使用 30mm 宽无弹性的运动贴布。
- 在使用之前检查患者皮肤敏感性。
- 告知患者潜在的皮肤刺激性。
- 如果出现过敏症状（皮肤瘙痒、灼烧感或其他症状），应立即将贴布撕除。
- 先固定好足跟后侧，再贴贴布。
- 使跟骨处于外旋位并维持。
- 助手朝小腿方向向上贴扎第一条贴布。
- 为更加有效地固定，需要在第一层上再贴一层贴布。
- 让患者站起并活动，观察其是否在行走时有困难，但需要保持无痛。
- 贴扎需要保持 48 小时，然而由于贴布时会造成运动困难，必要时可以再贴一次贴布（例如在一天结束时）。
- 贴扎是治疗的一部分，与距下关节松动及运动训练一起进行，需使用 1 ～ 2 周。

备注

- 确保固定手能大面积接触患者而不会压到胫骨的内下侧造成压痛。
- 确保贴布的方向是斜向的。
- 在贴布固定好之前，不要放开维持的外旋位。
- 让患者站起并缓慢行走，因为一开始贴布他们会觉得不适应。贴扎必须是舒适且无痛的。

注释

 R Calc ER Tape

13

跗骨——跗中关节

内侧——楔骨 / 足舟骨

楔骨于舟骨上背侧和（或）跖侧 MWM

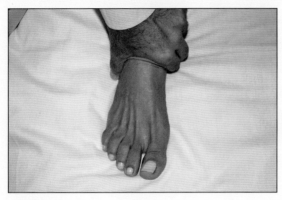

图 13.25A

内侧楔骨于足舟骨上 MWM：近端手的放置

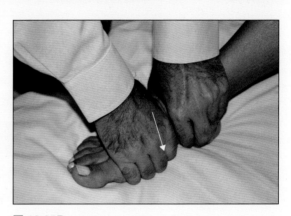

图 13.25B

内侧楔骨于足舟骨上 MWM：远端手的放置

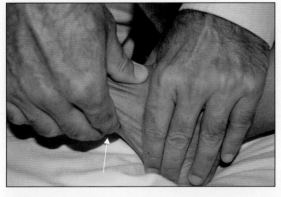

图 13.26

内侧楔骨于足舟骨上 MWM：另一种手的放置方法

- 患者仰卧伸膝，足处于中立位。
- 用近端手稳定足舟骨。
- 用远端手进行背侧或跖侧方向滑动楔状骨。
- 当维持无痛范围滑动时，患者主动将足内翻或外翻。
- 见图 13.25 和 13.26。

适应证

在中足运动时，足内侧疼痛（通常在内翻或外翻时）。

13

447

姿势	
患者	仰卧位，腿伸直。
治疗部位	足放松中立位。
治疗师	靠近患侧足部站立。
手接触点	固定手：见图 13.25A。 近端手的整个手掌通过虎口置于舟骨结节上。示指在足舟骨跖侧，拇指在其背侧。 滑动手：见图 13.25B。 远端手的整个手掌通过虎口置于楔骨上，示指在楔骨跖侧；或者可以将拇指放在楔骨背侧，示指放在跖侧（图 13.26）。

应用指导

- 在实施关节滑动之前，先确认激惹动作会持续诱发症状（例如内翻或外翻）。
- 在楔舟关节进行背侧或跖侧的滑动。
- 确保双手尽可能靠近，但仍然保持双手之间的距离留有关节线的空间。
- 维持背侧或跖侧滑动的同时，让患者重复可诱发症状的动作。
- 如果疼痛没有完全缓解，可以对滑动的方向和力的大小进行轻微的调整。
- 每组重复 6 ～ 10 次，每次治疗进行 3 ～ 5 组。

备注

- 确保双手尽可能靠近，但仍然保持双手之间的距离留有关节线的空间。
- 在负重姿势下，患者的姿势会从仰卧位变为站立位，在此之前，需要确保进行了背侧滑动（为适应负重姿势，手的握持需要调整）。

注释

sup ly R Med Cuneiform on Navicular Post gl MWM Inv × 3

sup ly R Med Cuneiform on Navicular Ant gl MWM Inv × 6（3）

sup ly R Med Cuneiform on Navicular Post gl MWM Inv+OP（belt）× 6（3）

sup ly R Med Cuneiform on Navicular Post gl MWM Ev × 3

替代 / 调整

如果向背侧或跖侧 MWM 没有使症状完全缓解，可增加楔骨内旋或外旋动作。

如果向背侧或跖侧方向施行 MWM 使症状减轻，可贴扎楔舟关节。

13

楔骨 / 足舟骨的内侧及跖侧滑动贴扎
见图 13.27 ～ 13.29。

适应证

当治疗师进行跖侧或背侧方向滑动时，足内侧疼痛有显著改善者。

贴扎方向	第一条贴布：近端，在足舟骨上，沿着徒手滑动有效的方向贴扎（图 13.27A）。 第二条贴布：远端，在楔骨上，沿着徒手滑动有效的方向贴扎（图 13.28）。
贴扎应用	*对背侧滑动* 第一条贴布：从足舟骨的跖侧开始，跨过跖筋膜，止于足底。 第二条贴布：从中足底内侧开始，至邻近内侧楔骨的位置，再跨过中足背侧并止于足背（图 13.27A 和 13.28）。 若为跖侧滑动，则贴扎顺序相反（图 13.29A 和 13.29B）。

贴扎指导

- 贴布宽度取决于患者的体形，常用宽度为 20mm。
- 皮肤的褶皱很难避免，注意在皮肤上的贴布张力增加点，以及潜在的皮下组织和骨的压迫区域，要最大限度减少褶皱。
- 在贴扎前检查皮肤敏感性。
- 告知患者潜在的皮肤刺激性。如果出现过敏症状（皮肤瘙痒、灼烧感或其他症状），应立即将贴布撕除。
- 在同一个部位贴扎 2 层，每层都使用相同的张力，以期获得最好的效果。

注释

R Med Cuneiform on Navicular Ant gl Tape

R Med Cuneiform on Navicular Post gl Tape

R Med Cuneiform Ant gl/Navicular Post gl Tape

R Med Cuneiform Post gl/Navicular Ant gl Tape

13

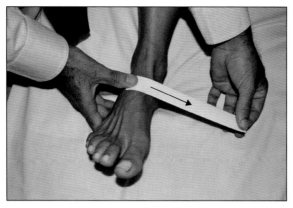

图 13.27A

足舟骨上的第一条贴布，从背侧到跖侧，产生背侧滑动

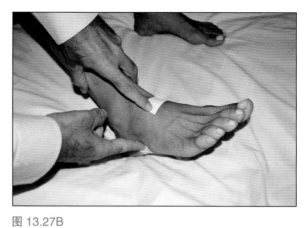

图 13.27B

贴扎的起点和止点

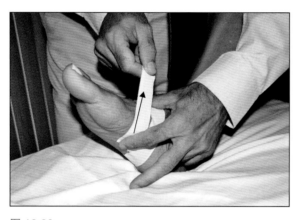

图 13.28

第二条远端贴布，从楔骨跖侧到背侧，产生背侧滑动

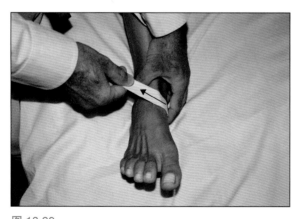

图 13.29

反向贴布产生足舟骨和楔骨的跖侧滑动

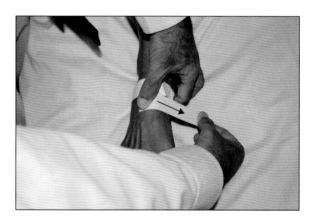

外侧——第五跖骨 / 骰骨
第五跖骨于骰骨上向足背侧或跖侧滑动

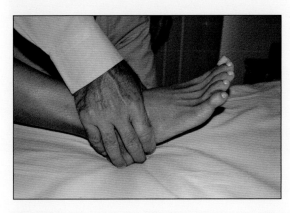

图 13.30

第五跖骨于骰骨上向足背侧或跖侧 MWM，治疗师手的放置

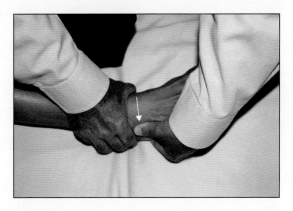

图 13.31

第五跖骨于骰骨上向足背侧或跖侧 MWM

- 患者取长坐位，伸膝，足部放松于中立位。
- 治疗师用近侧手固定患者骰骨。
- 远侧手向足背侧或足底方向滑动第五跖骨。
- 保持滑动时，让患者做中足的内翻或外翻。
- 见图 13.30 和 13.31。

适应证

足外侧内翻或外翻疼痛。

姿势

患者	长坐位，腿伸直。
治疗部位	足部放松置于中立位。
治疗师	站在患足内侧。
手接触点	固定手：虎口放在足背施力，拇指放在舟骨结节上，示指放在骰骨底部（图 13.30）。 滑动手：拇指置于第五跖骨背侧，示指放在第五跖骨跖侧（图 13.31）。

应用指导

- 在实施关节滑动之前，先确认激惹动作会持续诱发症状（对于中足的活动，一般来说是内翻和外翻）。
- 当松动手对第五跖骨–骰骨关节进行背侧或足底侧滑动时，治疗师用固定手固定患者骰骨。
- 保持滑动的同时，让患者重复诱发症状的动作。为了保证治疗时无痛，可以对滑动的方向和力的大小进行轻微的调整。
- 每组重复 6～10 次，每次治疗重复 3～5 组。

备注

使固定手和滑动手之间的距离尽可能小，但接触位置不能越过关节线。

注释

long sit R 5th MT on Cuboid Post gl MWM Inv × 3

long sit R 5th MT on Cuboid Ant gl MWM Inv+OP（belt）× 6（3）

long sit R 5th MT on Cuboid Post gl MWM Ev × 10

long sit R 5th MT on Cuboid Ant gl MWM Ev+OP（belt）× 10（3）

替代 / 调整

如果没有达到活动过程中无痛，可以尝试将第五跖骨相对于骰骨做内旋或外旋。

第五跖骨于骰骨上的背侧 / 跖侧方向贴扎
背侧滑动：贴扎

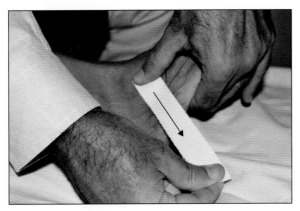

图 13.32
第五跖骨于骰骨上的背侧滑动贴扎，第一条贴布，从背侧到跖侧

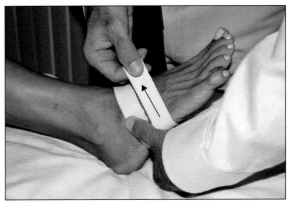

图 13.33
第五跖骨于骰骨上的背侧滑动贴扎，第二条贴布，从跖侧到背侧

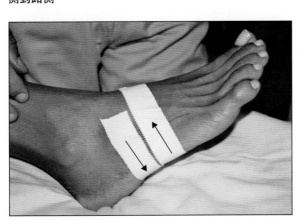

图 13.34
第五骰骨贴扎

适应证

当治疗师进行足背侧或跖侧的滑动时，足外侧疼痛明显改善（图 13.32 ～ 13.34）。

贴扎方向	第一条贴布：近端，在骰骨上，从背侧到足底（图 13.32）。 第二条贴布：远端，在第五跖骨上，从足底到足背侧（图 13.33）。 对于跖侧的滑动，则贴扎顺序相反。
进行贴扎	第五跖骨沿足背侧滑动 第一条贴布：在骰骨背侧开始，跨过足底筋膜，置于足内侧。 第二条贴布：开始于第五跖骨的足底侧，跨过中足背侧，置于足内侧面（图 13.33）。 进行沿跖侧的滑动时，保留贴布。

贴扎指导

- 贴布宽度取决于患者的体形，常用宽度为 20mm。
- 皮肤的褶皱很难避免，注意在皮肤上的贴布张力增加的点，以及潜在的皮下组织和骨的压迫区域，要最大限度减少褶皱。
- 在贴扎前检查皮肤敏感性。
- 告知患者潜在的皮肤刺激，如果出现了过敏症状（皮肤瘙痒、灼烧感或其他症状），应立即撕除贴布。
- 在同一部位贴扎 2 条，每条都使用相同的张力，以期获得最好的效果。

注释

R 5th MT on Cuboid Ant gl Tape

R 5th MT on Cuboid Post gl Tape

R 5th Ant gl/Cuboid Post gl Tape

R 5th Post gl/Cuboid Ant gl Tape

内翻和外翻时跖骨的 MWM

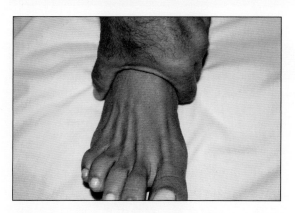

图 13.35A

第一跖骨 MWM，治疗师固定手的放置

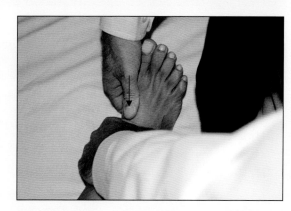

图 13.35B

第一跖骨 MWM，从内翻到外翻

- 患者仰卧位，伸膝，足置于中立位。
- 治疗师站在患足侧，用固定手稳定楔骨和骰骨。
- 用拇指和示指沿前后向或后前向滑动第一跖骨。
- 维持滑动时，患者做内翻或外翻动作。
- 见图 13.35。

13

跖骨间关节疼痛与活动受限

适应证	
内翻或外翻动作时，跖骨区域处疼痛。	

姿势	
患者	仰卧位，伸膝，足置于中立位。
治疗部位	放松，足置于中立位。
治疗师	靠近患足外侧站立。
手接触点	固定手：整个手掌的虎口置于足背，示指放在第一楔骨内侧，拇指置于骰骨外侧（图 13.35A）。 滑动手：见图 13.35B。拇指的掌侧放在第一跖骨上，其他手指置于足底。

应用指导

- 在实施关节滑动之前，先确认激惹动作会持续诱发症状（例如内翻或外翻）。
- 跨过跖骨与楔骨间关节进行沿背侧或跖侧的滑动。
- 维持向背侧或跖侧滑动的同时，让患者重复诱发症状的动作。
- 每组重复 6 ～ 10 次，每次治疗重复 3 ～ 5 组。

备注

- 首先确保双手尽可能地靠近关节面，但要保证关节活动不受影响。
- 可以在其他跖骨与楔骨间关节应用类似的 MWM。
- 这些技术也可以应用在其他跖骨痛或莫顿神经瘤等治疗上。

注释

long sit R 1st MT on Med Cuneiform Ant gl MWM Inv × 3

long sit R 1st MT on Med Cuneiform Post gl MWM Inv+OP（belt）× 6（3）

long sit R 1st MT on Med Cuneiform Ant gl MWM Ev+OP（belt）× 10

long sit R 1st MT on Med Cuneiform Post gl MWM Ev × 10（5）

13

跛趾

伴屈伸的徒手向内滑动 MWM

- 患者仰卧位，下肢放松。
- 双手拇指在内侧稳定第一跖骨的远端，示指放在第一趾骨底近端的外侧。
- 向内侧滑动近端趾骨。
- 当维持滑动时，患者主动伸展跛趾。
- 如果没有疼痛的话可以进一步施加压力。
- 见图 13.36 ～ 13.38。

跛趾：屈伸时疼痛或活动受限
第一跖趾关节内侧滑动

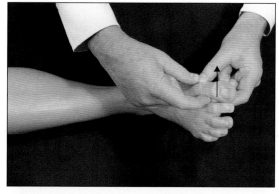

图 13.36
改善屈伸的第一跖趾关节内侧滑动（起始位置）

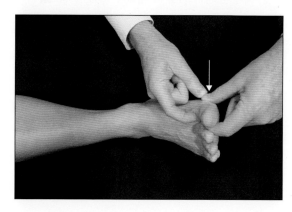

图 13.37A
第一跖趾关节内侧滑动伴伸展

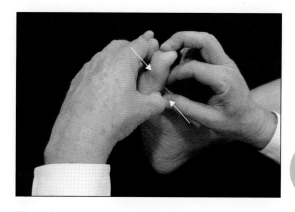

图 13.37B
第一跖趾关节内侧滑动伴加压

13

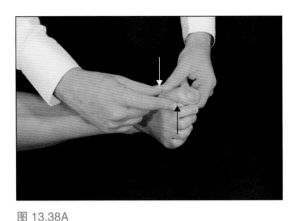

图 13.38A

第一跖趾关节内侧滑动伴屈曲

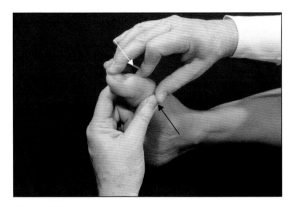

图 13.38B

第一跖趾关节内侧滑动伴加压

第一跖趾关节在屈伸时疼痛。

姿势

患者	仰卧位，伸膝，足置于中立位。
治疗部位	跖趾关节置于中立位。
治疗师	站在患足的内侧。
手接触点	双手拇指都置于第一跖骨顶端的内侧，两示指远节指骨的桡侧缘都放在趾骨近端的外侧。

应用指导

- 在实施关节滑动之前，先确认激惹动作会持续诱发症状（经常是伸展诱发症状多于屈曲）。
- 近节趾骨向内侧滑动，并要求患者根据活动受限的角度尽可能地伸展（或屈曲）踇趾。如果没有疼痛，在活动末端进一步施加压力。

备注

- 第一跖趾关节线比虎口更靠近近端，确保拇指和示指尽可能靠近关节面，并且不能阻碍关节移动。
- 如果应用该技术能明显改善症状，可以使用贴布进一步巩固（图 13.44）。

13

注释

long sit R 1st MTP Med gl MWM E × 6（3）

long sit R 1st MTP Med gl MWM F × 6（3）

long sit R 1st MTP Med gl MWM E+OP（tape）× 6（3）

long sit R 1st MTP Med gl MWM F+OP（therapist）× 6（3）

替代 / 调整

可以在负重的姿势下运用这些技术。

13

伴屈曲／伸展的徒手外旋／内旋 MWM

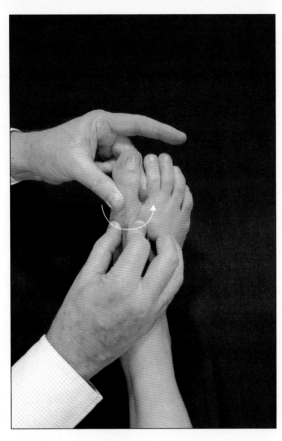

图 13.39
第一跖趾关节内旋 MWM 起始位置

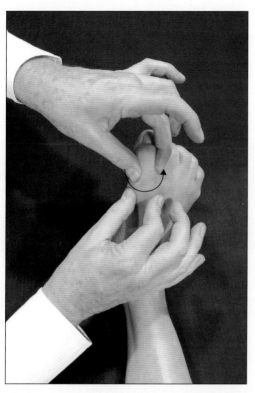

图 13.40

第一跖趾关节内旋 MWM 伴主动屈曲加压

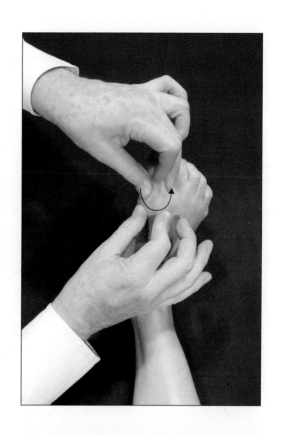

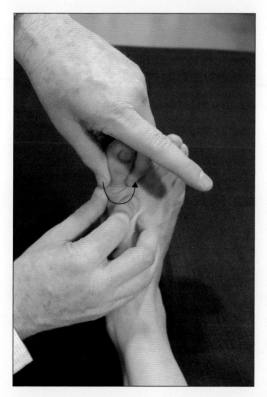

图 13.41

第一跖趾关节内旋 MWM 伴主动伸展加压

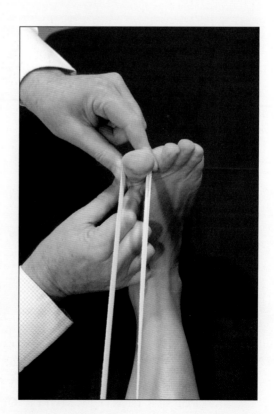

13

- 患者仰卧且下肢有充分的支撑。
- 用一手稳定第一跖骨,同时另一手的拇指和示指旋转近节趾骨。
- 在患者活动跖趾关节过程中维持旋转。
- 如果活动无痛可以进一步施加压力。
- 见图 13.39 ~ 13.41。

适应证

第一跖趾关节在伸展或屈曲时疼痛。

姿势

患者	仰卧位,下肢置于治疗床上。
治疗部位	足部放松置于中立位。
治疗师	站在患足的对侧。
手接触点	手近端手的拇指和示指稳定第一跖骨远端,远端手的拇指和示指置于近节趾骨。

应用指导

- 在实施关节滑动之前,先确认激惹动作会持续诱发症状。
- 内旋或外旋近节趾骨并要求患者活动蹬趾,活动的方向取决于运动受限或疼痛的方向。如果无痛,可以在活动末端进一步施加压力。

备注

- 使手尽可能靠近关节面,并且不影响关节旋转。
- 在近节趾骨施加压力。
- 可以通过向内侧或外侧滑动来调整旋转方向。
- 如果应用该技术能明显改善症状,可以使用贴布进一步巩固疗效(图 13.44)。

注释

long sit R 1st MTP IR MWM F+OP(therapist)× 6(3)

long sit R 1st MTP IR MWM E × 3

long sit R 1st MTP ER MWM F × 10(5)

long sit R 1st MTP ER MWM E+OP(tape)× 6

替代 / 调整

除了上文所述的技术外，还可以运用外旋滑动（图 13.42）。此外，可以尝试将滑动和旋转结合使用。

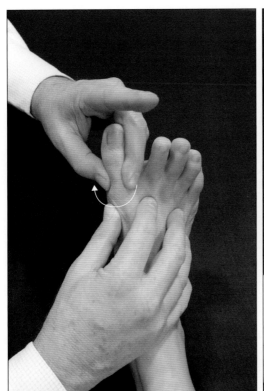 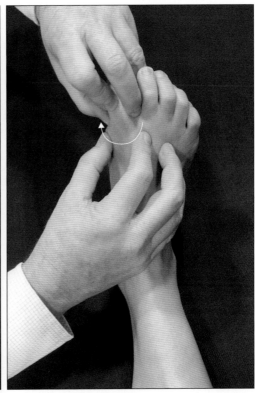

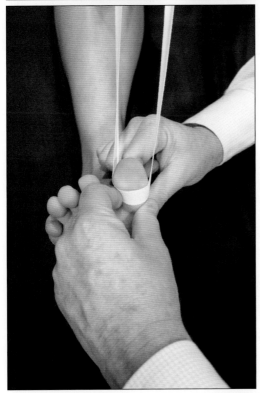

图 13.42
第一跖趾关节外旋滑动：起始位置。改善跖屈伴加压，改善伸展伴加压

负重位足背伸的内侧滑动 MWM

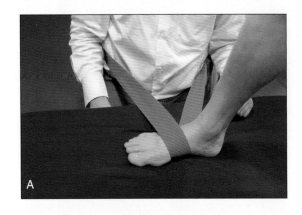

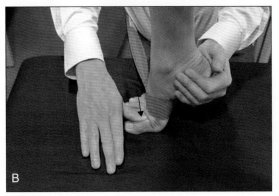

图 13.43

负重位伸展第一跖趾关节，进行内侧滑动 MWM

- 患者站在治疗床上，患足在前。
- 治疗师用治疗带稳定第一跖骨远端的内侧，双手拇指放在近节趾骨的外侧。
- 当患者背伸踇趾时，维持滑动，同时抬高足跟增加活动度。
- 见图 13.43。

13

适应证

第一跖趾关节负重下背伸。

姿势

患者	站在治疗床上，患足在前。
治疗部位	跖屈或背伸至活动度末端疼痛。
治疗师	站在患足的外侧，将治疗带环绕在腰部。
手接触点	用治疗带稳定第一跖骨，拇指置于近节趾骨外侧（图 13.43）。

适应证

- 在实施关节滑动之前，先确认激惹动作会持续诱发症状（蹞趾背伸）。
- 向内侧滑动近节趾骨，并要求患者伸展蹞趾及抬高足跟。
- 治疗师可以用一手拇指滑动近节趾骨，同时让患者抬高足跟来稳定运动。

注释

第一跖趾关节线比虎口更靠近近端。

注释

 st R 1st MTP belt Med gl MWM E × 6（3）

拇趾向内侧滑动 / 外侧旋转贴扎

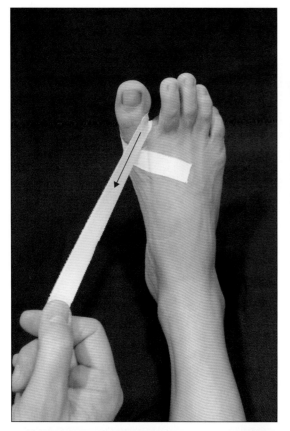
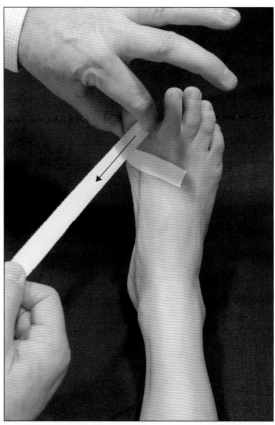

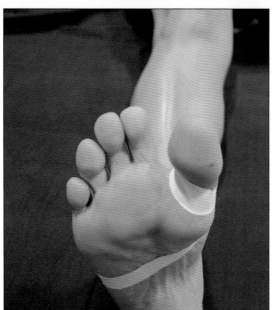
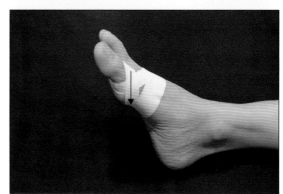

图 13.44
旋转贴扎

拇趾向内侧滑动 / 外侧旋转贴扎

适应证	
第一跖趾关节屈曲或伸展时疼痛，治疗师进行内侧滑动或旋转技术后有显著改善。	
贴扎方向	第二跖骨背侧到第一跖骨的跖侧。
贴扎应用	锚点贴于第二跖骨的背侧，接着向远端内侧方向跨过第一跖骨的近端内侧，包绕踇趾，然后向近端内侧拉贴布止于第一跖骨远端跖侧。贴布的锚点需要用手固定（图 13.44）。

贴扎指导

- 用 10mm 宽且无弹性贴布。
- 皮肤的褶皱很难避免，有些人很重视，但不管怎样，在皮肤上的贴布张力增加，以及潜在的皮下组织和骨的压迫区域，要最大限度减少褶皱的发生。
- 在贴扎前检查皮肤的敏感性。
- 告知患者潜在的皮肤刺激。如果出现过敏（皮肤瘙痒、灼烧感或其他感觉）则应立即撕除贴布。
- 检查血液循环是否受到影响，并让患者注意观察。
- 在同一个位置使用 2 层贴布，两层的张力相同以期获得最好的效果。

注释

 R 1st MTP Med gl/IR Tape

13

临床推理精要

　　在踝关节扭伤的情况下，临床医师应该鉴别诊断患者疼痛的来源位置。这将指导临床医师准确定位损伤关节并进行徒手治疗。要重点区分高位踝扭伤（影响下胫腓关节）、外侧踝扭伤（影响前距腓韧带）及下位踝扭伤［影响中足（分叉韧带、跟骰关节）和（或）外侧跗骨/距骨］。

　　在急性期和慢性踝关节扭伤中，组织液渗出的区域可以提供关于患者症状（疼痛、失稳）来源的线索。在进行患者特定损伤量度（the Client Specific Impairment Measure, CSIM）时，也可在每个可疑关节辅助运用相关的 MWM 对症状的结构来源进行鉴别诊断。从近端到远端依次进行和踝最相关的 MWM，之后对距小腿关节进行背伸或跖屈的 MWM，最后是骰骨和第五跖骨的 MWM。此外，在局部肿胀最严重的部位施行 MWM，然后沿远离关节的方向滑动该关节，对症状的改善也可能有帮助。因此，对有潜在问题的关节进行系统检查后所获得的信息，可以帮助临床医师对疼痛的结构性原因进行推理，并对 MWM 促进恢复的最大可能程度进行预估。踝关节活动度的慢性丧失，尤其是背伸，通常与长期且未经治疗的踝关节扭伤有关。有趣的是，在这些病例中，将 MWM 应用于腓骨远端通常有较好的治疗效果。

　　Fujii 等（2010）在一项在尸体上进行的生物力学研究表明，向背侧和头侧的方向滑动腓骨远端（30N 的力重复 1000 次）可以增加踝关节背伸活动度。

　　Collins、Teys、Vicenzino（2004）和 Yeo、Wright（2011）另有两项研究表明，在亚急性踝关节扭伤的患者中，沿背伸方向对距小腿关节进行 MWM，对背伸障碍有积极的治疗作用。

　　为了在特定临床表现中运用专项的 MWM 来获得具体的效果，将临床经验与科学知识结合起来，临床医师可以选择最有可能改善患者特异性损伤和相关症状的技术。

证据级别

距骨向后滑动伴足背伸

　　2 级证据表明，踝关节 MWM（距骨向后滑动伴踝背伸）能即时改善踝关节亚急性外侧扭伤患者的背伸（SMD 1.18；95%CI 0.55～1.81）（Bisset, Hing & Vicenzino, 2011）。这些结果与复发性踝关节扭伤人群中进行负重和非负重位 MWM 的效果相似（Vicenzino, Branjerdporn, Teys & Jordan, 2006）。

　　在一项重复测量的队列研究中，对 11 名患有慢性踝关节不稳的参与者（平均发生踝扭伤 3.3 次，失去控制的不稳定感在过去 3 个月中平均发生过 2.5 次）进行 1 组 3 次的距骨向后滑动伴踝背伸的治疗，结果显示对踝背伸活动范围或星形平衡测试没有任何有意义的改变，但在运动二级量表"踝足活动能力评估"中有中等至强的效果（Gilbreath, Gaven, Van Lunen & Hoch, 2013）。

　　以下是一项证据等级为 4 级的研究。运动表现自我评价的改善与活动范围和平衡能力效果不明显之间形成对比，提示了 MWM 潜在复杂的作用机制。重要的是，这项研究和前面提到的两项研究有一个显著的区别，那就是复发性踝关节扭伤和关节不稳。这项研究也没有招募那些患侧背伸受限的患者，因此可能得出踝背伸的 MWM 在临床上并不适用的结论。将技术运用于合适症状表现的患者是决定治疗效果的关键性因素。

13

腓骨沿头侧 - 后向滑动

有一些低等级（等级 4）的临床效力证据显示，可在急性和有长期问题的踝扭伤中，对腓骨沿头侧 - 后向进行徒手滑动，可用贴扎或同时运用两种方法（Hetherington，1996；O'Brien and Vicenzino，1998）。案例相关报告指出，在新近发生的 8 例踝扭伤患者中，一些混合数据显示腓骨沿头侧 - 后向滑动的贴扎对改善平衡能力有益处（Merlin，McEwan & Thom，2005），但另一项评估了 20 例慢性踝关节不稳患者的研究中却显示没有效果（Hopper et al.，2009）。可能最有说服力及相对高质量的证据（等级 3）来自于对这种贴扎技术伤害预防效果的预实验。在这项实验中 Moiler、Hall 和 Robinson（2006）发现，在统计阶段，11 例踝扭伤中只有 2 例被安排接受了腓骨贴扎治疗 [n=125 名篮球运动员，433 次治疗（224 名贴扎，209 名对照性治疗），NNT 22% ~ 95% CI 12 ~ 312]。

（贺沛辰　译）

参考文献

Bisset, L., Hing, W., Vicenzino, B., 2011. A systematic review of the efficacy of MWM. In: Vicenzino, B., Hing, W., Rivett, D., Hall, T. (Eds.), Mobilisation with Movement: the Art and the Science. Churchill Livingstone, p. 26.

Braun, B.L., 1999. Effects of ankle sprain in a general clinic population 6 to 18 months after medical evaluation. Arch. Fam. Med. 8 (2), 143–148.

Brukner, P.B., Khan, K., Blair, S., Cook, J., Crossley, K., McConnell, J., 2012. Brukner & Khan's Clinical Sports Medicine, fourth ed. McGraw Hill. From: http://www.clinicalsportsmedicine.com/ (retrieved 25 August 2014).

Collins, N., Teys, P., Vicenzino, B., 2004. The initial effects of a Mulligan's mobilization with movement technique on dorsiflexion and pain in subacute ankle sprains. Man. Ther. 9 (2), 77–82. PubMed PMID: 15040966.

Crawford, F., Thomson, C., 2003. Interventions for treating plantar heel pain. Cochrane Database Syst. Rev. (3), CD000416.

Denegar, C.R., Hertel, J., Fonseca, J., 2002. The effect of lateral ankle sprain on dorsiflexion range of motion, posterior talar glide, and joint laxity. J. Orthop. Sports Phys. Ther. 32 (4), 166–173.

Fujii, M., Suzuki, D., Uchiyama, E., Muraki, T., Teramoto, A., Aoki, M., et al., 2010. Does distal tibiofibula joint mobilisation decrease limitation of ankle dorsiflexion? Man. Ther. 15 (1), 117–121.

Gilbreath, J.P., Gaven, S.L., Van Lunen, B.L., Hoch, M.C., 2013. The effects of Mobilisation with Movement on dorsiflexion range of motion, dynamic balance, and self-reported function in individuals with chronic ankle instability. Man. Ther.

Green, T., Refshauge, K., Crosbie, J., Adams, R., 2001. A randomized controlled trial of a passive accessory joint mobilisation on acute ankle inversion sprains. Phys. Ther. 81 (4), 984–994.

Hetherington, B., 1996. Lateral ligament strains of the ankle, do they exist? Man. Ther. 1 (5), 274–275.

Hopper, D., Samsson, K., Hulenik, T., Ng, C., Hall, T., Robinson, K., 2009. The influence of Mulligan ankle taping during balance performance in subjects with unilateral chronic ankle instability. Phys. Ther. Sport. 10 (4), 125–130.

Hubbard, T.J., Hertel, J., Sherbondy, P., 2006. Fibula position in individuals with self-reported chronic ankle instability. J. Orthop. Sports Phys. Ther. 36 (1), 3–9.

Hubbard, T.J., Hertel, J., 2008. Anterior positional fault of the fibula after sub-acute lateral ankle sprains. Man. Ther. 13 (1), 63–67.

Jack, E.A., 1953. Naviculo-cuneiform fusion in the treatment of flat foot. J. Bone Joint Surg. Br. 35-B (1), 75–82.

Lemont, H., Ammirati, K.M., Usen, N., 2003. Plantar fasciitis: a degenerative process (fasciosis) without inflammation. J. Am. Podiatr. Med. Assoc. 93 (3), 234–237.

Li, J., Muehleman, C., 2007. Anatomic relationship of heel spur to surrounding soft tissues: greater variability than previously reported. Clin. Anat. 20 (8), 950–955.

Matthews, M.L.G., Claus, A.P., 2013. Two examples of 'cuboid syndrome' with active bone pathology: Why did manual therapy help? Man. Ther.

McPoil, T.G., Martin, R.L., Cornwall, M.W., Wukich, D.K., Irrgang, J.J., 2008. Godges JJ. Heel pain–plantar fasciitis: clinical practice guildelines linked to the international classification of function, disability, and health from the orthopaedic

13

section of the American Physical Therapy Association. J. Orthop. Sports Phys. Ther. 38 (4), A1–A18.

Menz, H.B., Zammit, G.V., Landorf, K.B., Munteanu, S.E., 2008. Plantar calcaneal spurs in older people: longitudinal traction or vertical compression? J Foot Ankle Res. 1 (1), 7.

Merlin, D., McEwan, I., Thom, J., 2005. Mulligan's mobilisation with movement technique for lateral ankle pain and the use of magnetic resonance imaging to evaluate the 'positional fault' hypothesis, Education Research Department, Isokenetic. From: http://www.isokinetic.com/index.cfm?page,=centro_studi/congressi/congresso_2005 (retrieved 9 May 2014).

Moiler, K., Hall, T., Robinson, K., 2006. The role of fibula tape in the prevention of ankle injury in basketball: A pilot study. J. Orthop. Sports Phys. Ther. 36 (9), 661–668.

Mooney, M., Maffey-Ward, L., 1994. Cuboid plantar and dorsal subluxations: assessment and treatment. J. Orthop. Sports Phys. Ther. 20 (4), 220–226.

Mulligan, B., 2010. NAGS', 'SNAGS', 'MWMS' etc, sixth ed. Plane View Services, Wellington.

O'Brien, T.B., 1998. Vicenzino: a study of the effects of Mulligan's mobilisation with movement treatment of lateral ankle pain using a case study design. Man. Ther. 3 (2), 78–84.

Patterson, S., 2006. Cuboid Syndrome: A Review of the Literature. Journal of Sports Science and Medicine. 5, 597–606.

Thomas, M.J., Roddy, E., Zhang, W., Menz, H.B., Hannan, M.T., Peat, G.M., 2011. The population prevalence of foot and ankle pain in middle and old age: a systematic review. Pain 152 (12), 2870–2880.

Tong, K.B., Furia, J., 2010. Economic burden of plantar fasciitis treatment in the United States. Am. J. Orthop. 39 (5), 227–231.

Vicenzino, B., Branjerdporn, M., Teys, P., Jordan, K., 2006. Initial changes in posterior talar glide and dorsiflexion of the ankle after mobilisation with movement in individuals with recurrent ankle sprain. J. Orthop. Sports Phys. Ther. 36 (7), 464–471.

Yeo, H.K., Wright, A., 2011. Hypoalgesic effect of a passive accessory mobilisation technique in patients with lateral ankle pain. Man. Ther. 16 (4), 373–377. PubMed PMID: 21285003.

Waterman, B.R., Belmont, P.J., Cameron, K.L., Deberardino, T.M., Owens, B.D., 2010. Epidemiology of ankle sprain at the United States Military Academy. Am. J. Sports Med. 38 (4), 797–803.

Woodman, R., Berghorn, K., Underhill, T., Wolanin, M., 2012. Utilization of mobilization with movement for an apparent sprain of the posterior talofibular ligament: A case report. Man. Ther. PubMed PMID: 22579221. [Epub 2012/05/15]. Eng.

疼痛缓解技术

引言

疼痛缓解技术（pain release phenomenon，PRP）的过程和 Mulligan 的 MWM（Mulligan，2010）截然不同。疼痛缓解技术探索的是如何运用徒手力量在治疗的开始就引发疼痛，而 MWM 中的徒手力量（manual force，也就是 MWM 的第一个 M）是不会引起疼痛的。类似松动（mobilisation，MWM 的第二个 M）的操作可能包括关节挤压、运动中的关节挤压（生理运动或附属运动）、被动软组织牵伸或引起患者疼痛的等长肌肉收缩。

疼痛缓解技术所应用的徒手力量必须符合以下两条基本原则：①疼痛程度在 11 分疼痛数值评定量表（numericalratingscale，NRS）中不能超过 4 分（其中 0 分代表无痛，10 分表示被评估者所能想象的最剧烈疼痛）。②在持续应用徒手力量的 20 秒内，疼痛程度必须变为 0 分。如果疼痛在 20 秒之前就减小至 0，需要加大徒手力度，但是疼痛不能超过 4 分，而且应该在 20 秒之内消失。否则，需要减小徒手力度，力求疼痛能在 20 秒内消失。重复进行符合以上两项原则的徒手操作，直到疼痛不再出现。我们希望，在治疗一段时间后可以发现，需要更大的力才能激惹出疼痛，疼痛消失得更早，并且更不容易一开始就引出疼痛。如果治疗者的施力不能满足以上两条原则，那么疼痛缓解技术就是不合适的，不应继续进行。

疼痛缓解技术的成功施行，有赖于患者对将会接受 4 分的疼痛有充分的了解，并且应当在徒手施力过程中，及时向治疗师报告疼痛的出现、加重或减轻（包括消失）。一旦在疼痛缓解技术开始使用时激惹出疼痛，如果这种疼痛加重了，患者必须要告知治疗师。对于本书所提及的技术，治疗师在开始疼痛缓解技术治疗前都应获得患者的知情同意。

疼痛缓解技术对于持续 6 周以上的疼痛有效果，而对急性炎症过程中的疼痛没有明确疗效。疼痛缓解技术治疗长期疼痛的机制尚不明确，可能包括局部受体蠕变效应，以及其他由中枢介导的内源性抑制系统。在本章，我们将展示一些对疼痛缓解技术有良好反应的疼痛类型。

14

大多角骨——第一掌骨关节 PRP

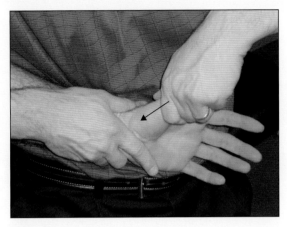

图 14.1A
拇指 PRP：近观

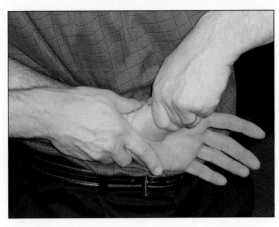

图 14.1B
拇指动态 PRP

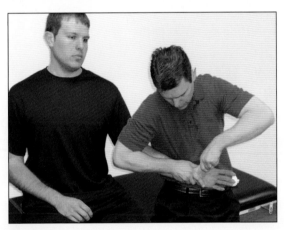

图 14.1C
拇指 PRP：全景

- 治疗师坐在患者旁边，用一手的拇指和示指稳住患者的第一掌骨，另一手的拇指和示指稳住大多角骨。
- 治疗师施加适当的施力（挤压或挤压伴随运动）再现患者的疼痛。
- 治疗师对患者的第一掌骨进行被动挤压，并压向大多角骨。
- 维持挤压的同时，治疗师向某一方向活动患者的拇指，使之再现不超过 4/10 分的疼痛，并在 20 秒内降低至 0/10 分。
- 见图 14.1A~14.1C。

14

适应证

拇指腕掌关节的亚急性或慢性疼痛，且其他治疗无效者。

姿势

患者	坐位，在椅子上或治疗床旁。
治疗部位	由治疗师握持患手和拇指。
治疗师	坐在患者旁边，稳定地握持患手和拇指。
手接触点	治疗师用一手的拇指和示指稳住患者的第一掌骨，另一手的拇指和示指稳住大多角骨。

应用指导

- 治疗师要能够通过适当的挤压或挤压伴随运动来再现患者的疼痛。
- 对患者的第 1 掌骨施行大多角骨方向的被动挤压。在持续进行挤压的同时，屈、伸、外展和内收拇指，如有需要可以旋转大多角骨，直到确定能够再现疼痛的活动方向。此过程避免在关节活动末端进行，因为治疗师（通过挤压）寻找的是关节的疼痛，如果关节被动活动到末端，出现的疼痛症状可能是正常的关节囊或韧带的牵扯所致。
- 产生疼痛后，询问患者疼痛的程度，同时继续进行按压和被动活动操作。合适的疼痛水平约为 4/10 分。
- 继续进行伴随运动的挤压，同时密切关注患者的反应，要求疼痛消失的时间在 20 秒以内。随着操作技术的不断应用，疼痛的持续时间逐渐缩短。也就是说，疼痛持续时间从 15 秒减少到 10 秒，再减少到 5 秒。重复此过程，直到 PRP 技术再也不能引发患者的疼痛。
- 如果疼痛立刻就消失，治疗师应当增加动态按压的力量，使治疗开始的疼痛程度达到 4/10 分。一旦达到 4 分，就要停止使用增加疼痛的技术，减小力量，重复应用 PRP。如果疼痛再次加重，则 PRP 技术应该中止。

备注

在接受大多角骨 - 第一掌骨的 PRP 时，许多患者可能会出现骨摩擦音。这在该关节并不罕见，因此不应对 PRP 技术的操作决策产生负面影响。但是，治疗师必须坚持"4 分疼痛原则"和"20 秒疼痛原则"。

注释

 sit L Trapezium/1st MC Comp PRP × 20 sec（3）

替代 / 调整

　　如果 PRP 不能消除患者拇指的疼痛，治疗师可以尝试把患者拇指更靠近身体中线（或跨过中线），重复进行 PRP 操作，可获得满意效果。该临床现象的潜在机制还不明确。一种很可能的推测是，这一操作和感觉运动系统有关。

14

网球肘 PRP 伴肌肉收缩（肱骨外上髁炎）

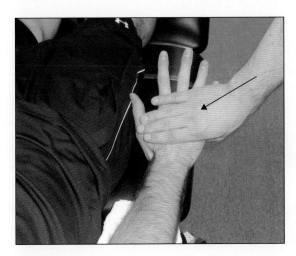

图 14.2A

伴手腕抗阻的外侧髁 PRP

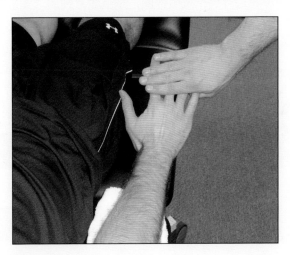

图 14.2B

伴手指抗阻的外侧髁 PRP

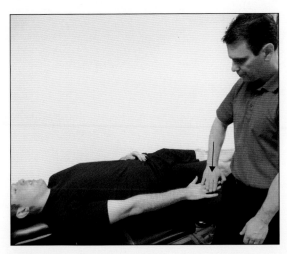

图 14.2C

手臂主动伸展的外侧髁 PRP

14

- 患者坐位或平卧在治疗床上，腕处于中立位，肘处在最能激惹疼痛的位置，通常是完全伸直位。
- 治疗师坐在患者旁边，一手放在患者肘部，另一手横放在患侧手背上。
- 治疗师通过等长收缩（多数为等长伸腕）再现患者肘关节外侧的疼痛（类似的体征）。
- 患者进行等长抗阻伸腕，抵抗治疗师的力量，从而产生 4/10 分的疼痛。
- 治疗师保持同样的阻力，患者以同样的力收缩。使用测力计可以明确等长收缩力量的大小。
- 维持等长收缩，直到患者的疼痛消失（大约 20 秒）。
- 重复此过程，直到类似的疼痛不能再通过 PRP 技术诱发。
- 见图 14.2A ~14.2C。

适应证	
亚急性或慢性肘关节外侧疼痛，且其他治疗无效。	

姿势	
患者	坐位，稳坐在椅子上或平卧于治疗床上。
治疗部位	腕部处于中立位，肘部处在最能激惹疼痛的位置，一般是完全伸直位。但如果无法消除疼痛，需改为在屈肘位下进行操作。
治疗师	坐在患者身边，靠近患侧肘和手。
手接触点	治疗师一手放在患者肘部，另一手横放在患侧手背上。

14

应用指导

- 治疗师必须能够让患者主动收缩腕伸肌群来再现肘部外侧疼痛（类似的体征）。
- 治疗师指导患者等长伸腕对抗自己的阻力，同时询问患者疼痛的程度，此疼痛不应超过 4/10 分。
- 等长收缩的阻力持续不变，同时治疗师密切关注患者的疼痛情况，疼痛应在 20 秒内消失，并且应随着治疗师运用该技术而逐步消失。也就是说，疼痛持续时间从 15 秒减少至 10 秒，再减少至 5 秒，重复此过程，直到 PRP 再也不能引发患者的疼痛。
- 如果疼痛立刻消失，治疗师应让患者更加用力进行等长收缩，使治疗开始的疼痛程度达到 4/10 分。一旦达到 4 分，就要停止使用增加疼痛的技术，减小施力，重复进行 PRP 操作。如果疼痛再次加重，则应该中止 PRP。

备注

对于某些个案，第三、四指的抗阻伸直相比起腕部的抗阻能更有效地引发肘部疼痛。

注释

sit L Elb Contraction PRP Wr E × 20 sec

sit L Elb Contraction PRP Finger E × 20 sec

sit L Elb Contraction PRP Sh F/Elb E/Wr E × 20 sec

sit L Elb Contraction PRP Sh F/Elb E/Finger E × 20 sec（3）

替代 / 调整

此技术的进一步应用，可以让患者在抗阻伸腕或伸指时屈曲肩关节并伸肘。

当治疗获得积极的效果后，治疗师可以指导患者如何运用 PRP 技术进行自我管理。在推荐 PRP 治疗前，必须清楚告知患者如何施加合适强度的阻力，如何避免症状恶化，确保患者在运用此疗法前理解这些注意事项。

14

网球肘 PRP 伴软组织牵伸（肱骨外上髁炎）

技术一览

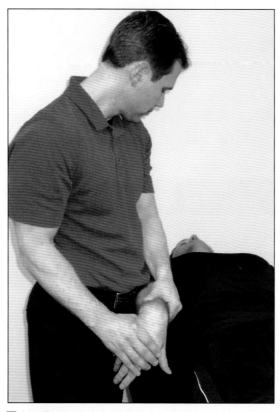

图 14.2D

肱骨外侧髁 PRP，被动牵伸

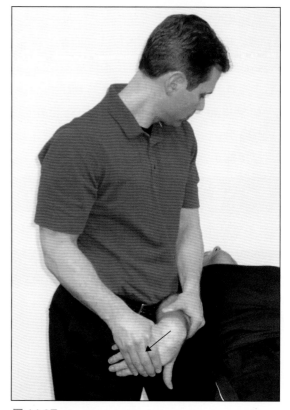

图 14.2E

肱骨外侧髁 PRP，被动牵伸的调整

- 患者平卧于治疗床上，腕处于中立位，肘处在最能激惹疼痛的位置，一般是完全伸直位。
- 治疗师坐在患者旁边，一侧手放在患肘，另一侧手跨过患侧手的手背。
- 治疗师在患肘伸直位屈曲腕关节，从而被动牵伸腕伸肌群，再现患肘外侧的疼痛（类似的体征）。
- 维持被动牵伸（没有额外的屈腕动作），直到患者反映疼痛消失（大约 20 秒）。
- 重复此过程，直到类似的疼痛不能再被引出。
- 见图 14.2D 和 14.2E。

14

适应证	

亚急性或慢性肘关节外侧疼痛，且其他治疗无效。

姿势	
患者	坐位，稳坐在椅子上或平卧于治疗床上。
治疗部位	腕屈曲位，前臂旋前，肘部处在最能激惹疼痛的位置，一般是完全伸直位。但如果疼痛无法消除，需改为屈肘位操作。
治疗师	坐或站在患者身边，靠近患侧肘和手。
手接触点	一手放在患肘，另一手跨过患侧手的手背。

应用指导	

- 治疗师必须能够对患者的伸腕肌群做软组织牵伸，以再现肘部外侧疼痛（类似的体征）。
- 治疗师被动屈曲患侧腕关节，对伸腕肌群进行牵伸，同时询问患者疼痛的程度，疼痛不应超过 4 分（总分 10 分）。
- 维持住牵伸（腕屈曲状态不变），同时治疗师密切关注患者的疼痛情况，疼痛应在 20 秒内消失，并且应随着治疗师运用该技术而逐步消失。也就是说，疼痛持续时间从 15 秒减少到 10 秒，再减少到 5 秒，重复此过程，直到 PRP 再也不能引发患者的疼痛。
- 如果疼痛立刻就消失，治疗师应当增加屈腕的角度，使治疗开始的疼痛程度达到 4 分（总分 10 分）。一旦达到 4 分，就要停止使用增加疼痛的技术，减小所施加的力，重复 PRP 的操作。如果疼痛再次加重，则应该中止 PRP。

备注	

开始治疗时，使患者的手臂更靠近他的身体，可使操作更易成功。除屈腕外，稍微增加前臂的旋前或旋后，有助于更好地诱发出患者的疼痛。

注释	

 sit L Elb Stretch PRP Wr Extensors × 20 sec（3）

替换 / 调整

　　当治疗获得积极的效果后，治疗师可以指导患者运用 PRP 进行自我管理。在推荐 PRP 治疗前，必须清楚告知患者如何施加合适强度的阻力、如何避免症状恶化，确保患者在运用前理解这些注意事项。

14

慢性肩痛

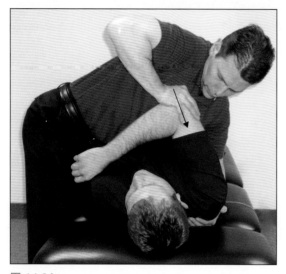

图 14.3A

肩部 PRP

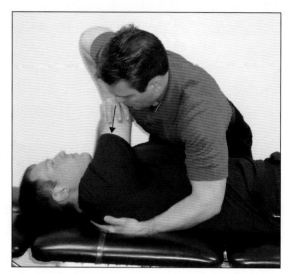

图 14.3B

肩部 PRP 侧面观

- 患者仰卧位，患侧肩前屈 90°，伴有轻微的水平内收和屈肘。
- 治疗师站在患者的健侧。
- 治疗师将一手放在患侧屈曲的肘部，另一手放在肩胛骨下方。
- 治疗师通过向后滑动患侧肱骨再现肩部的疼痛。治疗师将自己的体重施于患者屈曲的肘部来进行滑动会更有效。
- 维持被动牵伸（保持相近的负荷），直到患者反映疼痛消失（大约 20 秒）。
- 重复此过程，直到类似的疼痛不能再被引出。
- 见图 14.3A 和 14.3B。

适应证

亚急性或慢性肩部疼痛，且其他治疗无效。

姿势

患者	仰卧位。
治疗部位	患肩屈曲 90°、轻微水平内收，患侧肘屈曲。
治疗师	站在患者的健侧。
手接触点	一手放在患者屈曲的肘部，另一手放在患侧肩胛骨下方（替代方法：可在肩胛骨下方放一条毛巾）。治疗师用肩前区和胸部按压放在患侧肘的手滑动肱骨。

应用指导

• 治疗师必须能够通过对盂肱关节及其联合结构施压再现患者肩部的疼痛（类似的体征）。

• 治疗师将自己的体重施加在患者屈曲的肘部，向后滑动肱骨。为了准确地引出疼痛，可能有必要加入肱骨的水平内收。

• 维持住施加在肱骨上的压力，同时治疗师密切关注患者的疼痛情况，疼痛应在 20 秒内消失，并且应随着治疗师运用该技术而逐步消失。也就是说，疼痛持续时间从 15 秒减少到 10 秒，再减少到 5 秒，重复此过程，直到 PRP 技术再也不能引发患者的疼痛。

• 如果疼痛立刻消失，治疗师应当增加向后滑动的力量，使治疗开始的疼痛程度达到 4/10 分。一旦达到 4 分，就要停止使用能增加疼痛的技术，减小所施加的力，重复进行 PRP 操作。如果疼痛再次加重，则应该终止 PRP 操作。

备注

在肩前屈的基础上加入水平内收，增加肩关节后部结构的软组织张力，帮助治疗师重现患者的疼痛。

注释

 sup ly R Sh Post gl PRP × 20 sec（3 ）

14

髋部疼痛（髋屈曲、外展、外旋位）

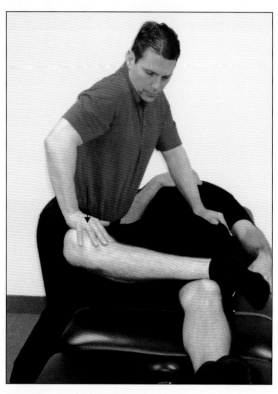

图 14.4A

FABER PRP 被动牵伸技术

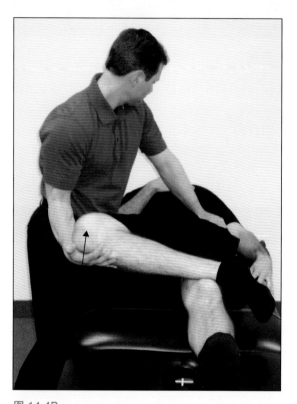

图 14.4B

抗组 FABER PRP 技术

- 患者仰卧于治疗床上，患侧髋处于屈曲、外展、外旋位（flexed、abducted、externally rotated，FABER）。
- 治疗师将一手放在患者健侧髂前上棘，另一手放在患侧膝关节的内侧。
- 治疗师一手稳住对侧（健侧）的髂前上棘。
- 用放在患侧膝关节的手对膝关节内侧施以前后向的直接压力，使患侧髋 FABER 程度更大。
- 在这个位置维持前后向的力（施力的开始就能达到 4 分的疼痛），直到患者反映疼痛消失（大约 20 秒）。
- 重复此过程，直到类似的疼痛不能再被引出。
- 见图 14.4A 和 14.4B。

14

适应证	
亚急性或慢性髋部疼痛，且其他治疗无效。	

姿势	
患者	仰卧在治疗床上。
治疗部位	患侧髋处于屈曲、外展、外旋位。
治疗师	站在患者的患侧。
手接触点	一手放在患者健侧的髂前上棘，另一手放在患侧膝关节的内侧。

应用指导

- 治疗师必须能够通过把患髋置于 FABER 位来再现疼痛（类似的体征）。
- 治疗师一手稳住对侧（健侧）的髂前上棘（例如左手放在左侧的髂前上棘）。
- 另一手对膝关节内侧施以前后向的直接压力，使患侧髋 FABER 程度更大。
- 维持前后向的施力，同时治疗师密切关注患者的疼痛情况，疼痛应在 20 秒内消失，并且时间应随治疗师应用该技术而逐步变短。也就是说，疼痛持续时间从 15 秒减少到 10 秒，再减少到 5 秒，重复此过程，直到 PRP 再也不能引发患者的疼痛。由于施行了 PRP 技术，患侧髋屈曲、外展、外旋的关节活动度可能会增加；因此，在继续重复并进阶操作时，治疗师应注意这一新的活动度。重复此过程，直到类似的疼痛不能再被引出。
- 如果疼痛即刻消失，治疗师应当增加滑动的力量，使治疗开始的疼痛程度达到 4/10 分。如果疼痛增加，就要停止使用增加疼痛的技术，减小力量，重复进行 PRP 技术的操作。如果疼痛再次加重，则应该终止 PRP。

备注

这项技术用于解决髋部疼痛问题，原因在于髋屈曲、外展、外旋位时，骶髂关节将承受压力，这或许是此项技术能缓解疼痛的原因。

注释

sup ly L Hip Stretch PRP FABER × 20 sec（3）

sup ly L Hip Contraction PRP FABER × 20 sec（3）

替代 / 调整

　　如果被动增加屈曲、外展、外旋角度不能引出患者的疼痛，可以尝试让患者通过髋后部肌群的收缩来主动增加该体位的角度。在这种情况下，除了放在膝关节内侧的手改为放在膝外侧，治疗师的体位和完全由治疗师被动施力时基本一样。治疗师指导患者将患侧膝向地面靠近，同时治疗师进行强有力的抵抗。如果主动收缩再现了患侧髋的疼痛，那么同样，疼痛不能超过 4/10 分，持续不超过 20 秒。

14

髋部疼痛（大腿垂直挤压姿势）

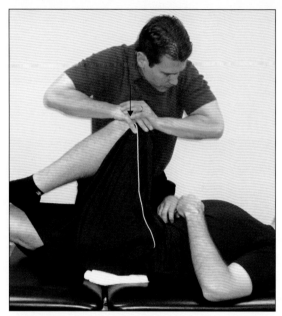

图 14.5A

大腿垂直挤压 PRP：外侧观

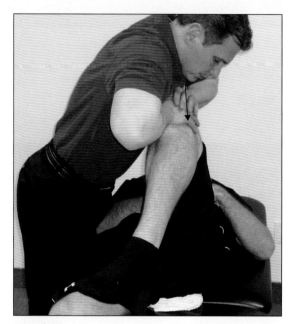

图 14.5B

大腿垂直挤压 PRP：后面观

- 患者仰卧在治疗床上，患侧屈髋 90°，轻微内收。
- 治疗师站在患者的健侧，双手放在患侧屈曲的膝部，将自己的肩前部和胸部顶在膝关节上。
- 治疗师经由患侧的膝将自己的体重加在患侧的股骨上，使其向后滑动。
- 维持向后滑动的力，直到患者反映疼痛消失（大约 20 秒）。
- 重复此过程，直到类似的疼痛不能再被引出。
- 见图 14.5A 和 14.5B。

14

适应证

亚急性或慢性髋部疼痛，且其他治疗无效。

姿势

患者	仰卧在治疗床上。
治疗部位	患侧屈髋 90°，轻微内收。
治疗师	站在患者的健侧。
手接触点	双手放在患侧屈曲的膝部，将自己的肩前部和胸部顶在膝关节上。

应用指导

- 治疗师必须能够通过向后滑动大腿来引出疼痛（类似的体征）。
- 治疗师经由患侧屈曲的膝将自己的体重加在患侧的股骨上，使其向后滑动。为了准确地引出疼痛，可能要增加股骨的水平内收。
- 维持前后向的施力，同时治疗师密切关注患者的疼痛情况，疼痛应在 20 秒内消失，并且时间应随治疗师使用该技术而逐步缩短。也就是说，疼痛持续时间从 15 秒减少到 10 秒，再减少到 5 秒，重复此过程，直到 PRP 再也不能引发患者的疼痛。
- 如果疼痛即刻消失，治疗师应当增加滑动的力量，使治疗开始的疼痛程度达到 4/10 分。如果疼痛增加，就要停止使用增加疼痛的技术，减小所施加的力，重复进行 PRP 操作。如果疼痛再次加重，则应该停止 PRP。

备注

- 正如髋屈曲、外展、外旋的 PRP 技术，后向股骨滑动技术也是向联合的关节（骶髂关节和腰段脊柱）施加外力，这也许是此技术能够缓解疼痛的一个原因。
- 额外的水平内收增加了髋关节后部的软组织张力，有助于再现患者的疼痛。对于某些慢性疼痛的患者，增加水平内收或许比单纯的垂直向后滑动更有效。

注释

 sup ly R Hip Post gl PRP × 20 sec（3）

14

急性斜颈（落枕）

急性斜颈是一种突然发生的单侧颈痛，疼痛剧烈，伴有颈肌痉挛和颈歪斜（侧屈或旋转）以避免疼痛。有一假说认为，这种疼痛是由小关节铰锁导致。

技术一览

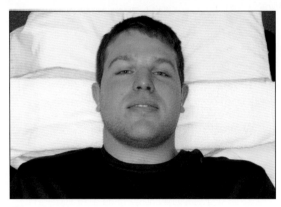

图 14.6A

斜颈：起始位

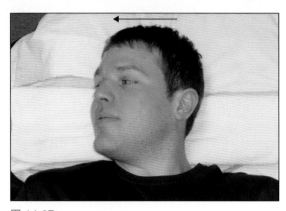

图 14.6B

针对右旋受限的斜颈技术

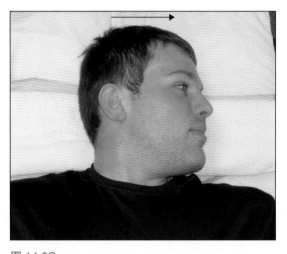

图 14.6C

针对左旋受限的斜颈技术

- 患者仰卧，头部舒适地放在枕头或小毛巾上。
- 治疗师指导患者缓慢把头部和颈部转向受限的方向。通过轻微的振动，治疗师使患者的活动度达到（但不超过）开始疼痛的角度。这是在终末端活动的小测试。
- 治疗师需告诉患者可能会有轻微不适，但不可过分强烈甚至疼痛。
- 在 20 分钟（或更短的时间）以内，患者可以实现全范围、无痛的旋转动作。
- 治疗师教导患者把枕头纵向折叠 3 次，就像一个颈围，以便包裹颈部。在睡觉时需要"戴"着这个"颈围"。
- 见图 14.6A ～ 14.6C。

14

适应证

急性、非牵涉性单侧颈痛。尽管这种类型的疼痛不是由创伤导致的（没有突然受到外伤，也不是炎症反应的急性期），但针对它的操作方法和典型的 PRP 并不相同，它的适应证是急性症状，而非亚急性、慢性症状。急性斜颈是一种自限性症状，若不经治疗，通常 3 ～ 4 天也会自愈。但 PRP 可以迅速缓解颈痛，减少疼痛引发失能。

姿势

患者	仰卧，头部舒适地放在枕头或小毛巾上。
治疗部位	用一条小毛巾支托颈部，最好热敷。

操作指导

- 治疗师指导患者缓慢把头部和颈部转向受限的方向。通过轻微的振动，治疗师使患者的活动度达到（但不超过）开始疼痛的角度。这是在终末端活动的小测试。
- 治疗师告诉患者，他可能会感到稍微不适，但不可过分强烈甚至疼痛。操作 5 分钟后，患者的肌肉痉挛会逐渐消失，活动度也会增加。
- 在 20 分钟（或更短的时间）以内，患者可以实现全范围、无痛的旋转动作。站起时，患者仍会有些许不适，但应该有较大的好转。侧屈时还会有疼痛，而这也是最后一个从疼痛变为无痛的颈部动作。
- 治疗师教导患者，把枕头纵向折叠 3 次，就像一个颈围，以便包裹他的颈部。在睡觉时需要"戴"着这个"颈围"，以保持颈椎在较为中立的位置。

备注

- 治疗师可以指导患者，在晚些时候或第二天重复这个过程，以获得全范围、无痛的关节活动度。
- 如果 PRP 技术没有起效，说明患者的颈痛不属于急性斜颈范畴。注意：真正的斜颈不会引起头痛和神经根症状，且疼痛总是发生在单侧。

注释

sup lyCx Acute Wry Neck Rot R 20 min

sup lyCx Acute Wry Neck Rot R/LF R+hotpack 20 min（适用患者在 20 分钟的旋转动作中，向同侧侧屈的幅度不断增加）

14

临床推理精要

当某种肢体活动会引发疼痛时，神经系统总会想办法换种方式进行活动，从而避免引发疼痛。于是，这种避痛机制可导致机械性功能障碍。研究表明，在疼痛的急性期或慢性期，次级神经元可能变得更敏感（中枢敏化），以至于无害的传入刺激也被视为疼痛（Woolf, 1983; Woolf & King, 1987; Woolf & Salter, 2000）。任一结构的动作（关节、肌肉、肌腱、韧带等）都会产生累积、密集的传入信息至多个节段的脊髓后角。涌入的传入信息妨碍了中枢神经系统单独处理痛觉信息，从而强化（或扩散）了运动障碍和疼痛。

PRP 技术有其独一无二的作用。它分离出了疼痛的结构性来源，明确了能激起疼痛的运动方向及能够产生类似痛觉的力量强度。这个动作非常特殊，可能并不是日常生活中的典型动作，比如伴滑动的挤压。或许，这也就可以解释为何比起 PRP 技术而言，更为传统的徒手操作却不能缓解疼痛。如果类似的疼痛是由挤压伴滑动再现出来的，可能意味着疼痛来源于骨、软骨或关节囊组织。如果引起疼痛的刺激来自主动的肌肉收缩，可能说明疼痛的来源是肌肉、肌腱或骨膜结构（肌肉和肌腱的附着物）。如果某种特定的终末端活动被动牵伸会引起疼痛，那么其来源可能是关节囊、韧带或肌腱。

所以，正如 Jones and Rivett（2004）所讨论的那样，为了有效地运用 PRP，治疗师必须能够同时分析多种假设，以更好地作出决策。在使用 PRP 时，必须重点考虑一些关键的问题：病理学机制（组织愈合的阶段和涉及的疼痛机制）；身体的损伤和随之而来的疼痛组织或结构；治疗相关的注意事项和禁忌证；活动管理和治疗决策（例如运动方向、运动强度和运动剂量）。只有当无痛的 MWM 及其他不那么具有刺激性的徒手治疗都已经先尝试过了，才考虑采用 PRP 技术。如果在使用该技术 20 秒内疼痛没有消退，则应停止。

循证等级

目前还没有关于这项技术的临床疗效的研究。在一些案例中，人们像描述轶事一般报道这项技术可观的获益，甚至全盘否定其他治疗方法。这种现状使相关的临床试验和病例研究显得尤为必要。

（贺沛辰 译）

参考文献

Jones, M.A., Rivett, D.A., 2004. Introduction to clinical reasoning. In: Jones, M.A., Rivett, D.A. (Eds.), Clinical Reasoning for Manual Therapists. Butterworth-Heinemann, Edinburgh, pp. 3–24.

Mulligan, B., 2010. Manual Therapy: 'NAGS', SNAGs', 'MWMS', sixth ed. New Zealand, Hutcheson Bowman and Stewart Ltd, Wellington.

Woolf, C.J., King, A.E., 1987. The physiology and morphology of multireceptive neurons with C-afferent fibre inputs in the deep dorsal horn of the rat lumbar spinal cord. Journ. of Neurophysiology 58, 249–267.

Woolf, C.J., Salter, M.W., 2000. Neuronal plasticity: increasing the gain in pain. Science 288, 1765–1769.

Woolf, C.J., 1983. Evidence for a central component of post-injury pain hypersensitivity. Nature 306, 686–688.

索引

Elsevier (Singapore) Pte Ltd.
3 Killiney Road,
#08-01 Winsland House I,
Singapore 239519
Tel: (65) 6349-0200; Fax: (65) 6733-1817